卫生部"十二五"规划教材
全国高等医药教材建设研究会"十二五"规划教材
全国高职高专配套教材　供五年一贯制护理学专业用

外科护理学
实践指导及习题集

主　　编　党世民
副 主 编　刘庆国　严鹏霄
编　　者（以姓氏笔画为序）

马可玲（江汉大学）
王玉升（黑龙江护理高等专科学校）
王燕秋（昆明医学院）
卢森泉（云南西双版纳职业技术学院）
庄一平（江苏南通体臣卫生学校）
刘庆国（厦门医学高等专科学校）
孙运粉（山东医学高等专科学校）
严鹏霄（无锡卫生高等职业技术学校）
杨　环（新疆昌吉州卫生学校）
李　平（江西护理职业技术学院）
李晓波（中国医科大学）
李新潮（陕西宝鸡职业技术学院）
佟玉荣（首都医科大学燕京医学院）
张维杰（陕西宝鸡职业技术学院）
陈玉喜（福建漳州卫生职业学院）
林　颖（黑龙江省医院）
高　睿（西安交通大学）
唐　全（重庆医药高等专科学校）
党世民（西安交通大学）
温树田（吉林大学通化医药学院）
薛俊茹（西安交通大学）

编写秘书　薛俊茹

人民卫生出版社

图书在版编目（CIP）数据

外科护理学实践指导及习题集/党世民主编. —北京：人民卫生出版社，2012.3

ISBN 978-7-117-15423-9

Ⅰ.①外… Ⅱ.①党… Ⅲ.①外科学：护理学-高等职业教育-教学参考资料 Ⅳ.①R473.6

中国版本图书馆 CIP 数据核字(2012)第 012178 号

门户网：www.pmph.com	出版物查询、网上书店
卫人网：www.ipmph.com	护士、医师、药师、中医师、卫生资格考试培训

外科护理学实践指导及习题集

主　　编：党世民
出版发行：人民卫生出版社（中继线 010-59780011）
地　　址：北京市朝阳区潘家园南里 19 号
邮　　编：100021
E - mail：pmph @ pmph.com
购书热线：010-67605754　010-65264830
　　　　　010-59787586　010-59787592
印　　刷：三河市博文印刷有限公司
经　　销：新华书店
开　　本：787×1092　1/16　　印张：15
字　　数：374 千字
版　　次：2012 年 3 月第 1 版　2022年11月第 1 版第17次印刷
标准书号：ISBN 978-7-117-15423-9/R・15424
定　　价：25.00 元
打击盗版举报电话：010-59787491　E-mail：WQ @ pmph.com
（凡属印装质量问题请与本社销售中心联系退换）

前 言

遵照全国高等医药教材建设研究会和卫生部教材办公室的规划安排，我们编写了这本《外科护理学实践指导及习题集》配套教材。本配套教材的编写原则是以高职高专五年一贯制护理学专业《外科护理学教学大纲》为依据，内容与五年一贯制护理学专业卫生部规划教材《外科护理学》（第2版）基本保持一致。

《外科护理学实践指导及习题集》的内容结构包括以下两大部分：

1. 外科护理学的实践指导　是外科护理学课堂教学期间的实习指导（不含毕业实习指导）。分为实验室实习和临床见习实习两个板块，前者侧重于外科护理基本技能训练，后者着重于临床外科的各科病人整体护理。具体介绍了各次实习的内容与要求、学时和方法安排等，供各校师生在教学活动中参考执行。

2. 外科护理学的习题集　复习测试题是为检测学生掌握教材内容情况而编写的测试题，有利于学生对教材内容的消化、吸收与巩固，也便于教师在教学评价（考试考查）时参考。本书采用了8种题型，即 A_1 型题、A_2 型题、A_3 型题、A_4 型题、填空题、名词解释、简答题和病案讨论题。为适应国家护士执业资格考试的题型情况，在外科护理学各论章节中增加了 $A_{2\sim4}$ 型考题的数量；同时各章节均编写了病案讨论题，病案讨论题旨在训练学生的综合分析与应用能力，对提高学生应对 $A_{2\sim4}$ 型考题的基本能力有重要作用。

测试题答案附于各章、节之后。选择题答案全附；填空题、名词解释、简答题以及病案讨论题的答案，如教材上较为明确，就予省略。还应说明，为了保证病案讨论题的实际训练意义，即为了提高学生们的独立思考和应用能力，此题型的答案不宜过多附予。

习题集的第1章至第19章第3节曾由刘庆国教授详细审阅，第19章第4节至第27章曾由严鹏霄教授详细审阅，两位副主编为本书付出了辛苦劳动。但因编写时间有限，未及充分讨论与修改，错误之处敬请广大师生不吝赐教。

党世民

2011年12月

目 录

第一部分 外科护理学的实践指导

实践 1　外科无菌技术 …… 3
实践 2　外科输液病人的护理 …… 7
实践 3　麻醉示教及麻醉后病人护理 …… 8
实践 4　手术室实习 …… 8
实践 5　外科打结练习 …… 17
实践 6　器械台的铺置、管理和手术配合 …… 19
实践 7　手术前后的常规护理 …… 23
实践 8　手术病人的备皮和引流管护理 …… 23
实践 9　外科感染病人的护理 …… 26
实践 10　烧伤病人的护理 …… 26
实践 11　创伤救护技术 …… 27
实践 12　伤口护理 …… 32
实践 13　清创术综合技能训练 …… 32
实践 14　颅脑损伤病人的护理 …… 33
实践 15　普通外科病人的护理之一 …… 33
实践 16　胸外科病人的护理 …… 33
实践 17　普通外科病人的护理之二 …… 33
实践 18　普通外科病人的护理之三 …… 34
实践 19　普通外科病人的护理之四 …… 34
实践 20　普通外科病人的护理之五 …… 34
实践 21　泌尿外科病人的护理 …… 35
实践 22　骨科病人的护理 …… 35
实践 23～25　皮肤性病病人的护理 …… 35

第二部分 外科护理学的习题集

选择题题型与答题说明 …… 39

第一章 绪论 …… 41
第二章 外科无菌技术 …… 43
第三章 外科体液代谢失调病人的护理 …… 49
第四章 外科营养支持病人的护理 …… 55
第五章 麻醉病人的护理 …… 58
第六章 疼痛病人的护理 …… 61
第七章 外科围手术期护理 …… 64
第八章 外科感染病人的护理 …… 73
第九章 损伤病人的护理 …… 77
第十章 伤口护理 …… 84
第十一章 肿瘤病人的护理 …… 89
第十二章 微创外科病人的护理 …… 93
第十三章 移植病人的护理 …… 97
第十四章 颅脑外科疾病病人的护理 …… 100
第十五章 颈部疾病病人的护理 …… 105
第十六章 乳房疾病病人的护理 …… 109
第十七章 胸部疾病病人的护理 …… 114
第十八章 急性化脓性腹膜炎与腹部损伤病人的护理 …… 124
第十九章 胃肠疾病病人的护理 …… 133
第二十章 肝、胆、胰疾病病人的护理 …… 160
第二十一章 外科急腹症病人的护理 …… 177
第二十二章 小儿常见腹部外科疾病病人的护理 …… 181
第二十三章 周围血管疾病病人的护理 …… 184
第二十四章 泌尿及男生殖系统疾病病人的护理 …… 189
第二十五章 骨与关节疾病病人的护理 …… 201
第二十六章 皮肤病病人的护理 …… 216
第二十七章 性传播疾病病人的护理 …… 230

第一部分

外科护理学的实践指导

这里的外科护理学实践指导仅是外科护理学课堂教学期间的实习指导，不属于毕业实习指导。

外科护理学课堂教学期间的实践教学共66学时。其中课间教学实习55学时，包括外科护理学实习49学时，皮肤性病护理学实习6学时。另安排集中教学实习10学时，机动1学时。

课间教学实习分为两个板块。

第一板块主要为实验室实习，侧重于外科护理基本技能训练。为了达到高职高专的培养要求和培养特点，一般的护理技术操作应至熟练掌握的程度。故教学大纲在实习安排中，对某些重要技术操作项目设计了重复训练或综合技能训练。各学校根据实际情况，在项目安排、学生分组等方面还可作进一步革新，以保证教学效果。

第二板块主要是安排到普通外科、颅脑外科、胸外科、泌尿外科和骨科病房进行临床见习。以教师带教为主，有计划地将课堂理论联系临床实际，其中应着重各科的专科护理。在外科病房见习时，应注意学习运用护理程序，即对病人进行护理评估，作出该病人的护理诊断，提出相应的护理措施。

由于全国各地各学校的实验室和教学医院条件不一，安排实验实习时，在保证完成实习内容的前提下，方式方法可有一定机动灵活性。医院见习病例不足时，可采用临床录像代替部分实习见习内容。

集中教学实习10学时，可安排学生去医院集中进行，也可在平时教学活动中分散进行，各校按当地实际条件酌情调整。

现将各次课间教学实习的内容、要求、学时和方法安排如下，供各校教学中参考。

实践1　外科无菌技术

（一）实习内容与要求

1. 介绍预防手术野污染的无菌技术，强调无菌观念
2. 手术人员无菌处理的方法练习　　（熟练掌握）
3. 病人手术区无菌处理的方法练习　　（学会）
4. 手术用布单及手术衣折叠方法练习（调前安排）　　（熟练掌握）

（二）实习学时：3学时。

（三）实习方法与说明

实验室实习：

1. 示教　①手术人员的无菌处理：外科手消毒、穿无菌手术衣、戴无菌手套。②病人手术区皮肤消毒与铺巾：由教师4人（分别为手术护士、巡回护士、手术者、第一助手）示教。在模型人身上模拟腹部手术皮肤消毒与铺巾。③手术用布单及手术衣折叠方法：本属于实践4的内容，为便于实习安排，可以将此内容调到实践1中进行。

2. 操作练习　示教结束后，学生分3组进行操作练习。即甲组学生练习外科手消毒，乙组学生练习穿无菌手术衣和戴无菌手套，丙组学生练习手术用布单及手术衣折叠方法。一定时间后组与组之间互调练习。

（四）技术操作介绍

按照卫生部新颁发、实施的卫生行业标准，整理有关操作规范如下。

1. 手术人员的无菌处理

（1）外科手消毒前的准备：①进手术室先换穿手术室专用的清洁拖鞋；②在更衣室换穿

手术室准备的清洁洗手衣、裤。衣袖应卷至上臂中段以上，下摆扎收于裤腰之内。裤腿末端平踝；③戴好手术室准备的清洁帽子和口罩。帽子要罩住全部头发，口罩务必遮住口和鼻孔。(图 1-1)

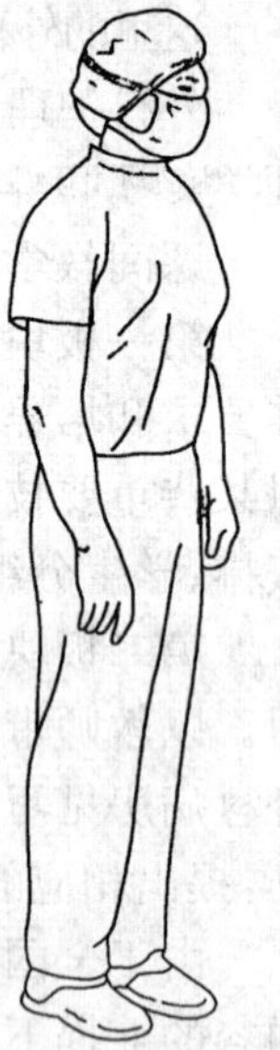

图 1-1 外科手消毒前准备

注意自己所穿内衣勿暴露于洗手衣裤之外，洗手衣裤内最好不穿自己衣物，不得穿袜；不佩戴任何饰品；修平指甲，除去甲缘下积垢；手臂皮肤破损或有化脓性感染病灶者不应参与手术。

(2)外科手消毒方法

1)洗手：①用流动清水冲洗手臂，或用肥皂作手臂一般清洗。②取洗手液数毫升。③采用“7 步洗手法”进行手臂清洁处理(图 1-2)。其过程是“手掌对手掌搓擦→指尖在掌中摩擦(两手交替进行，使各指的甲缘、甲沟、末节指腹充分接触药液)→拇指在掌中转动搓擦(两手交替进行)→十指交错手掌对手掌搓擦→十指交错手掌对手背搓擦(两手交替进行)→双手互握互搓指背(两手交替进行，重点搓揉指间关节与掌指关节背侧皮肤皱褶)→手腕至上臂下 1/3 搓擦(两侧交替进行，搓过臂的近端且勿回搓远部)”。④手朝上肘朝下，用流动清水自然冲洗手臂上的洗手液。⑤取两块无菌毛巾分别擦干两手臂，要以一定方法从手到肘上擦干手臂，毛巾擦过近端后不可再逆回擦远部。

现在外科洗手不主张用毛刷刷洗。洗手和消毒过程中，手臂不可接触未经消毒的物品，否则就应重新洗手。原则上要保持胸前拱手姿势，即手高肘低，手臂不应下垂，也不应高于肩，两肩关节适当外展、前屈使手臂及肘部勿触及洗手衣。

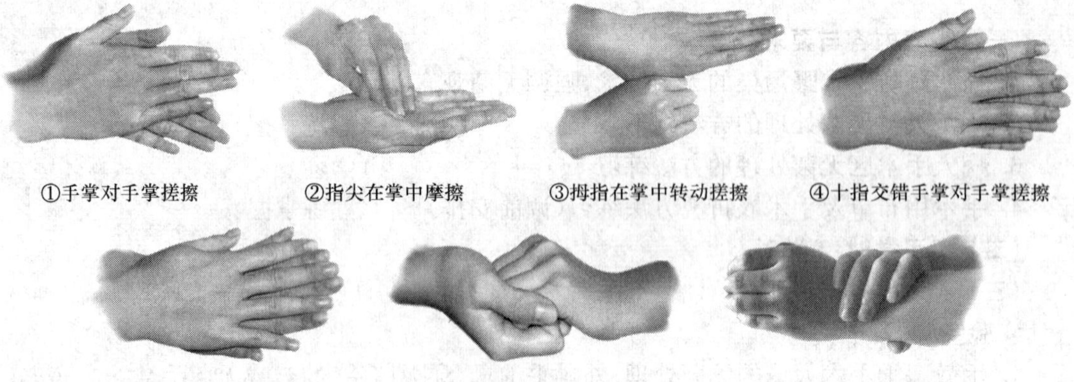

①手掌对手掌搓擦 ②指尖在掌中摩擦 ③拇指在掌中转动搓擦 ④十指交错手掌对手掌搓擦

⑤十指交错手掌对手背搓擦 ⑥双手互握互搓指背 ⑦手腕至上臂下1/3搓擦

图 1-2 外科手消毒的 7 步洗手法

2)消毒：经以上洗手后，继续完成以下消毒过程。①取手消毒剂数毫升。②按 7 步洗手法程序，搓揉双手、手腕、前臂至上臂下 1/3。③再取手消毒剂数毫升，按 7 步洗手法之前 6 步二次搓揉整个双手。手臂晾干后准备穿无菌手术衣戴无菌手套。

选用的洗手液和手消毒剂应完全符合国家药品审批规定，其洗手、消毒时的取用量和用药方法，还应参照相关药品说明书。

(3)穿无菌手术衣和戴无菌手套：目前普遍使用经高压蒸汽灭菌的布质遮背式手术衣和内抹滑石粉的干燥橡胶手套。

1)穿无菌手术衣：①取手术衣离开无菌台，站在空间较宽敞的位置。注意穿衣时手术衣不得触碰地面以及周围的人或物。②面向无菌区，提起衣领。认清衣服的正反面，使正面朝前，抖开手术衣。注意未戴手套的手只能触摸所穿手术衣的衣领和反面。③将手术衣轻轻抛起，双手顺势插入袖筒。两臂向前平举伸直，待巡回护士协助穿衣。巡回护士向后拉衣领时，其双手不可触及手术衣正面，在后系好颈部、背部系带。④穿衣人员戴妥无菌橡胶手套（戴手套的操作方法见后）。⑤戴好手套后解开结扣的腰带，由巡回护士用无菌持物钳夹持背侧腰带的远端，或可递背侧腰带的远端给已戴好手套的其他手术人员。穿衣者原地转身一周，接过背侧腰带，自行将前、背侧两腰带系于腰间。如此后背亦被手术衣完全遮盖，即视后背为相对无菌区。⑥穿好手术衣、戴好手套后，应保持胸前拱手姿势，手臂高不过肩，低不过腰，向后不越过腋后线。或可置双手于手术衣胸前的夹层布袋内休息。（图 1-3）

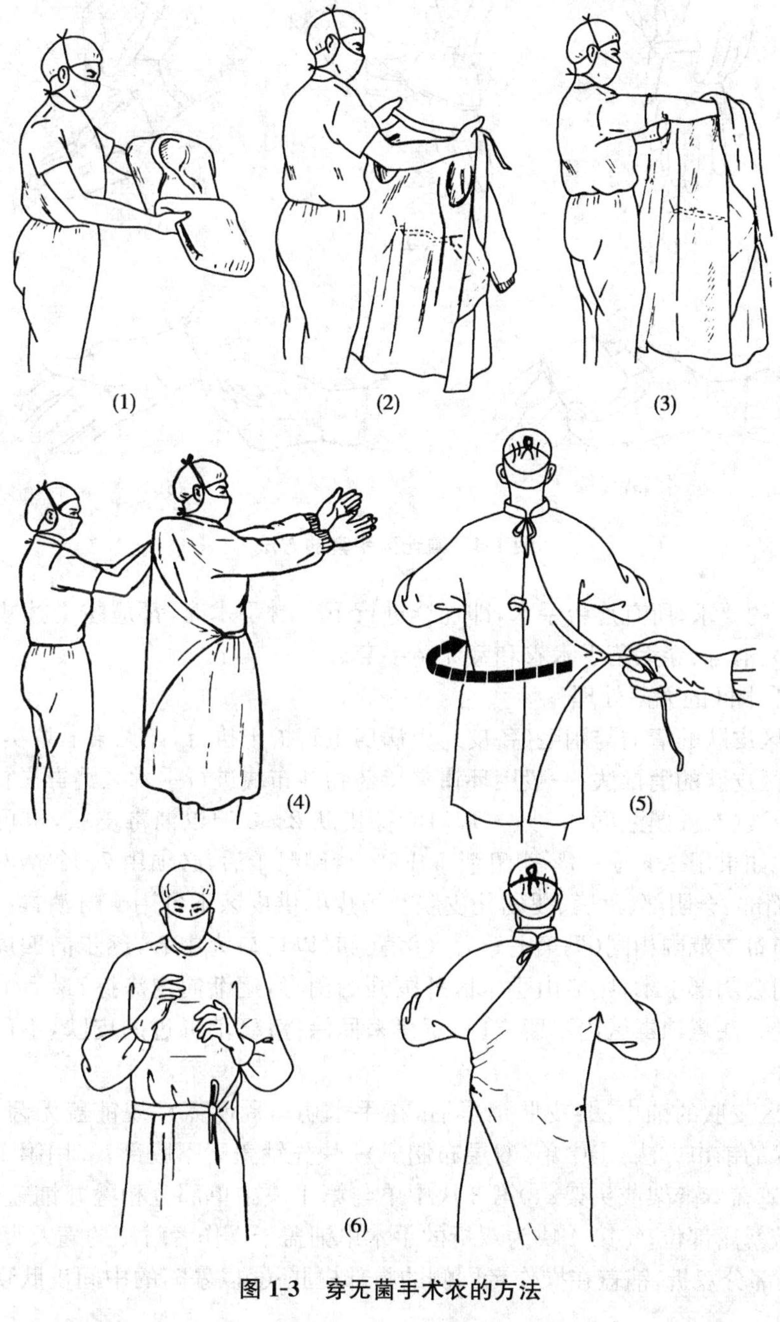

图 1-3　穿无菌手术衣的方法

2)戴无菌手套:①选取大小号码合适的手套,离开无菌台面。②打开手套包装袋,用右手捏住两只手套腕部的翻转处(即反面),从包装袋内提出手套。注意应使两只手套的掌面对合,大拇指向前。空包装袋离开无菌台后不可再返回无菌台面。③右手执两只手套腕部的翻转处,先套入左手手套;再将戴手套的左手 2~5 指插入右手套腕部翻折内,然后套入右手手套。注意未戴手套的手不可接触手套正面,已戴手套的手不可接触另一只手套的反面。④最后分别将两只手套腕部的翻折处翻回并罩在袖口上。⑤由巡回护士持无菌水冲净手套表面的滑石粉。(图 1-4)

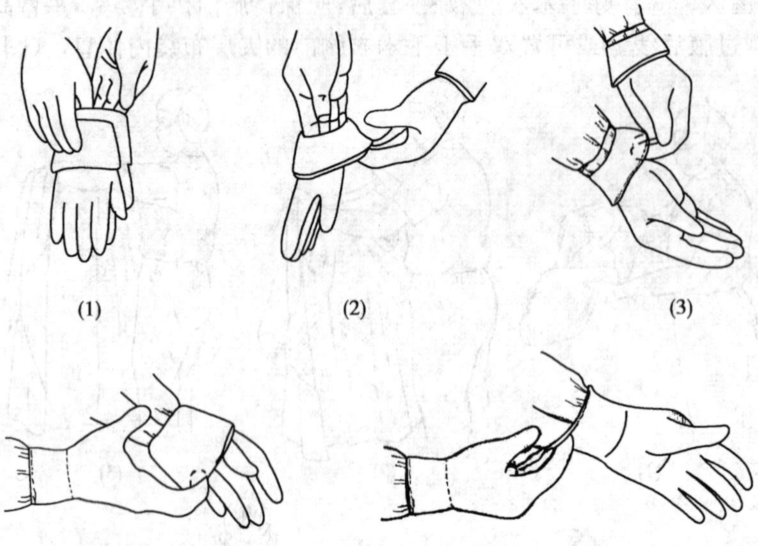

(1) (2) (3) (4) (5)

图 1-4 戴无菌手套的方法

按新规范的要求,所有连台手术,即连续进行下一台手术时,都应按上述规范操作重新进行外科洗手、消毒、穿无菌手术衣和戴无菌手套。

2. 病人手术区的无菌处理

(1)手术区皮肤的清洁与剃毛(备皮):由病房主管护士执行,详见第七章实践 8。

(2)手术区皮肤的消毒法:一般用环钳夹持药物纱布块进行手术区消毒操作。①目前普遍使用碘附溶液(有效碘浓度 0.5%~1%)涂擦皮肤 2~3 遍以消毒皮肤,也可用于黏膜和伤口的消毒。如果用 2.5%~3%碘酊消毒皮肤,待碘酊干后,必须用 70%(W/W)乙醇脱碘 1~2 次。但面部、会阴部、黏膜、婴幼儿皮肤及植皮的供皮区不可用碘酊消毒。②手术区皮肤消毒范围与备皮范围相同(见第七章)。③消毒时以切口为中心,逐步向四周扩展。但感染伤口或肛门会阴部手术,则应由手术区外围开始消毒,逐渐向内涂擦,最后消毒感染病灶或肛门会阴处。注意消毒区内不留空白;不得来回涂擦;已消毒过的皮肤,不可用原污染药纱再返回涂擦。

(3)手术区皮肤的铺巾法:皮肤消毒后,在手术切口周围需常规铺盖无菌手术巾(单)。如上腹部手术的铺巾方法:①中单(双层布制成)1 块先铺盖于下腹部;②用第 2 块中单铺盖于胸部,同时遮盖麻醉架或头架;③第 3 块中单与第 1 块中单部分相叠并铺盖于器械台,或遮盖病人下肢暴露部位;④第 4 块为双折的手术巾铺盖于操作者对侧的病人腹部皮肤;⑤第 5 块手术巾仍部分双折,铺盖在操作者同侧的腹部皮肤;⑥以暴露的中间皮肤切口部位为中心，粘贴皮肤保护薄膜，同时以此薄膜的粘贴作用而固定周围无菌巾单（可不用巾钳固定）；⑦最后铺盖大剖腹单（双层布料）；⑧手术护士继续完成器械台的铺盖（图 1-5）。手术护士注意做好铺单操作的配合；一般大手术的手术野需铺无菌巾单 4～6 层，术野外的其他部位至少要铺盖 2 层；手术台铺单在两侧和足端应下垂于手术台边缘下 30cm 以下；无菌单铺下以后，如需微调巾单位置，只许使无菌巾单由内向外移动，不许由外向内移动。门诊小伤口清创及浅表肿块取检等小手术常铺一块孔巾即可。

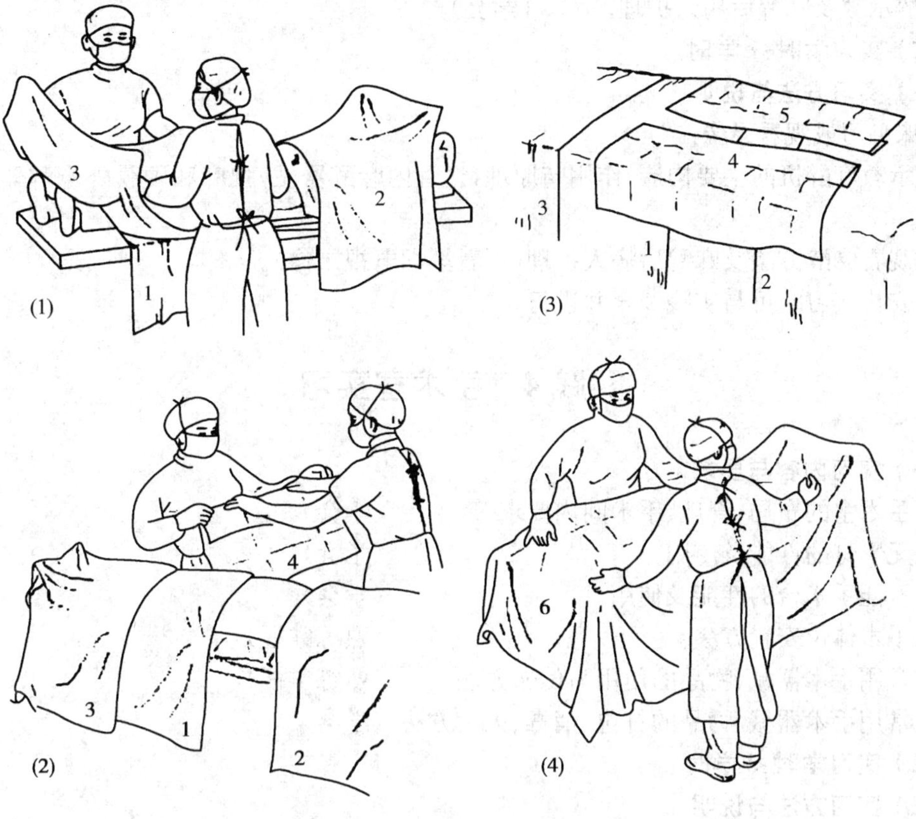

图 1-5　上腹部手术区铺巾方法

3. 手术用布单及手术衣折叠方法　见实践 4 中“常用手术布单及敷料”。

实践 2　外科输液病人的护理

（一）实习内容与要求

外科输液病人的护理。　　（学会）

（二）实习学时：1 学时。

（三）实习方法与说明

临床见习或病例讨论：

1. 示教各种常用液体，包括电解质、非电解质、胶体液、碱性液等，指出常用静脉输液各种液体的性质和用途。

2. 观察水、电解质及酸碱平衡失调病人的临床特征和治疗、护理过程。

3. 安排实习时可与实践 3 合并进行，或与课堂理论课合并进行，也可在普通外科疾病见习时完成。

实践 3　麻醉示教及麻醉后病人护理

（一）实习内容与要求

麻醉示教及麻醉后病人护理。　　（学会）

（二）实习学时：1 学时。

（三）实习方法与说明

临床见习或观看录像：

1. 示教麻醉机的主要构造、作用与原理，气管内麻醉器械，腰麻和硬膜外麻醉器械与急救用品。

2. 观看麻醉方法及麻醉后病人护理（可看教学电视录像）。

3. 安排实习时可与实践 2 合并进行。

实践 4　手术室实习

（一）实习内容与要求

1. 手术室的布局、管理、手术间内要求等　　（学会）
2. 无影灯的性能及使用　　（学会）
3. 万能手术台的性能及使用　　（学会）
4. 手术体位安置方法　　（熟练掌握）
5. 常用手术器械、物品的使用与传递方法　　（熟练掌握）
6. 常用手术器械、物品的打包、消毒、灭菌方法（学会）

（二）实习学时：3 学时。

（三）实习方法与说明

医院手术室实习或实验室实习：

1. 介绍、参观手术室的布局、管理、手术间内要求等。

2. 示教无影灯的性能及使用。

3. 示教万能手术台的性能及使用。

4. 先示教后分组练习常用手术体位安置方法。本次实习以本项操作练习为重点。为达到教学要求可安排课后开放实验室继续分组强化练习。

5. 示教常用手术器械（刀类、剪类、钳类、镊类、拉钩类、缝针与缝线、吸引器、引流管等）；示教各种手术布单类和敷料（手术巾、中单、大孔单、包布、纱布垫、纱布、“花生米”等）；示教手术器械包和布单敷料包的打包法、消毒与灭菌法以及常规管理工作。

6. 分组练习常用手术器械（刀、剪、钳、镊、缝针与缝线等）以及其他物品的使用与传递方法。本项操作经过后续综合技能训练的反复练习，达到熟练掌握的要求。

（四）技术操作介绍

1. 常用手术体位安置方法

（1）仰卧位：为最常用的手术体位（图 4-1）。①腹腔手术水平仰卧位：病人仰卧；两臂用中单固定在体侧，或两上肢适当外展以束臂带固定在臂托上；头下置软枕，膝下、足跟部置以软垫；膝部用较宽约束带固定。手术床的头端放置麻醉架，注意病人口鼻部要外露，以利呼吸和病情的观察；足端放置升降器械台，离病人身体约 20cm。②乳房手术患肩垫高仰卧位：病人仰卧位，手术侧靠近台边；患侧肩胛下垫以卷折的中单；患侧上肢外展，固定于臂托上；对侧上肢用中单固定于体侧；其他与水平仰卧位相同。③颈部手术颈后伸仰卧位：病人仰卧位；手术台躯干部台板抬高 10°～20°，头板适当下落；颈后垫以圆枕，双肩下垫一肩垫，使头颈向后仰或转向健侧；其他与水平仰卧位相同。

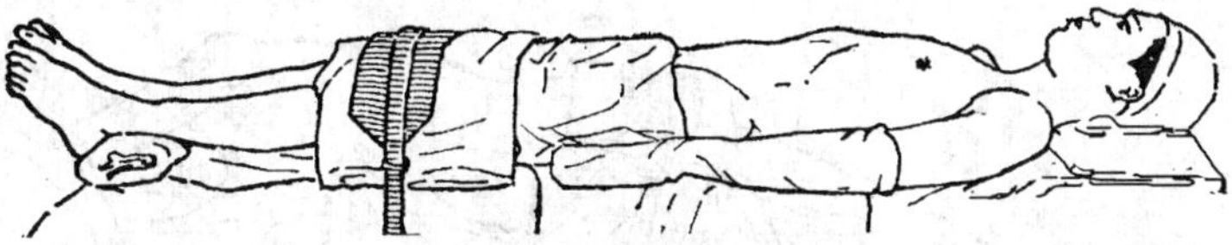

腹部手术仰卧位

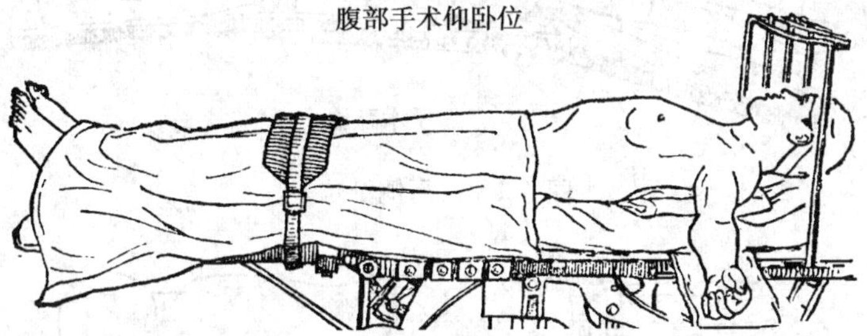

乳房手术仰卧位

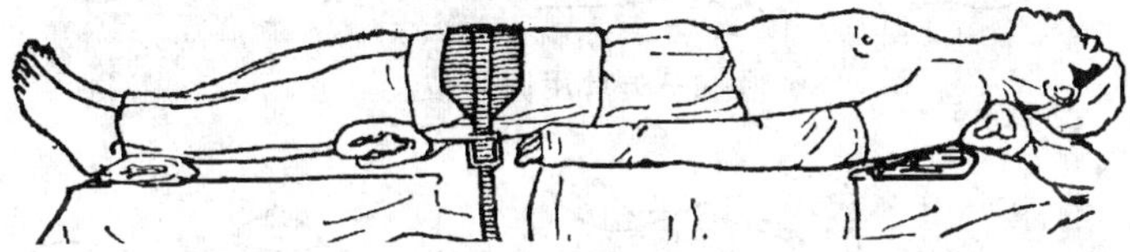

颈部手术仰卧位

图 4-1　常用仰卧位

(2)侧卧位：常用于开胸手术和肾手术（图 4-2）。①胸部手术侧卧位：病人健侧侧卧 90°，上面一腿适当屈曲，下面一腿伸直；髋部前、后分别置软垫和腰托；健侧腋下部位、两膝之间、两腿踝关节处分别放置合适软垫；髋部用折叠的中单固定，膝部以约束带固定；两上肢前伸置于双层臂托上，束臂带固定之。②肾手术侧卧位：病人健侧侧卧 90°；上面一腿伸直，下面一腿适当屈曲；肾区对准手术台腰桥，腰部安放软垫并将手术台腰桥适当摇起，同时将手术台上半身和下半身台板分别适度摇低，使腰部抬高便于手术野暴露；其他软垫安置等处理与胸部手术侧卧位相同。

(3)俯卧位：用于脊柱及其他背部手术（图 4-3）。病人俯卧，头置于头架上或转向一侧垫枕；在胸上部、耻骨联合及髂棘处、膝下、踝前 4 处分别安放大小合适的枕垫，使病人腹部不接触床面，双足自然下垂；病人双臂屈曲，置于头旁；小腿部用约束带固定之。

(4)膀胱截石位：适用于肛门会阴部及尿道的手术（图 4-4）。病人仰卧；臀部位于手术床下半身摇折处，两腿分放在两侧的支腿架上；摇落手术床的下半身（手术床下 1/3 部），使臀部齐折落处床缘；在臀下放一软垫，臀下及手术床折落下垂部覆以橡皮单；给病人穿上腿

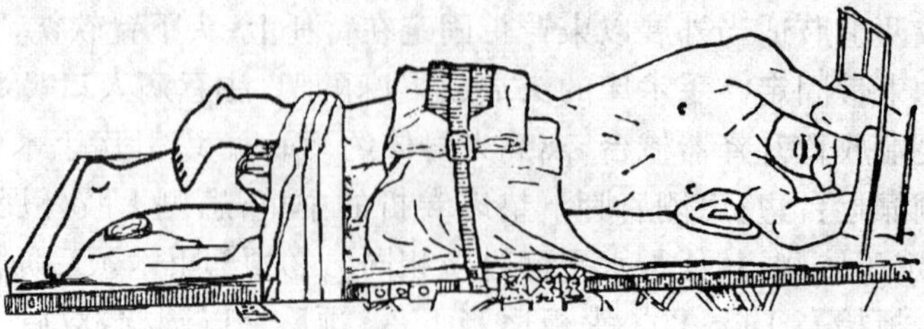

胸部手术卧位

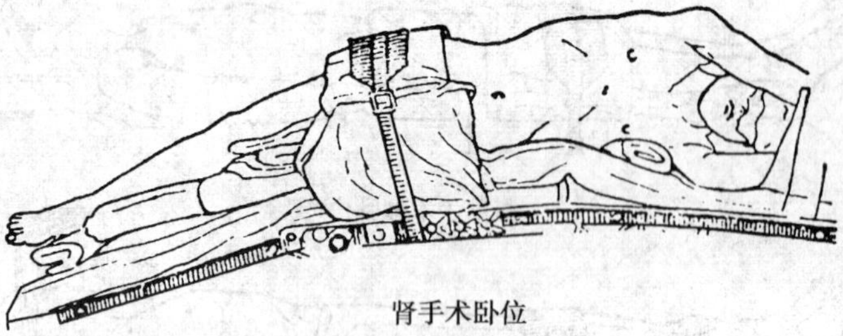

肾手术卧位

图 4-2 常用侧卧位

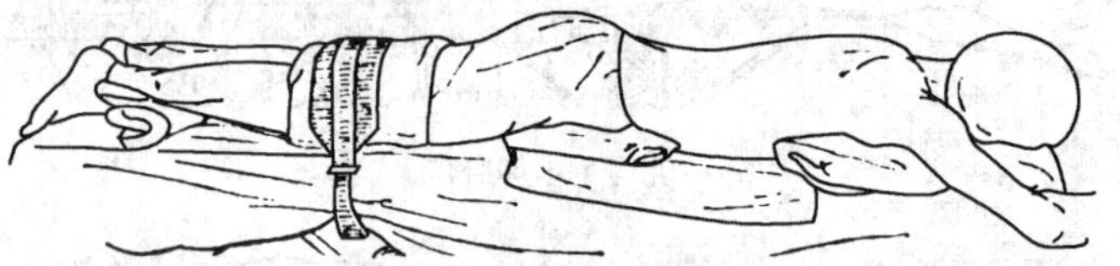

图 4-3 常用俯卧位

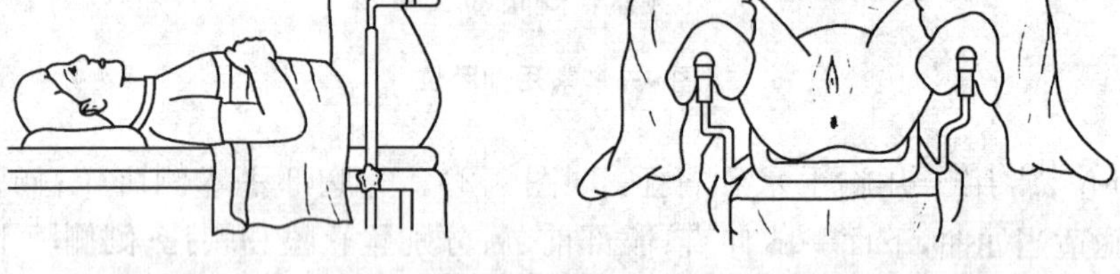

图 4-4 膀胱截石位

套，支腿架上垫妥软垫，外用束腿带固定；两上肢适当外展，置于臂托上以束臂带固定之。

安置手术体位时应注意：①核对、确认手术部位，严防医疗事故。②尽可能地保持病人舒适。③便于麻醉和病情监测。④根据不同手术的需要，调整腰桥、头板等部位的高低以及床体各方向的角度，充分暴露手术野。⑤对呼吸和循环功能影响最小。特别在俯卧位时胸、腹下面放置的软垫之间应留一定空间，使病人腹部不接触床面。⑥保证肢体固定稳妥，又要避免皮肤压疮以及肢体神经、血管的牵拉和受压。手术床（台）所铺布单柔软、平整并干燥；膝、踝等受压的骨隆突处要衬海绵垫或其他软垫；髋、膝、小腿、上肢的约束带或束臂带松紧适宜，带下面衬以布垫；臂托、腰托（腰挡）、肩托（肩挡）处也应衬以适当软垫；肢体不可悬空放置；上肢外展不得超过 90°，以免拉伤臂丛神经；下肢不要过度伸直，同时注意保护腓总神经。

2. 常用手术器械的应用与传递

(1)刀刃类：包括手术刀和手术剪等。①手术刀用于切割组织，包括刀片与刀柄(图4-5)。刀片安装时，用持针器夹持刀片前端背侧，将刀片与刀柄槽对合，向下嵌入；取下时，再以持针器夹持刀片尾端背侧，稍提起刀片，向上顺势推下(图 4-6)；传递手术刀时，传递者左手捏持刀片与刀柄衔接处背侧，将刀柄尾端递于操作者右手中，同理用右手亦可传递操作(图4-7)；②手术剪有组织剪和线剪。组织剪又有直、弯两类，分别用于浅、深部组织的剪开、分离与解剖；线剪用于剪线；传递方法为传递者握持手术剪的中部，弯剪应将弯头向上，然后将剪柄尾端递给操作者(图 4-8～10)。

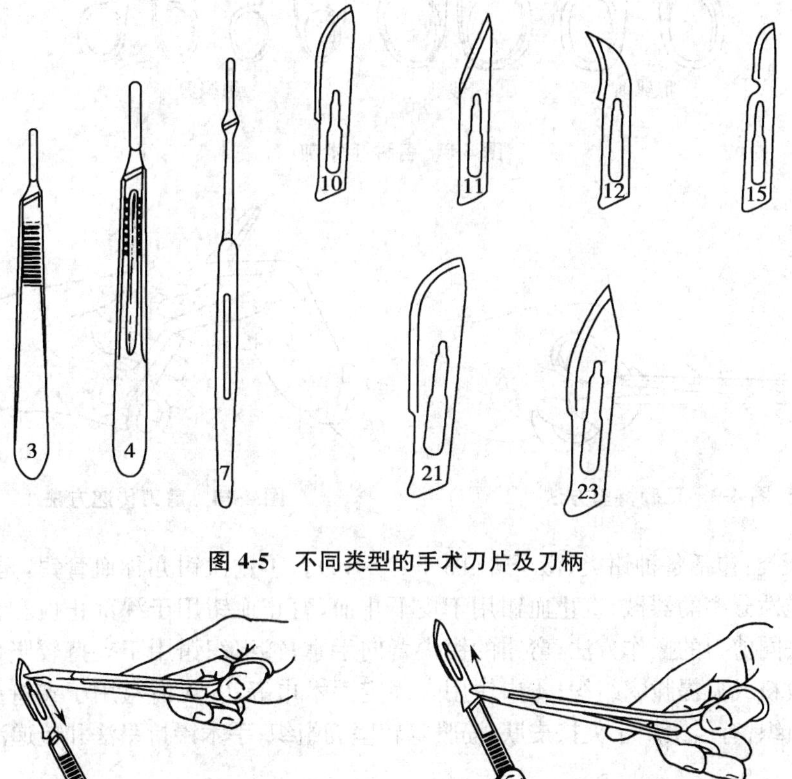

图 4-5　不同类型的手术刀片及刀柄

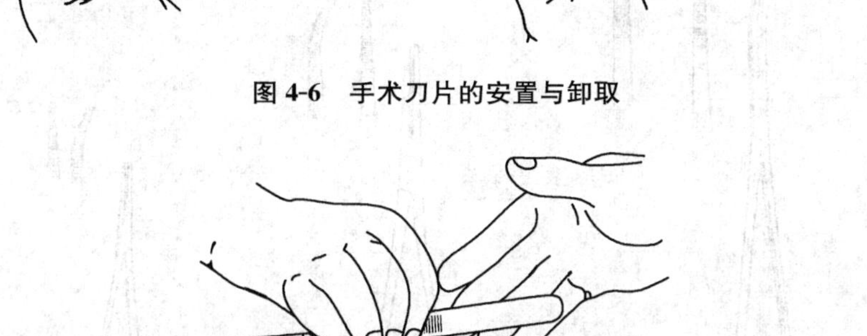
图 4-6　手术刀片的安置与卸取

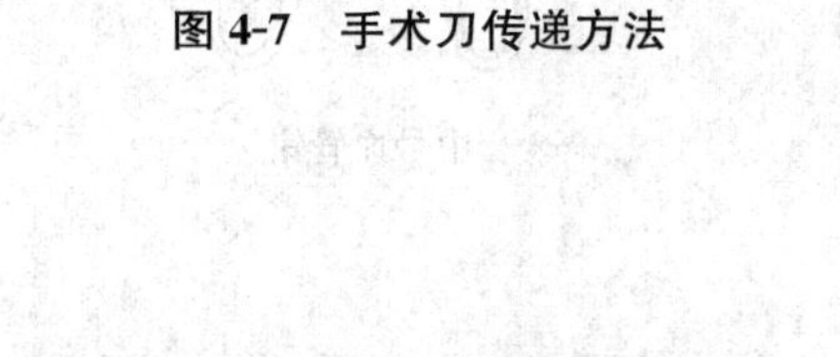
图 4-7　手术刀传递方法

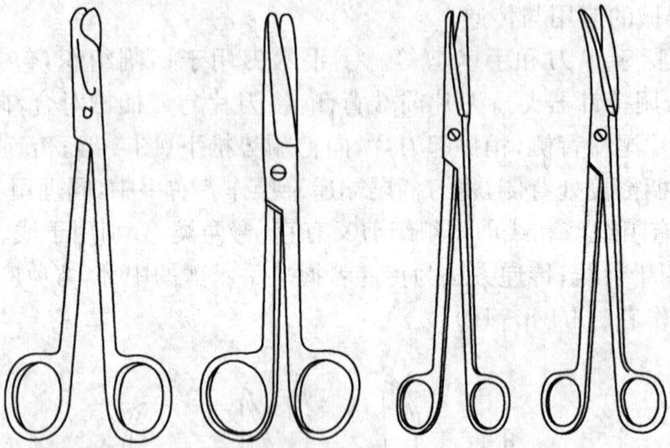

拆线剪　　　线剪　　　组织剪

图 4-8 各种手术剪

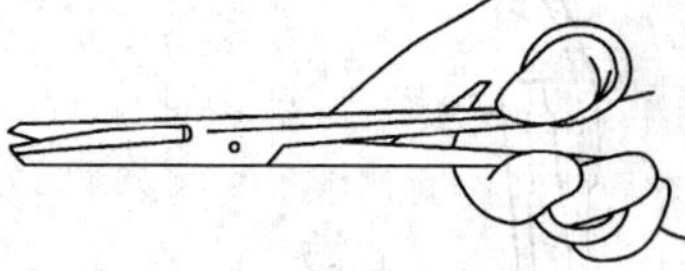

图 4-9 正确持剪方法

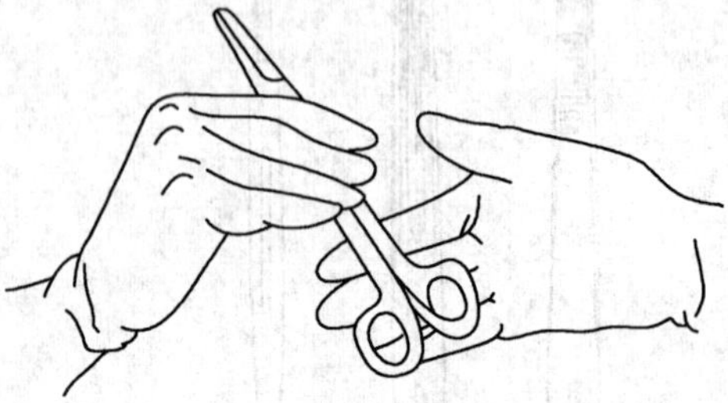

图 4-10 剪刀传递方法

(2)钳、镊类:包括各种钳类、镊子等(图 4-11～16)。①止血钳亦称血管钳,是手术时用来止血或进行钝性分离的器械,直止血钳用于皮下止血,弯止血钳用于深部止血和分离组织;持钳法与递钳法同剪刀的操作方法,弯钳的钳尖背向手掌;②组织钳用于夹持较坚韧组织;③环钳用于夹持敷料或夹提脆弱组织;④巾钳用来固定手术巾等;⑤无齿镊用于夹持血管、神经及其他较脆弱组织;有齿镊用于夹持皮肤、筋膜等较坚韧组织;手术镊持镊法和传递法如图所示。

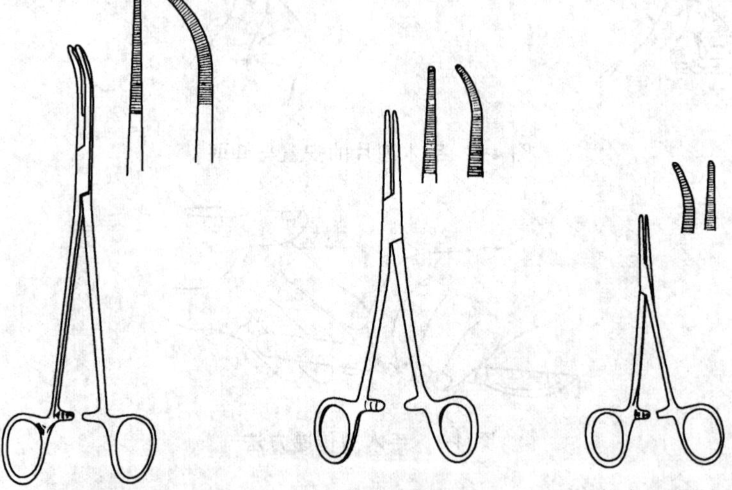

大号血管钳　　　中号血管钳　　　蚊式血管钳

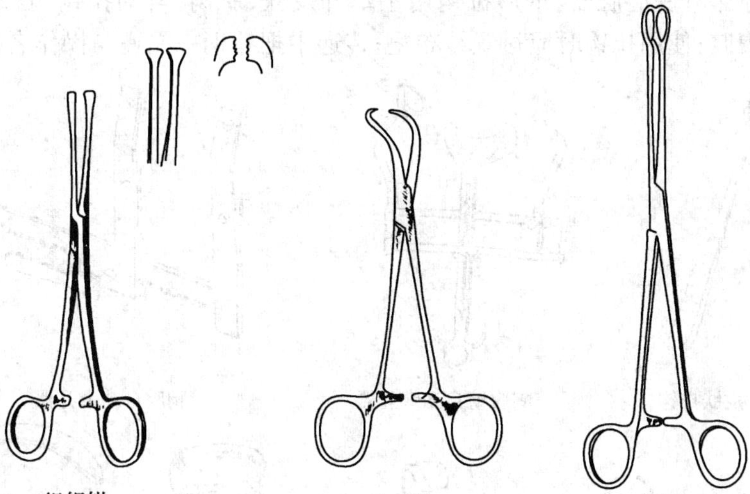

图 4-11　手术钳类

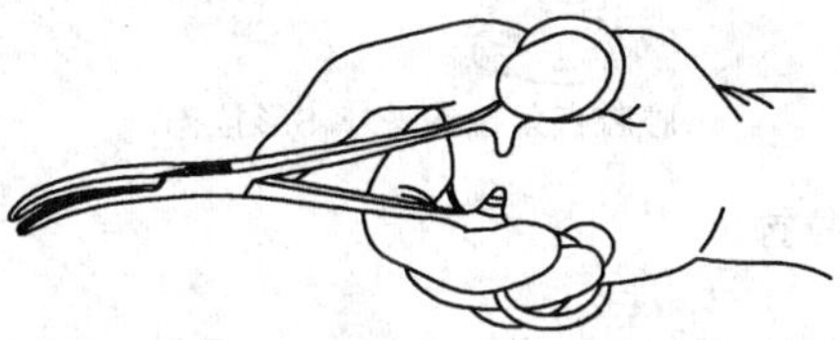

图 4-12　持钳方法

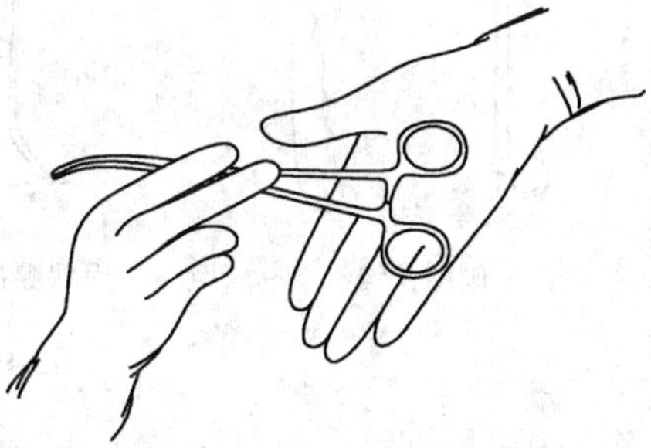

图 4-13　递钳方法

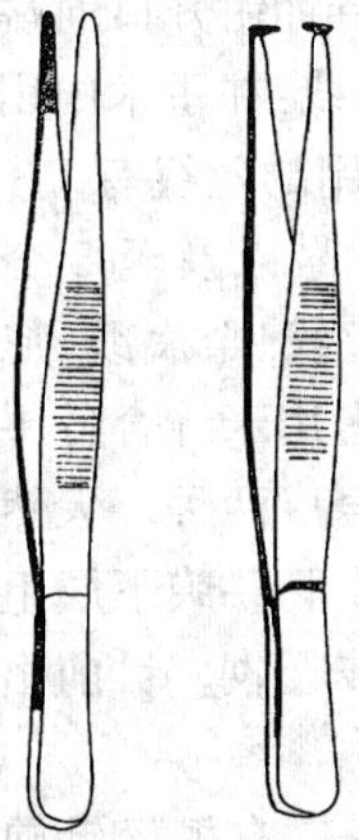

图 4-14　手术镊

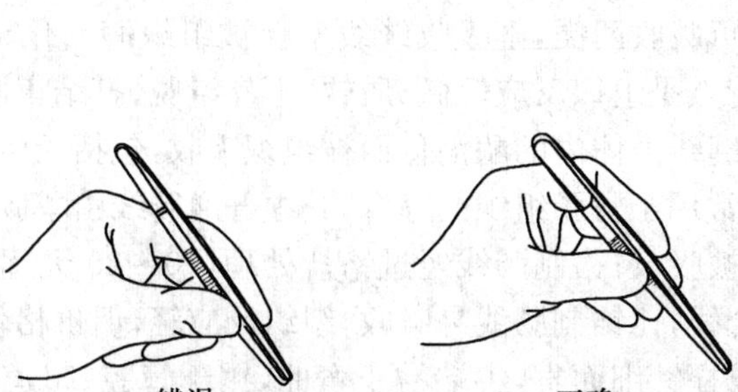

图 4-15　持镊方法

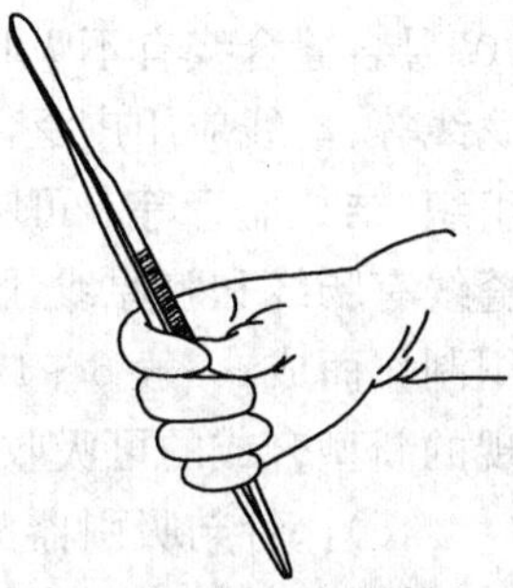

图 4-16　递镊方法

(3)拉钩类:用于牵开组织以暴露深部手术野(图 4-17)。如直角拉钩用于牵开腹壁,“S”形拉钩用于牵开腹腔脏器,爪形拉钩用于牵开皮肤、肌肉,自动拉钩(自动牵开器)能方便地暴露胸、腹腔;使用拉钩时应衬置纱布垫;传递中把有柄一端递与操作者。

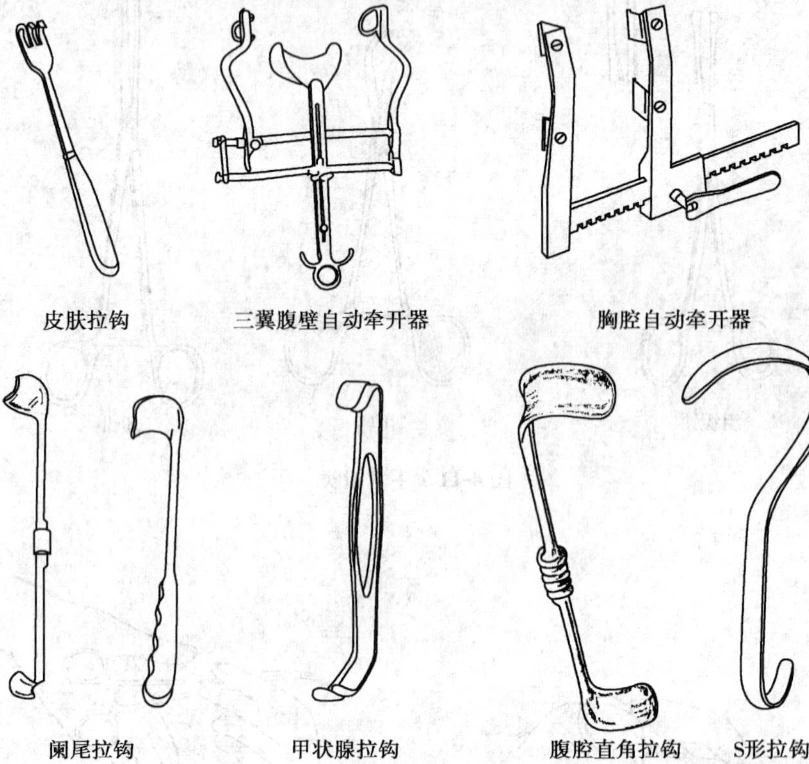

图 4-17　各种拉钩

(4)缝合类:包括缝针及持针钳。①缝针有圆针和三角针两类(图 4-18),圆针用以缝合血管、神经、脏器等;三角针用以缝合皮肤或韧带等。临床多用弯针,粗细大小按弧度、直径、弦长有不同规格;②持针钳(图 4-19)有长短之分,用于把持弯针。持针钳持针带线时要求做到 3 个 1/3,即缝针上穿线的折回线占总线长的 1/3;缝针被夹持在针尾的后 1/3 处;持针钳开口前端的 1/3 夹持缝针。执持针钳及递持针钳的方法如图所示(图 4-20～21);③缝合线:在手术中用于结扎血管、缝合组织及脏器。线的粗细以号码表明,号码越大,表示越粗,常用的丝线有 1～10 号线;细线则以零表明,零越多,缝线越细,常用的合成化纤线有 0 号、00 号以及至 5 个“0”号。缝合线有不吸收和可吸收两类,不吸收缝线不会被组织酶消化,有丝线、金属线、尼龙线等;丝线应用广泛,其特点是组织反应轻微、质软、不易滑脱、打结牢固,常用于缝合各层组织、结扎血管等。可吸收缝线由体内的酶消化而被组织吸收,包括天然及合成两种。天然缝线有肠线和胶原线,肠线常用于胃肠组织的缝合,其中普通肠线由羊肠或牛肠黏膜下层组织制作而成,一般 6～12 天被吸收;铬制肠线经过铬盐处理,10～20 天逐渐被吸收。目前出现的新型合成的可吸收缝合线,比铬制肠线易吸收,组织反应轻,但价格较高。

(5)探针与吸引器头:①探针细而直,尖端易于弯曲,用于管腔、窦道探查。有槽探针前端圆钝,其长轴有一沟,探查脓腔时,脓液可经沟槽流出;②吸引器头用于吸除积液积脓,是清理手术野时不可缺少的器械(图 4-22)。

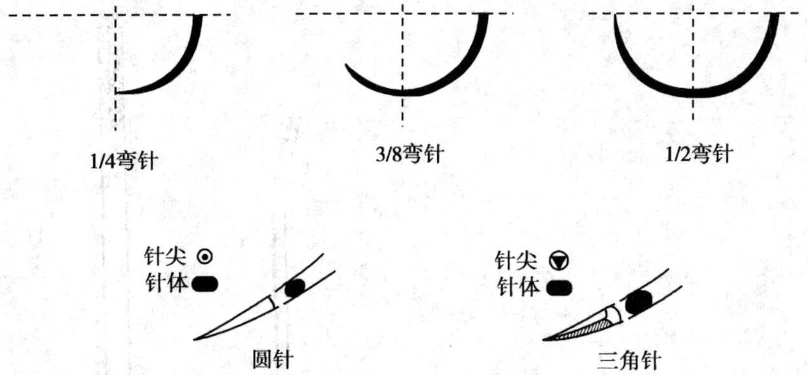

图 4-18　缝合针

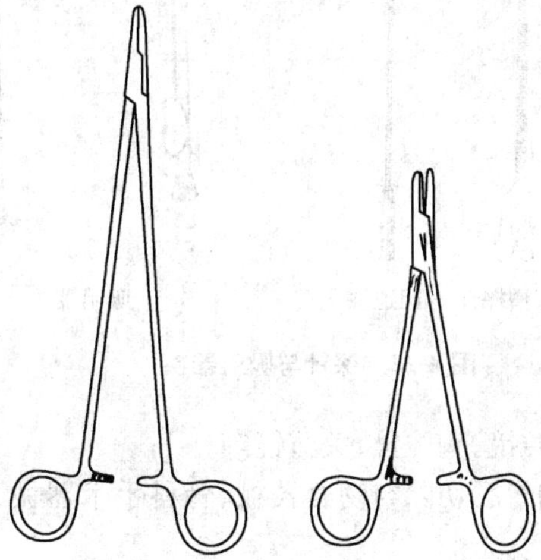

图 4-19　持针钳

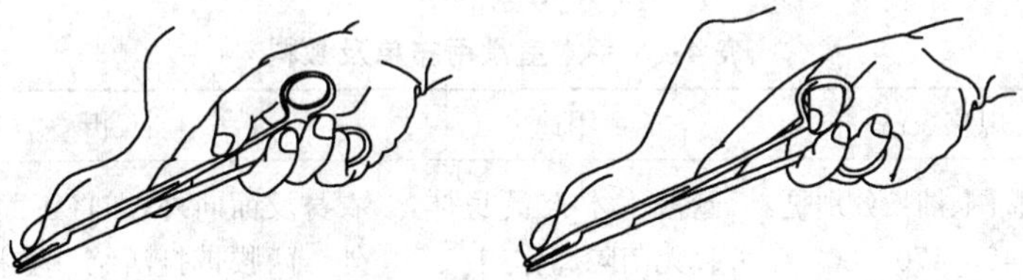

图 4-20　执持针钳的方法

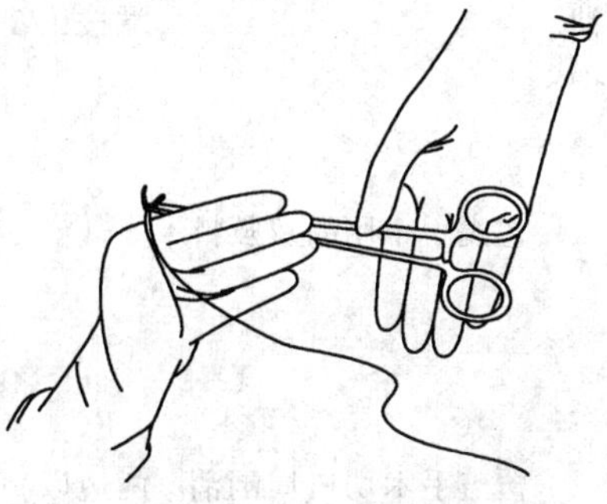

图 4-21　持针钳传递法

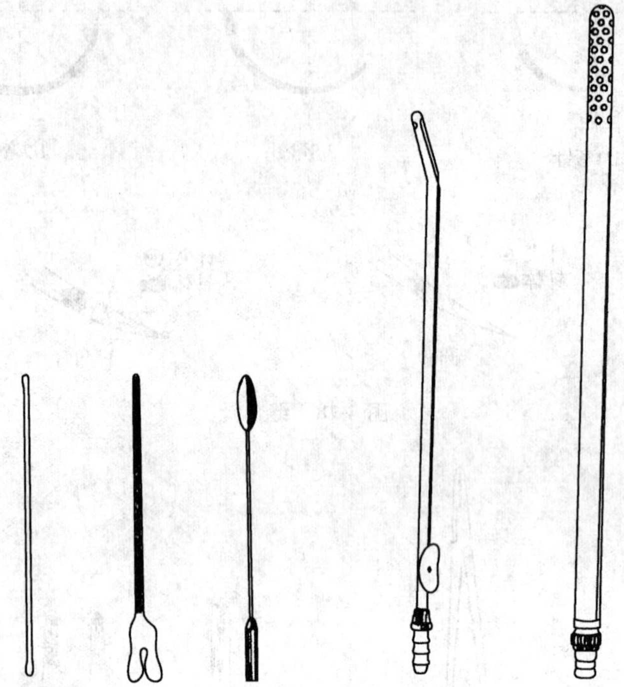

图 4-22　探针与吸引器头

(6)内镜类：如膀胱镜、腹腔镜、胸腔镜、关节镜等。

(7)专科其他特殊器械：如胃肠切除与吻合器械、骨科手术器械、脑科手术器械、显微外科器械等。

3. 常用手术布单及敷料　手术室布类物品包括手术衣和各种手术单及手术包的包布，其规格、用途与折叠方法见表 4-1。

表 4-1　手术室常用布单及敷料

名称	规格(cm)	用途	折叠方法
手术衣	身长、腰围、袖长分别是： 大号 145　170　80 小号 130　150　70 松紧式袖口，有前后两根腰带，胸腹部及衣袖为双层布，胸前有护手袋	遮盖手术人员身体，起无菌隔离作用	衣身反面向外，即将正面叠于内、反面叠于外。两腰带打活结。衣袖顺身长方向摆平整。将衣身之后身两侧部分分别向正面折叠两折，再对折使其重叠。然后将身长两端按 1/3 内折，领端在外
包布	用双层布制成 大号　110×110 中号　80×80 小号　50×50	包裹手术用品及敷料	
手术巾	单层布制成 80×50	覆盖手术切口周围消毒后的皮肤，用途广泛	两边以宽幅的 1/4 做扇形折叠，两端做两次对折

续表

名称	规格(cm)	用途	折叠方法
中单	双层布制成 200×80	遮盖手术切口之首尾端及器械台和手术台。用途广泛,可随机应用	两边做两个对折,两端也做两个对折
剖腹单	300×160,距剖腹单头端100cm处中心开一25×7的孔,孔的上端标一红色三角标志。除单的四周30cm为单层布,其余均为双层布	用于腹部手术,覆盖于手术巾及中单之上。开孔处对准手术切口	以孔裂处为中心,四周做扇形折法。即先扇式折脚端于孔裂部之上,再扇式折头端相继于其上。然后扇折左右两侧,即分别扇折孔裂之两侧,并使两侧合缝于孔裂处,再以孔裂为折缘,将两侧对折之
洞巾	80×50,正中开直径为7～9cm的圆孔,孔周20cm为双层布	用于椎管麻醉,小手术及各种穿刺等	两边以宽幅的1/3扇形折叠,两端做两次对折
纱布块	大号　40×12 小号　10×10	供浅小手术拭血,覆盖伤口	以一定方法折成光边长(正)方形
纱布垫	35×20,6～8层纱布制成,其一角嵌入避孕环一个并有一20cm长布带	盐水浸湿后遮盖手术切口,保护器官组织。也多用于手术野拭血	
剥离子(“花生米”)	5×5的纱布,将四周毛边内折,成球形,用线缝紧。使用时用弯止血钳夹住	剥离粘连组织	

实践5　外科打结练习

(一) 实习内容与要求

1. 单手打结法　　　　（学会）
2. 钳子打结法　　　　（学会）

(二) 实习学时:1学时。

(三) 实习方法与说明

实验室实习。

实习安排时可与实践4合并进行。

(四) 技术操作介绍

打结是结扎止血和组织缝合等外科处理的一项基本技术。手术配合、急诊护理、换药室护理(伤口护理)、灾区救护等工作也常要求护士熟悉(学会)这一操作。结的种类包括方结、三重结、外科结等，其中方结为最常用的结。假结与滑结是错误的结(图 5-1)。

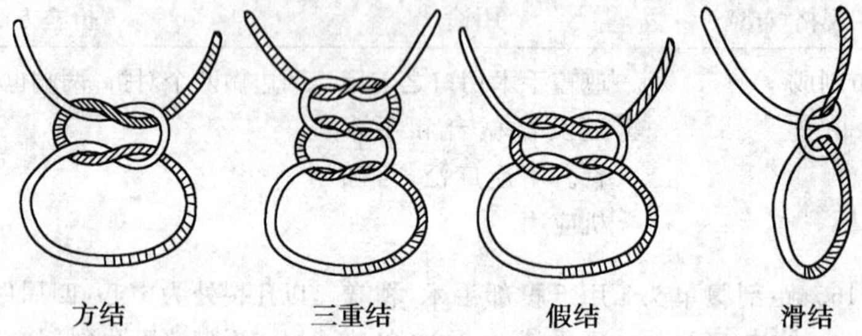

图 5-1　结的种类

打结常用两种方法：①单手打结法(图 5-2)：以一手(左右手均可)为主进行打结，临床上最为常用，方法简单迅速；②持钳打结法(图 5-3)：适用于线头过短或小手术时节约用线。

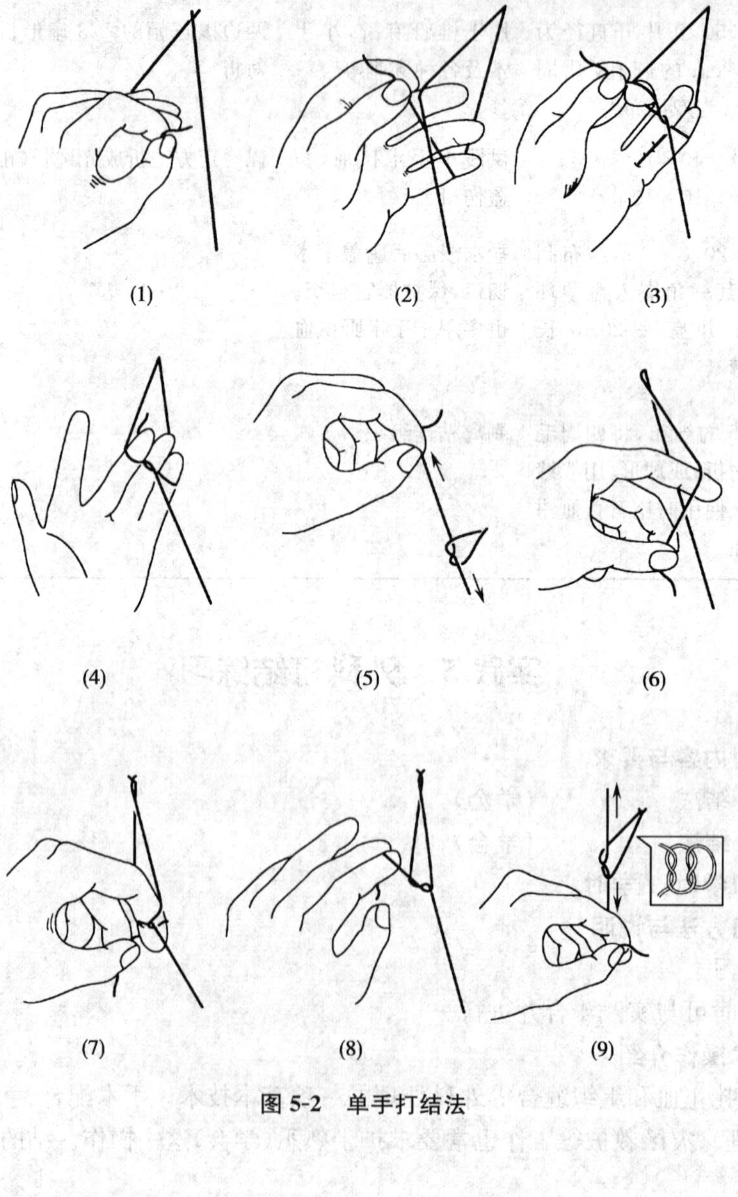

图 5-2　单手打结法

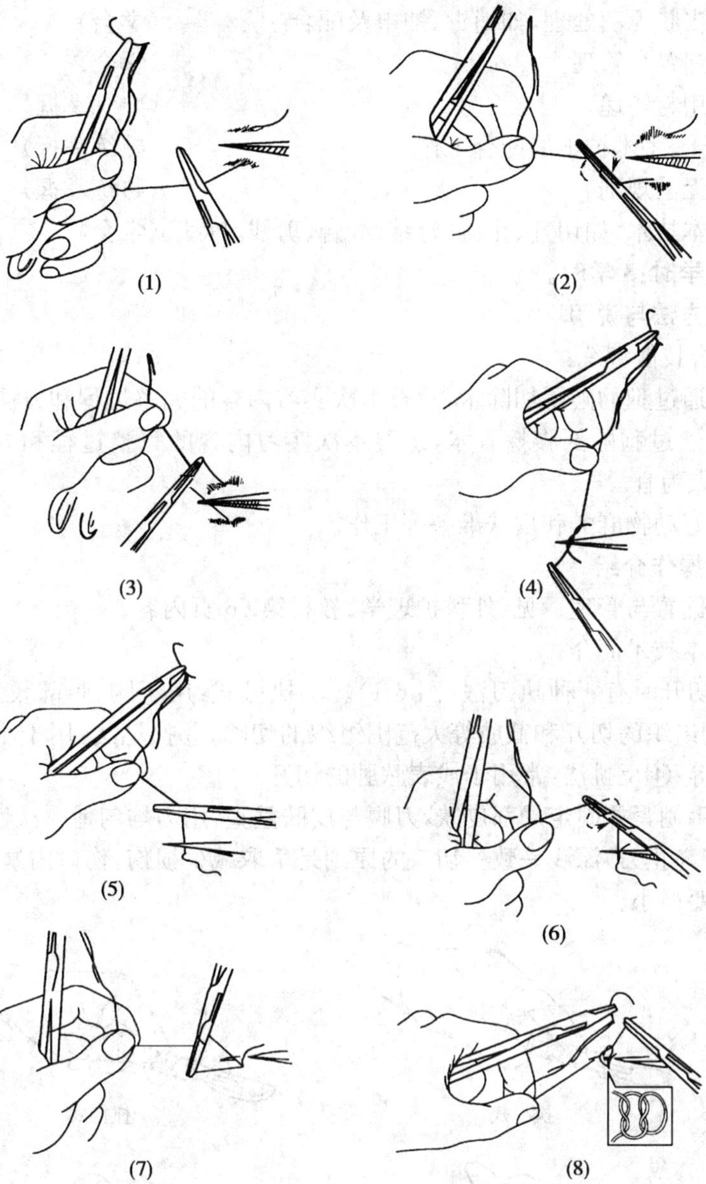

图 5-3　持钳打结法

打结操作时应注意：①拉紧线结时两手用力要均称一致；双手的手指拉线用力点和结扎点应是三点成一线；第一扣线结与第二扣线结的拉线方向应相反。否则易造成滑结；②打第二扣线结时，第一扣线结不能松扣；③以一侧手为主的单手打结时，第一扣线结与第二扣线结的打结手法雷同，即造成假结。

实践 6　器械台的铺置、管理和手术配合

(一) 实习内容与要求

1. 手术人员无菌处理，如手消毒、穿手术衣、戴手套　　(熟练掌握)

2. 手术区皮肤无菌处理，如消毒、铺巾及配合 （学会）

3. 器械台铺置与管理 （学会）

4. 器械应用与传递 （熟练掌握）

5. 巡回护士、手术护士的配合工作 （熟练掌握）

6. 手术中无菌规则 （熟练掌握）

7. 手术基本技术，如切开、止血、打结、缝合、剪线、拆线 （学会）

（二）实习学时：3学时。

（三）实习方法与说明

实验室综合技能训练：

1. 示教 通过狗的阑尾切除术，示教本次实习内容的完整过程和方法、步骤。

2. 练习 通过狗的剖腹探查术，练习本次实习内容的完整过程和方法。学生分组练习，每组4～5人为宜。

3. 事先做好动物麻醉和皮肤准备等工作。

（四）技术操作介绍

1. 器械台铺置与管理 见《外科护理学》教材第66页内容。

2. 手术基本技术简介

(1)切开：切开时有4种执刀法（图6-1）。①执弓式：用于胸、腹部较大的切口；②抓持法：用于较坚韧组织的切开和截肢等大范围组织的切除；③执笔法：用于小切口的切开或组织的解剖分离等；④反挑法：常用于浅表脓肿的切开。

切开前用手绷紧并固定局部皮肤，刀腹与皮肤垂直，用力均匀地一次性切开皮肤。注意切口始终（入刀与止刀）深浅一致。切口的原则是争取减少损伤，伤口内暴露良好，注意对局部功能的影响要最小。

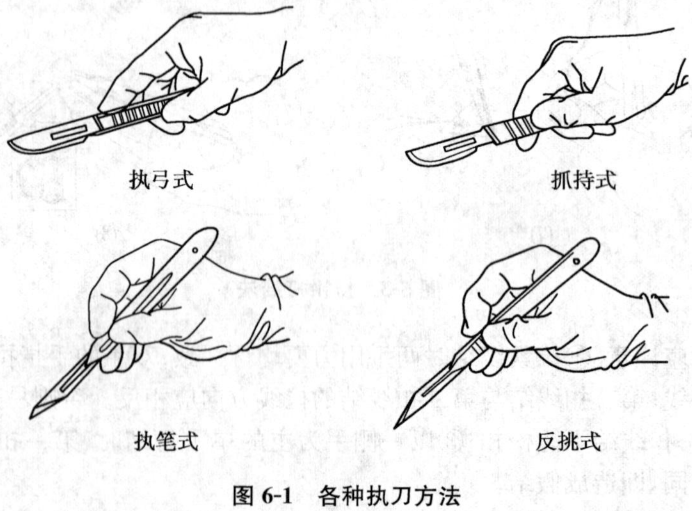

图6-1 各种执刀方法

(2)止血：组织切开后，应选择适当的止血方法。①压迫止血：用纱布、棉垫压迫出血处。对于较广泛的渗血，可用热盐水纱布压迫有助于止血；②结扎止血：分单纯结扎和缝合结扎两种方法。单纯结扎是用血管钳尖端钳夹活跃出血点，再用丝线结扎止血。缝合结扎用于大血管和重要部位的止血（图6-2），常在单纯结扎的基础上，再加缝合结扎；③电凝止血：用于不易结扎的小出血点，止血迅速；④其他止血方法：创面渗血时用明胶海绵止血，骨断端用骨蜡止血，脑外科手术用银夹止血，还有阻断血管控制出血等方法。

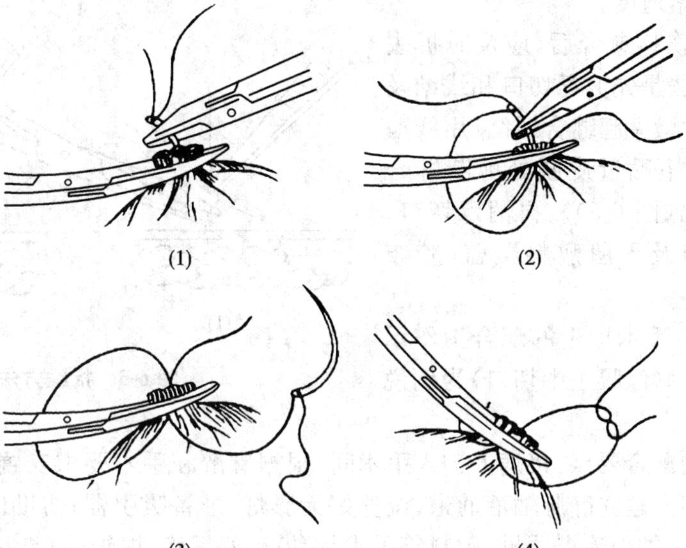

图 6-2　贯穿缝合结扎法

(3)打结与剪线：打结种类与方法见实践 5。

打结后剪线时(图 6-3)，将剪刀尖端略张开，沿拉直的结扎线滑至线结处，剪刀头稍向上倾斜剪线，倾斜度越大，所留线头也越长。一般丝线线头留 1～2mm，肠线线头留 3～4mm，而缝合皮肤的线头留 5～8mm。

(4)缝合与拆线：根据缝合后切口边缘的形态将缝合方法分为单纯缝合、内翻缝合和外翻缝合 3 类。各类缝合又有间断缝合和连续缝合两种。其中单纯缝合(图 6-4)用途最广泛，皮肤、皮下组织和腱膜等组织常使用单纯缝合；胃肠道吻合宜用内翻缝合；血管吻合等适用外翻缝合。

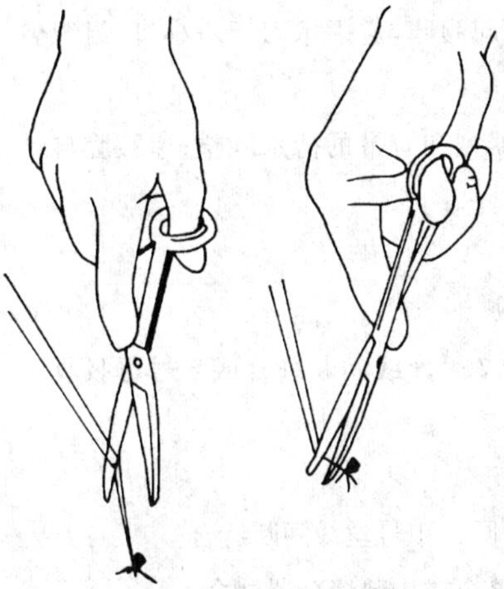

图 6-3　剪线方法

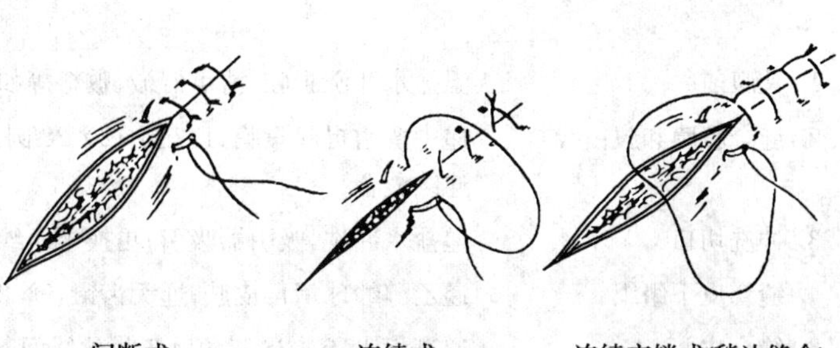

图 6-4　单纯缝合方法

缝合时的注意事项：①按解剖层次由深至浅对位缝合，不留死腔；②针距大小适宜，以不发生弧形裂隙为佳；③缝合皮肤时，进出针与切口边缘的缘距应相等，并注意拔针方向；④结扎缝合线时应松紧适度。

皮肤的缝合伤口愈合后，应及时拆去缝合线。拆线方法是先消毒切口和线结及周围皮肤，以手术镊夹起缝合线结，用线剪或拆线剪在线结下贴近皮肤处剪断缝合线，随即将其抽出(图 6-5)。再消毒切口，然后用乙醇纱布及无菌敷料覆盖，胶布固定。

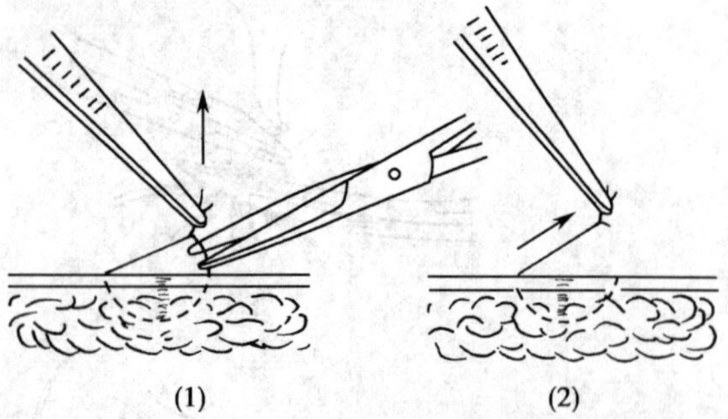

图 6-5 拆线方法

3. 巡回护士、手术护士的配合工作示例 以剖腹探查术(经腹正中切口)为例说明如下。

(1)巡回护士配合要点：接病人进入手术间，根据麻醉和手术要求安置病人的麻醉体位和手术体位；为病人建立静脉输液通道；调整好无影灯，准备吸引器；协助医生穿好手术衣；术前和术后与手术护士清点器械、敷料等手术物品；做好胃管、尿管的管理等工作；监督手术室人员遵守无菌操作。

(2)手术护士配合要点：整理好器械台；术前和术后与巡回护士清点器械、敷料等手术物品无误；准确、及时传递器械、缝线和敷料(表 6-1)；保持器械台的整洁和无菌；保存切除的标本。

表 6-1 经腹正中切口剖腹探查手术步骤及手术配合

手术步骤	手术配合
1. 皮肤消毒	递环钳夹持碘附纱布按常规消毒皮肤
2. 铺单与粘贴塑膜	常规递手术巾单，完成铺单；递手术薄膜及干纱垫 1 块，协助贴膜于皮肤
3. 切开皮肤及皮下组织	递手术刀切开，给干纱布拭血，直止血钳止血；用 1 号丝线结扎出血点或电凝止血；递甲状腺拉钩显露手术野
4. 切开腹白线及腹膜	更换另把手术刀，切开一小口；给弯组织剪扩大切口，递盐水纱垫或 4 号刀柄将腹膜外脂肪推开；递中弯钳 2 把提起腹膜，递手术刀切一小口，组织剪扩大腹膜切口
5. 探查腹腔	递盐水冲洗手术者双手更换深部手术器械和有带的盐水纱垫；递腹腔自动牵开器显露手术野；探查腹腔
……	……
1. 关腹前	温盐水冲洗腹腔；清点器械、敷料等如数
2. 缝合腹膜和腹白线	递中弯钳提起腹膜；1/2 弧 12×28 圆针 7 号丝线间断缝合或 0 号可吸收线连续缝合
3. 冲洗切口	递盐水冲洗，吸引器吸引；更换干净纱布
4. 缝合皮下组织	递乙醇纱球消毒皮肤；递无齿镊，9×28 圆针 1 号丝线间断缝合
5. 缝合皮肤	递有齿镊，9×28 三角针 1 号丝线间断缝合或皮肤缝合器缝合
6. 覆盖切口	递镊子夹持乙醇纱球消毒皮肤；乙醇纱布、干纱布及棉垫覆盖切口，胶带固定

实践 7　手术前后的常规护理

(一) 实习内容与要求

1. 手术前护理　　　（学会）
2. 手术后护理　　　（学会）

(二) 实习学时:2 学时。

(三) 实习方法与说明

临床见习或病例讨论：

1. 结合实际病例进行临床见习或讨论。事先准备好见习病例及护理计划、护理记录等资料,实习重点是手术前、后的护理计划(评估、诊断、措施、健康指导)。

2. 本次实习可独立安排进行。也可结合实际情况,与普通外科各次实习合并进行。

实践 8　手术病人的备皮和引流管护理

(一) 实习内容与要求

1. 手术前皮肤准备　　　　　　　　（熟练掌握）
2. 外科引流管(腹腔一般引流管)的护理　（熟练掌握）

(二) 实习学时:2 学时。

(三) 实习方法与说明

实验室实习或临床实习：

1. 教师集中示教。

2. 学生分组练习。可选择临床各科手术前备皮病人和置有引流管的病人,在教师指导下,学生练习实际操作;也可安排在实验室,学生分组相互作模拟备皮操作练习,用外科模拟人进行引流管护理操作。

(四) 技术操作介绍

1. 外科一般引流管(腹腔引流管)的护理操作要点　①妥善固定;②保持通畅;③观察与记录;④每天换管;⑤拔管指征及方法;⑥遵守无菌操作原则;⑦引流期间的体位;⑧拔管后的处理与观察等。

2. 手术前皮肤准备(备皮)

(1)备皮方法及注意事项:见《外科护理学》教材第 61～62 页内容。

(2)备皮范围　见表 8-1 和图 8-1～9。

表 8-1　手术区皮肤准备的范围

手术部位	备皮范围
颅脑手术	剃净全部头发及颈部毛发,保留眉毛
颈部手术	上起唇下,下至乳头水平线,两侧至斜方肌前缘
乳癌根治术	上起锁骨上窝,下至脐水平,患侧至腋后线,对侧至锁骨中线或腋前线。包括患侧上臂、肩部和腋窝部,剃除腋毛

续表

手术部位	备皮范围
开胸手术	上起锁骨上及肩上，下平脐部，前至对侧锁骨中线，后至对侧肩胛下角线。包括患侧上臂、肩及腋窝
上腹部手术	上起乳头连线，下至耻骨联合平面，两侧至腋后线。清洁脐窝，剃除阴毛
下腹部手术	上平剑突，下至股部上 1/3 的前、内侧及外阴部，两侧至腋后线。清洁脐窝，剃除阴毛
肾区手术	上起乳头连线，下至耻骨联合平面，前后均超过正中线。清洁脐窝，剃除阴毛
腹股沟部及阴囊手术	上起脐水平，下至股部上 1/3，两侧至腋后线，包括会阴部并剃除阴毛
会阴部及肛门部手术	上平髂前上棘连线，下至股部上 1/3 的前、内、后侧，包括会阴部及臀部。剃除阴毛
四肢手术	原则以切口为中心上下各 20cm 以上，一般超过远、近端关节或为整个肢体

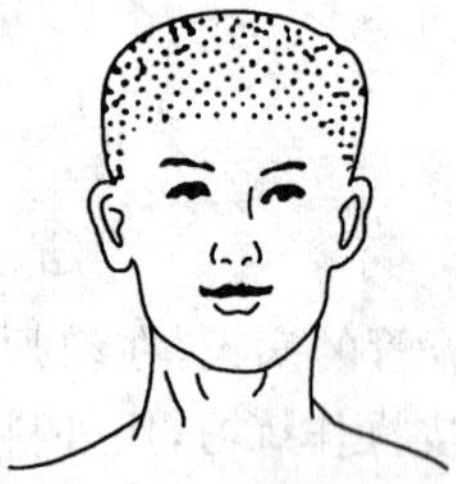

图 8-1　颅脑手术备皮范围

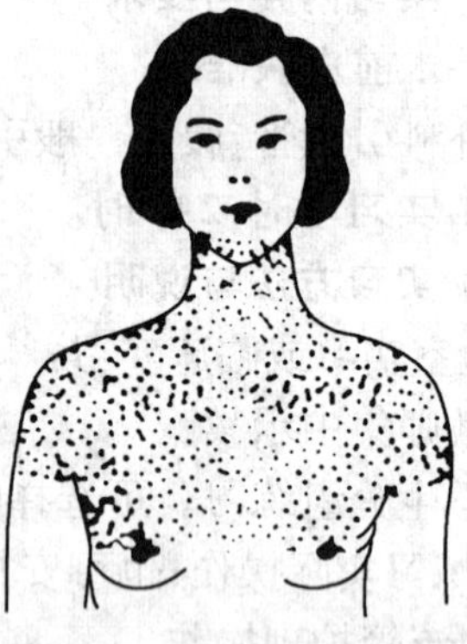

图 8-2　颈部手术备皮范围

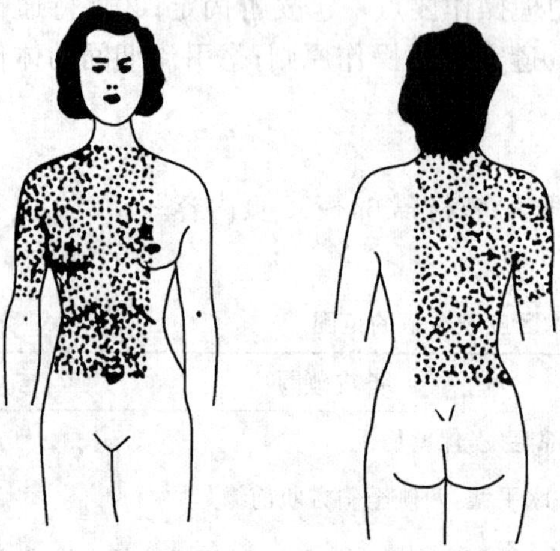

图 8-3　胸部手术备皮范围

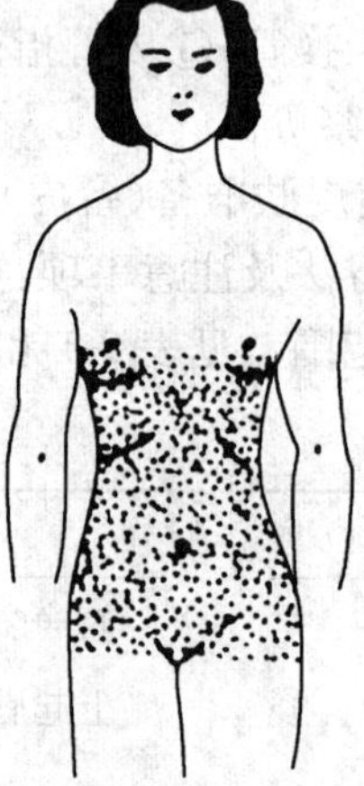

图 8-4　上腹部手术备皮范围

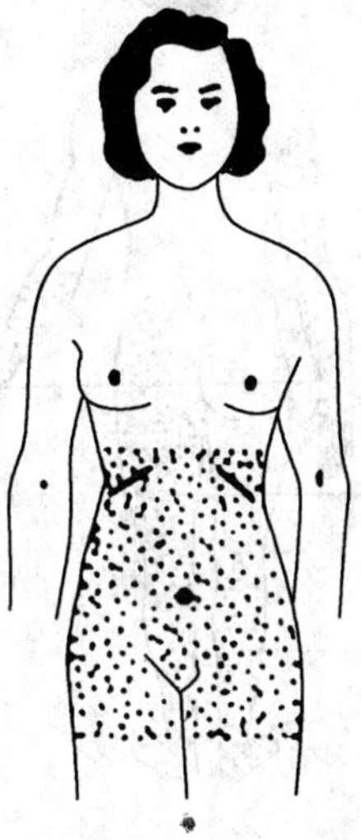

图 8-5　下腹部手术备皮范围

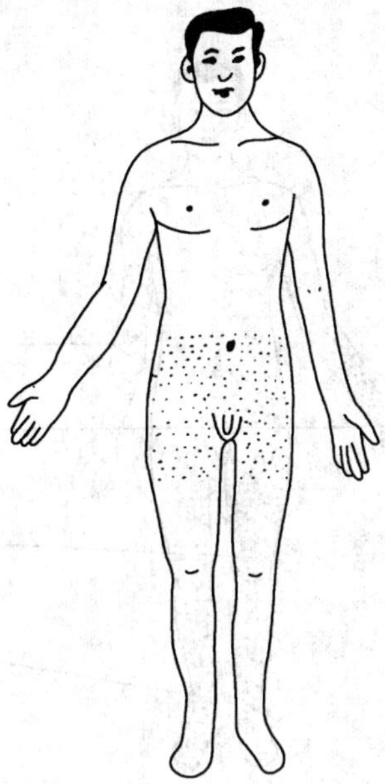

图 8-6　腹股沟部及阴囊手术备皮范围

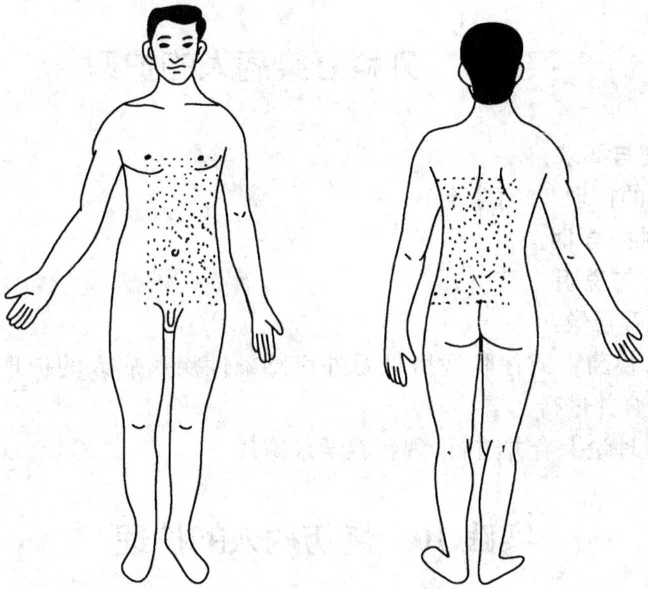

图 8-7　肾手术备皮范围

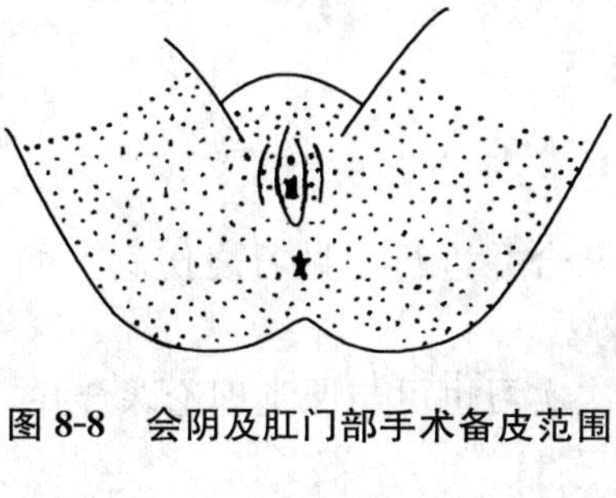

图 8-8　会阴及肛门部手术备皮范围

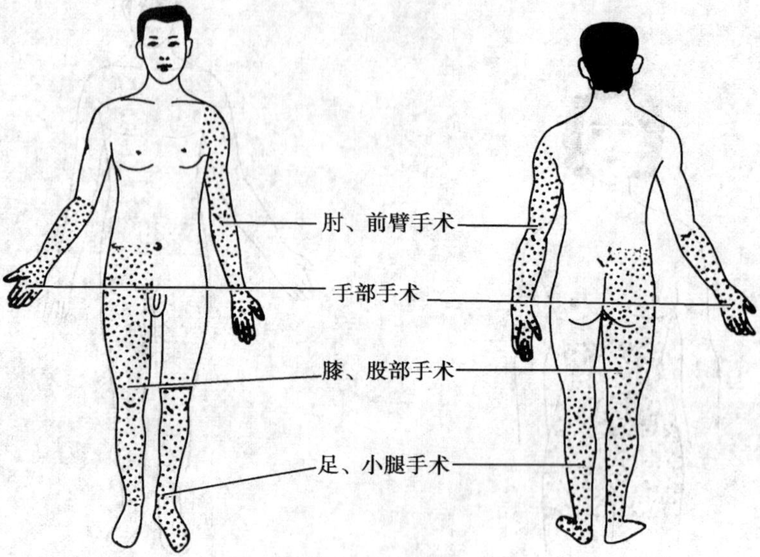

图 8-9 四肢手术备皮范围

实践 9 外科感染病人的护理

(一) 实习内容与要求

外科感染病人的护理 (学会)

(二) 实习学时:1 学时。

(三) 实习方法与说明

临床见习或观看录像:

1. 在医院门诊换药室或住院病房见习外科感染性疾病病人的护理(评估、诊断、措施等)。可与实践 10 合并进行。

2. 也可与课堂理论课合并进行,观看教学录像片。

实践 10 烧伤病人的护理

(一) 实习内容与要求

烧伤病人的护理 (学会)

(二) 实习学时:1 学时。

(三) 实习方法与说明

临床见习或观看录像:

1. 安排实习时,可与实践 9 合并进行。见习烧伤病人的护理(评估、诊断、措施),烧伤病房管理,翻身床的使用方法等。

2. 实习医院无条件时,本次实习也可与课堂理论课合并,观看教学录像片。

实践 11　创伤救护技术

(一) 实习内容与要求

1. 通气技术　　　　(学会)
2. 止血技术　　　　(熟练掌握)
3. 包扎技术　　　　(熟练掌握)
4. 固定技术　　　　(学会)
5. 搬运技术　　　　(学会)

(二) 实习学时:3 学时。

(三) 实习方法与说明

实验室实习:

1. 示教通气、止血、包扎、固定、搬运技术。

2. 学生分组(每 2 人 1 组)练习卷轴绷带基本包扎法和身体各部位(单眼、单耳、手、足、肩、胸壁、腹股沟等)的包扎方法;腹带与胸带的包扎方法;橡皮止血带和气囊止血带的缚扎方法。

本次实习结束时将卷轴绷带发给学生,每人 1~2 卷,课后继续练习,达到熟练掌握的程度。

(四) 技术操作介绍

1. 纱布绷带包扎方法

(1)纱布绷带的用途和规格:纱布绷带轻软透气,经济实用。适合于包扎伤口敷料、加压止血、悬吊肢体及四肢固定等,临床上用途最为广泛。纱布绷带按幅宽分为不同规格:6cm 以下幅宽多用于手、足以及指(趾)包扎;8cm 左右幅宽宜用于头、臂、腿部包扎;10cm 以上幅宽可用于胸、腹、乳房、腹股沟等躯干部位包扎。

(2)纱布绷带包扎注意要点:①病人取舒适坐位或卧位,扶托肢体,并保持功能位置。②肢体骨隆突处或凹陷处,如内外踝、内外髁、腋窝及腹股沟等处,应垫好衬垫再行包扎。③选择宽度合适的绷带卷。潮湿或污染的绷带均不宜使用。④包扎四肢应自远心端向近心端缠绕。指(趾)尽量外露,以便观察血液循环及神经功能。⑤包扎时用力均匀,松紧适度,动作轻快。要求牢固、舒适、整齐、美观。⑥每包扎 1 周应压住前周的 1/3~1/2;包扎开始与终了时均需重叠环绕 2 周;需续接绷带时,可将接续处两端重叠 6cm;包扎完毕时用胶布粘贴固定绷带末端,或撕开绷带末端在肢体合适部位打结。

(3)纱布绷带基本包扎方法:①环形法:在包扎部位环形重叠缠绕,后 1 周完全盖住前 1 周。第 1 周可以斜缠绕,第 2、3 周作环形缠绕,应将第 1 周斜出圈外的绷带角折回圈内并在绕第 2 周时将其压住,如此可防止绷带始端松动滑脱。环形法多用于包扎开始及终结时绷带头、尾端的固定(图 11-1)。②蛇形法:斜行环绕包扎,每周互不遮盖。用于临时简单固定敷料或夹板(图 11-2)。③螺旋形法:螺旋状缠绕,后周遮盖前周的 1/3~1/2。用于上臂、大腿、躯干、手指等径围相近的部位,多用于躯干和四肢(图 11-3)。④螺旋反折形法:在螺旋形的基础上每周反折成等腰三角形,每次反折处需对齐以保持美观。用于包扎径围不一致的小腿和前臂(图 11-4)。⑤回反形法:自头顶正中开始,来回向两侧回反,直至包没头顶。

用于包扎头顶和残肢端(图 11-5)。⑥“8”字形法:按“8”字的书写径路包扎,交叉缠绕。用于包扎肘、膝关节以及腹股沟、肩、足跟、足背、手掌手指等处(图 11-6)。

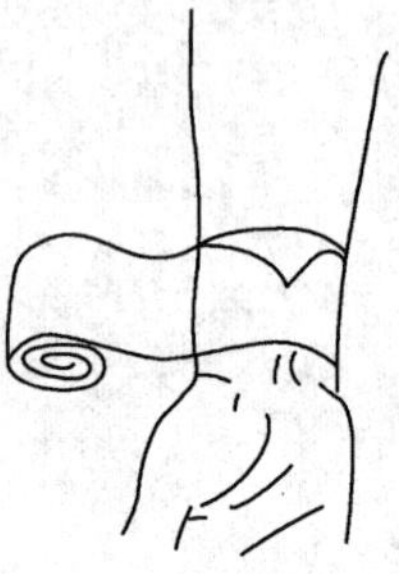

图 11-1　环形包扎法

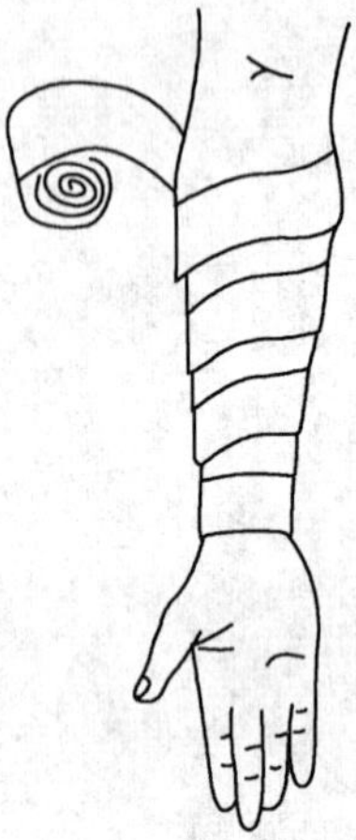

图 11-2　蛇形包扎法

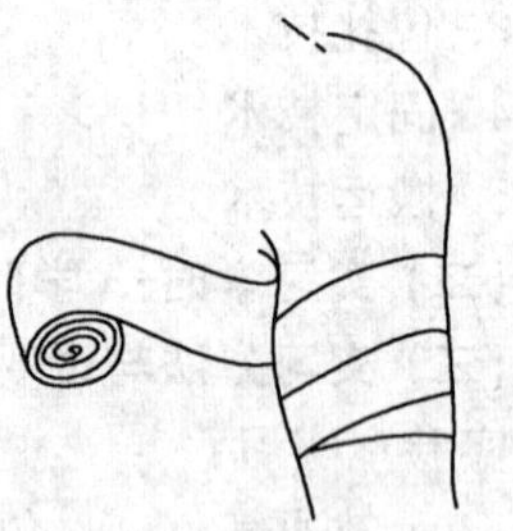

图 11-3　螺旋形包扎法

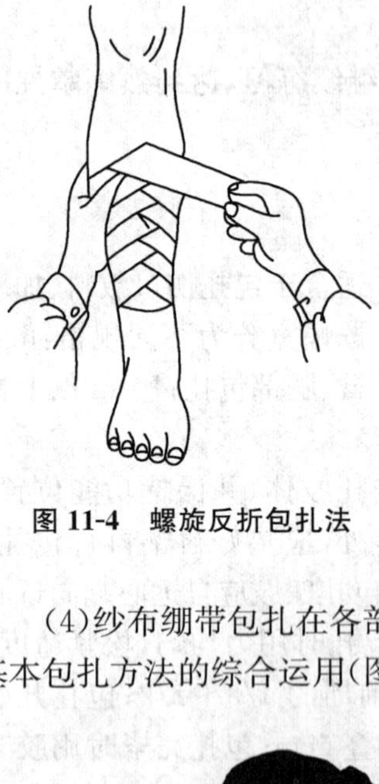

图 11-4　螺旋反折包扎法

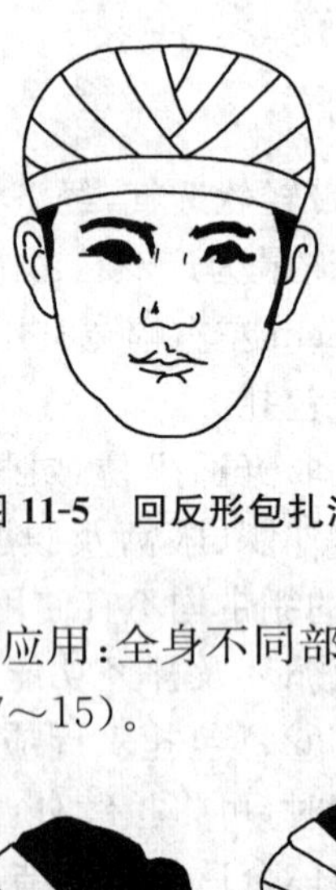

图 11-5　回反形包扎法

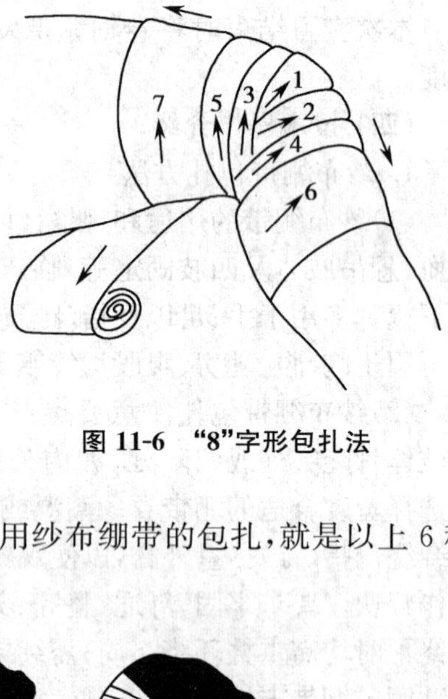

图 11-6　“8”字形包扎法

(4)纱布绷带包扎在各部位的应用:全身不同部位应用纱布绷带的包扎,就是以上 6 种基本包扎方法的综合运用(图 11-7～15)。

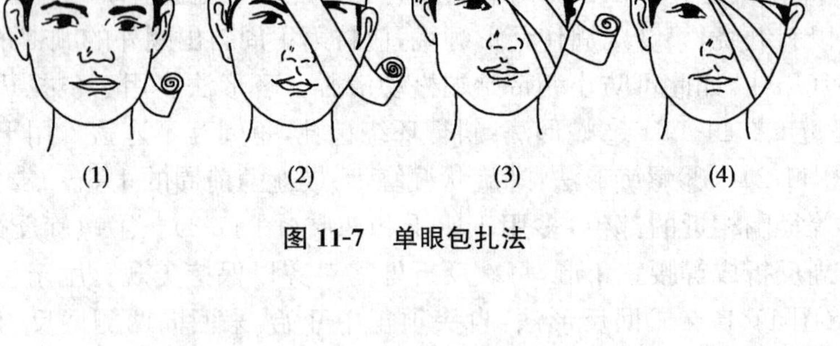

(1)　(2)　(3)　(4)

图 11-7　单眼包扎法

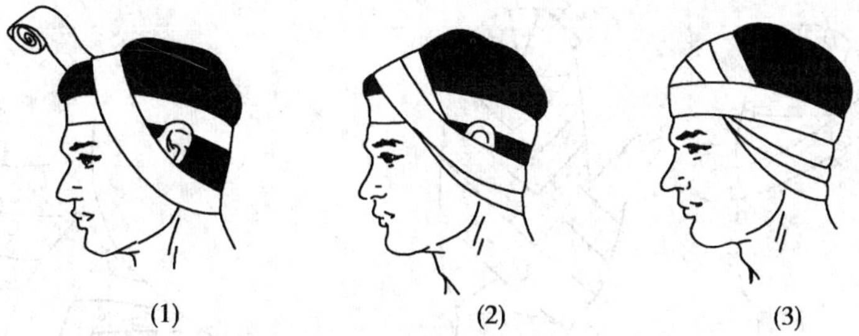

图 11-8 单耳包扎法

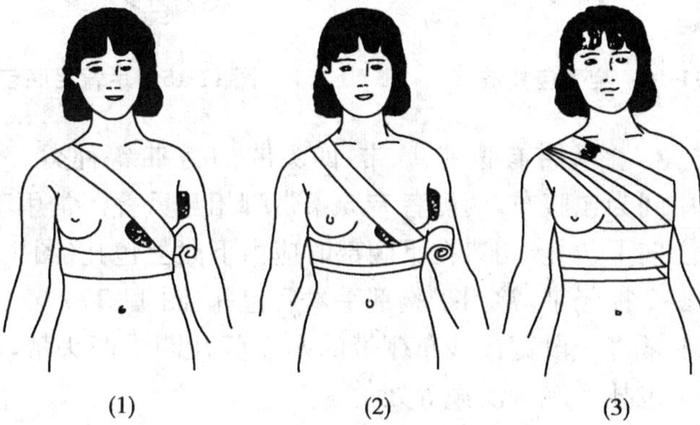

图 11-9 胸壁包扎法

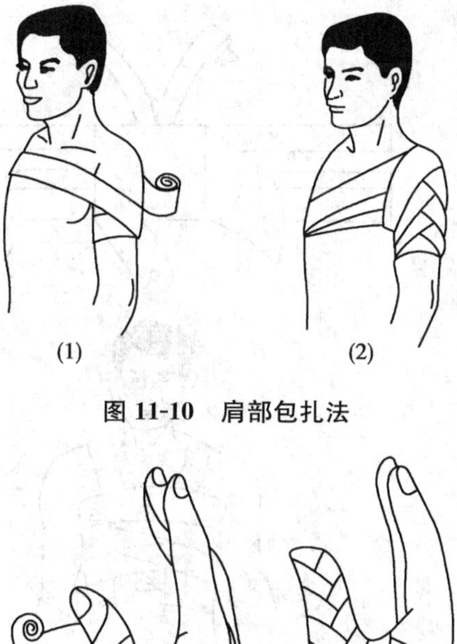

图 11-10 肩部包扎法

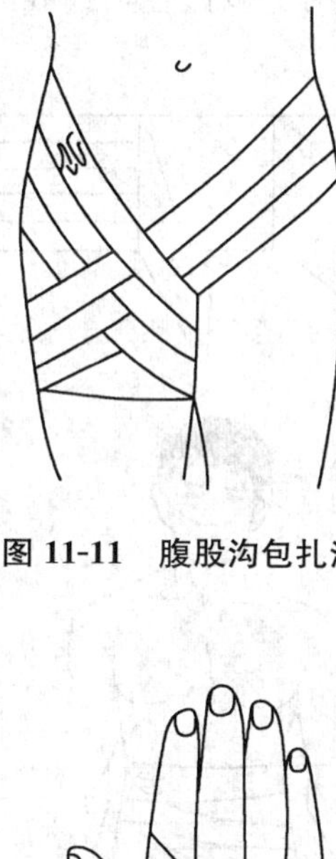

图 11-11 腹股沟包扎法

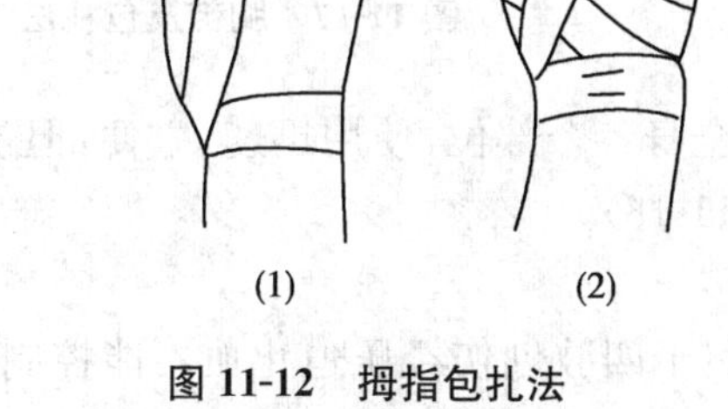

图 11-12 拇指包扎法

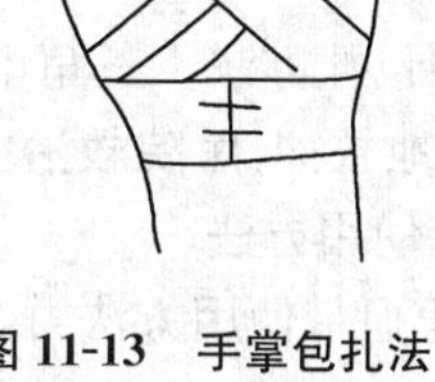

图 11-13 手掌包扎法

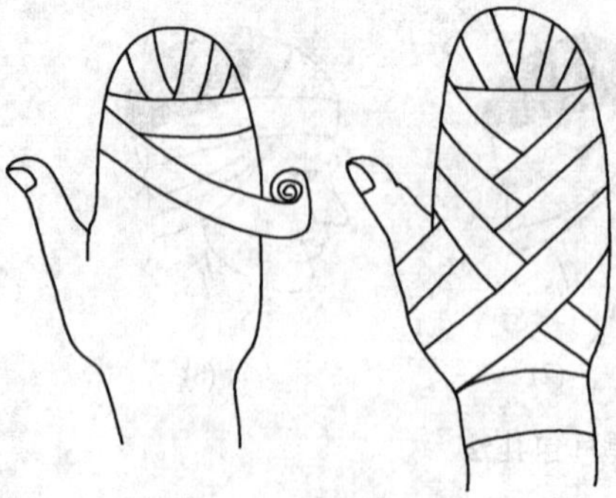

(1)　(2)

图 11-14　全手包扎法

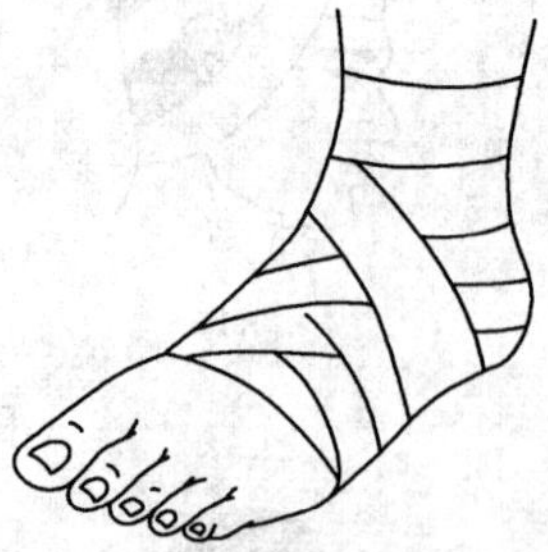

图 11-15　足背足底包扎法

2. 多头带包扎方法　多头带有腹带、胸带、四头带、丁字带等种类。

(1)腹带：其结构中间为包腹布，两侧各有 5 条带脚相互重叠。常用于腹部手术后包扎。切口在上腹部时应由上向下包扎，切口在下腹部时应由下向上包扎(图 11-16)。

(2)胸带：比腹带多 2 根竖带，常用于胸部手术后包扎(图 11-17)。

(3)四头带：临床上常将一段宽幅纱布绷带的两端剪开即成四头带，即此段纱布绷带的每端变成双头。可用于包扎下颌、枕、额等处。

(4)丁字带：形如“T”状，临床上可将一段宽幅纱布绷带的一端剪开成双头，即成三头带(“T”形带)。常用于包扎会阴或肛门部位。

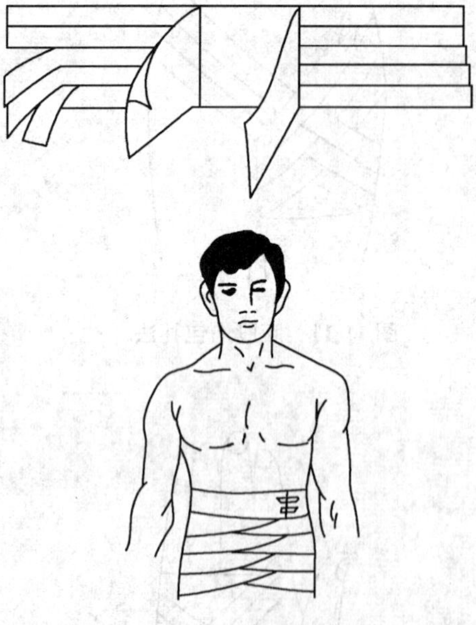

图 11-16　腹带及包扎法

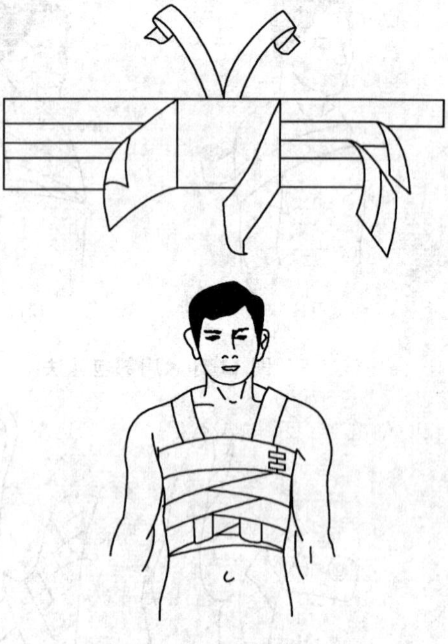

图 11-17　胸带及包扎法

3. 三角巾包扎方法　三角巾可用于包扎全身各个部位，使用迅速、方便，但包扎效果较差。多用于战地救护，医院救治中很少用(图 11-18)。

4. 止血带使用方法

(1)橡皮止血带使用方法：橡皮止血带适用于四肢创伤经压迫止血不能控制的大出血，

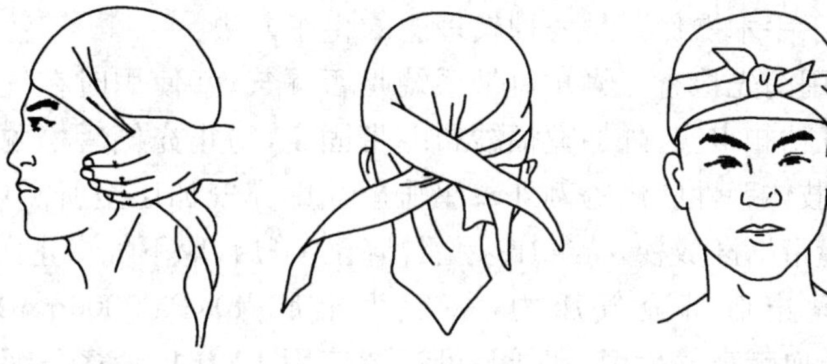

(1) 头颅包扎法

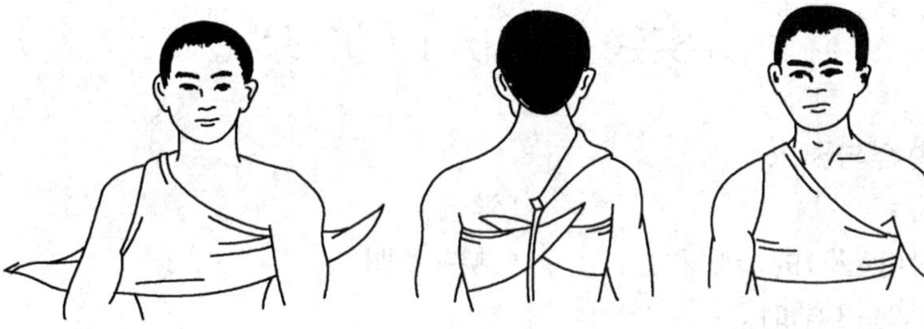

(2) 胸部包扎法

图 11-18　三角巾包扎方法

常用于现场急救和运送。

使用方法：取长约 0.5～0.6m、直径约 0.8～1cm 的橡皮管一根，在肢体的适当部位（上肢出血在上臂的上 1/3，下肢出血在股中部），用布、衣服或毛巾等物作为衬垫后再绑扎止血带。以左手的拇指、示指和中指持止血带的头端，右手持止血带的尾端绕肢体 1 周后压住头端，再绕肢体 1 周，然后用左手示指和中指夹住尾端后，将尾端从止血带之下拉出，使之成为一个活结（图 11-19）。如需放松止血带，将尾端拉出即可。

注意事项：止血带要松紧适宜，以刚好止住动脉出血为合适。绑扎止血带后要记录使用时间，一般每隔 1 小时放松止血带 2～3 分钟，秋冬季节或环境气温较低时可 1.5 小时放松止血带 1 次，避免绑扎过久造成肢体缺血坏死。在止血带松解期间作局部压迫止血。

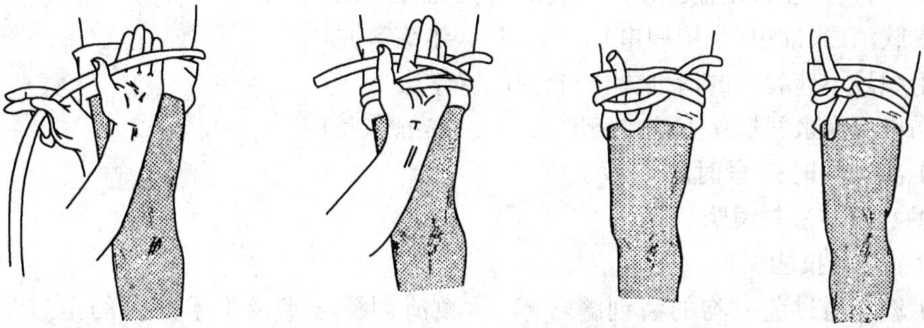

图 11-19　橡皮止血带使用方法

（2）气囊止血带使用方法：气囊止血带常用于手术室中出血量较大的四肢手术，使用后可使手术野清晰，便于手术操作。是一种较理想的止血方法。

使用方法：①使用前先检查气囊止血带系统是否漏气；②使用时在气囊带下衬纱布垫；将气囊带缠扎妥当且粘扣牢实；外加宽幅纱布绷带固定，防止充气后松脱；③充气前用驱血带进行肢体驱血（但肢体恶性肿瘤等例外）；驱血后立即充气加压至所需压力；④手术完毕，缓慢旋开气阀使气囊带渐渐放松，待气压表指针降至“0”后，取下气囊止血带。

注意事项：气囊止血带充气压力，一般为上肢 40kPa（300mmHg），下肢 80kPa（600mmHg）；使用止血带充气后记录时间，可连续使用 1 小时，最多不超过 1.5 小时，必要时应放松 1 次，隔 5～10 分钟再充气使用。

实践 12 伤口护理

（一）实习内容与要求

1. 参观换药室 （学会）
2. 更换敷料（换药）的步骤和方法 （熟练掌握）

（二）实习学时：3 学时。

（三）实习方法与说明

实验室实习或临床实习：

1. 介绍换药室设备和管理；示教换药台的布置、管理和器械消毒 3 盘法。
2. 示教换药的步骤和方法。然后学生分组练习，每 2 人 1 组，在模拟伤口换药，或在伤口模型上换药。有条件时分组去医院换药室实地见习和练习。

实践 13 清创术综合技能训练

（一）实习内容与要求

1. 外科手消毒、穿手术衣、戴无菌手套。对污染性的浅小伤口，也可不穿手术衣。 （熟练掌握）
2. 手术护士与巡回护士的配合 （熟练掌握）
3. 器械台管理，常用器械使用与传递 （熟练掌握）
4. 皮肤消毒、铺巾（可用洞巾） （熟练掌握）
5. 组织浅小挫裂伤的清创缝合与包扎 （学会）
6. 伤口更换敷料操作方法（换药） （熟练掌握）

（二）实习学时：3 学时。

（三）实习方法与说明

实验室综合技能训练：

1. 示教 通过兔或狗的清创缝合术，示教清创缝合术及手术配合的全过程和方法、步骤。
2. 练习 通过兔或狗的清创缝合术，练习浅小挫裂伤清创缝合术及手术配合的全过程和方法、步骤。学生分组练习，每组 4 人，分别是手术者、手术助手、手术护士、巡回护士。
3. 事先准备好动物麻醉及臀部开放伤口。

实践 14　颅脑损伤病人的护理

(一) 实习内容与要求

颅脑损伤病人的护理　　　　　(学会)

(二) 实习学时:2 学时。

(三) 实习方法与说明

临床见习、观看录像或病例讨论:

见习、讨论颅内压增高和颅脑损伤病人的护理评估、护理计划。

实践 15　普通外科病人的护理之一

(一) 实习内容与要求

1. 肿瘤概论(第 11 章)的有关知识和护理　　　　　(学会)
2. 甲状腺疾病病人的护理　　　　　(学会)
3. 乳房疾病病人的护理　　　　　(学会)

(二) 实习学时:3 学时。

(三) 实习方法与说明

临床见习、观看录像或病例讨论:

1. 见习、讨论甲状腺大部分切除术病人、乳癌根治术病人的手术前后护理评估与护理计划。结合甲状腺、乳房肿块的见习,讨论肿瘤概论有关护理评估、护理诊断和护理措施。

2. 根据临床实际情况,可灵活调整实习次序、内容和方法。

实践 16　胸外科病人的护理

(一) 实习内容与要求

1. 胸外科病人的护理　　　　　(学会)
2. 胸膜腔闭式引流的护理　　　　　(熟练掌握)

(二) 实习学时:2 学时。

(三) 实习方法与说明

临床见习、练习、观看录像或病例讨论:

1. 见习、讨论胸外科病人的护理评估与护理计划。根据临床实际病例,见习食管癌、肺癌、胸部损伤等病例,但重点选择一个典型病例作深入讨论。

2. 示教并组织学生练习胸膜腔闭式引流的护理。操作练习可安排在实验室分组训练,与其他引流管护理合并进行。

实践 17　普通外科病人的护理之二

(一) 实习内容与要求

1. 急性化脓性腹膜炎和腹部损伤病人的护理　　　　　(学会)

2. 胃肠减压的护理 （熟练掌握）

（二）实习学时：2 学时。

（三）实习方法与说明

临床见习、练习、观看录像或病例讨论：

1. 见习、讨论急性化脓性腹膜炎和腹部损伤病人的护理评估与护理计划。以急性腹膜炎的护理为重点。

2. 根据临床实际情况，可灵活调整实习次序、内容和方法。

3. 示教并组织学生练习胃肠减压的护理。操作练习可安排在实验室分组训练，与其他引流管护理合并进行。

实践 18 普通外科病人的护理之三

（一）实习内容与要求

1. 腹外疝病人的护理 （学会）

2. 胃大部分切除术病人的护理 （学会）

（二）实习学时：2 学时。

（三）实习方法与说明

临床见习、观看录像或病例讨论：

1. 见习、讨论腹外疝病人和胃大部分切除术病人手术前后护理评估与护理计划。

2. 根据临床实际情况，可灵活调整实习次序、内容和方法。

实践 19 普通外科病人的护理之四

（一）实习内容与要求

1. 肠疾病病人的护理 （学会）

2. 直肠肛管疾病病人的护理 （学会）

3. 结肠造口（人工肛门）及护理 （熟练掌握）

（二）实习学时：3 学时。

（三）实习方法与说明

临床见习、练习、观看录像或病例讨论：

1. 见习、讨论肠疾病（阑尾炎、肠梗阻、大肠癌、直肠肛管疾病）病人的护理评估、护理计划。本次实习以大肠癌的护理为主。

2. 根据临床实际情况，可灵活调整实习次序、内容和方法。

3. 示教并组织学生练习人工肛门的护理。操作训练安排在实验室模型上分组进行。

实践 20 普通外科病人的护理之五

（一）实习内容与要求

1. 肝疾病病人的护理 （学会）

2. 胆道感染与胆石病病人的护理 （学会）

3. “T”管引流及护理　　（熟练掌握）

（二）实习学时：3 学时。

（三）实习方法与说明

临床见习、练习、观看录像或病例讨论：

1. 见习、讨论肝胆外科疾病（门静脉高压症、原发性肝癌、胆石病）病人的护理评估、护理计划。重点选择肝疾病、胆道疾病典型病例各 1 例，作深入讨论。

2. 示教并组织学生分组练习“T”管引流的护理。护理操作可安排在实验室与其他引流管护理合并进行。

实践 21　泌尿外科病人的护理

（一）实习内容与要求

1. 泌尿外科疾病病人的护理　　（学会）

2. 膀胱造瘘管、肾盂引流管、膀胱冲洗的护理　　（熟练掌握）

（二）实习学时：2 学时。

（三）实习方法与说明

临床见习、练习、观看录像或病例讨论：

1. 见习、讨论泌尿系损伤、结石、结核、肿瘤以及良性前列腺增生病人的护理评估和护理计划。应根据临床实际病例，选择 1～2 例典型病例，重点讨论肾切除术、前列腺切除术的手术前后护理。

2. 示教并组织学生分组练习膀胱造瘘管、膀胱冲洗的护理。操作训练可安排在实验室与其他引流管护理合并进行。

实践 22　骨科病人的护理

（一）实习内容与要求

1. 骨、关节疾病病人的护理　　（学会）

2. 外固定技术的配合及护理　　（学会）

（二）实习学时：3 学时。

（三）实习方法与说明

临床见习、示教、观看录像或病例讨论：

1. 见习、讨论骨与关节疾病（损伤、感染、腰椎间盘突出、截瘫等）病人的护理评估和护理计划。根据临床实际病例，选择 1～2 例典型病人，深入讨论手术前后及外固定时的护理。

2. 示教夹板、石膏绷带固定和持续牵引的方法与配合，示教外固定后的护理要点。

实践 23～25　皮肤性病病人的护理

（一）实习内容与要求

1. 常见皮肤病病人的护理　　（学会）

2. 常见性病病人的护理　　（学会）

3. 皮肤病各种外用药剂型及性能；湿敷的操作方法；激光、冷冻及电灼等仪器的治疗方法和作用。（学会）

（二）实习学时：6 学时。

（三）实习方法与说明

临床见习、观看录像或病例讨论：

1. 皮肤病病人的护理实习安排 2 次，共 4～5 学时。在病房或门诊见习常见皮肤病的临床表现，注意观察皮肤病的皮疹性质和形态特征。选择典型病例，深入讨论其护理评估和护理计划。

2. 示教皮肤病外用药剂型、性能、适应证及使用外用药物的注意事项。见习湿敷的基本操作方法。

3. 性传播疾病（淋病、非淋菌性尿道炎、尖锐湿疣、梅毒等疾病）病人的护理实习安排 1 次。1～2 学时。根据实际情况可在病房、门诊见习，或组织学生观看教学录像。

《外科护理学》编写组

2011 年 9 月

第二部分

外科护理学的习题集

选择题题型与答题说明

(一) A_1 型题(单句型最佳选择题)

题干为一短句,每题有 A、B、C、D、E 五个备选答案,请从中选择一个最佳答案。其他备选答案为干扰答案,干扰答案可能是部分正确或完全不正确,或似是而非。

例题:危险三角区的疖的护理诊断/问题,哪项是首要的

A. 潜在并发症:脓毒症
B. 潜在并发症:菌血症
C. 潜在并发症:毒血症
D. 潜在并发症:颅内海绵窦炎
E. 潜在并发症:休克

(正确答案:D)

(二) A_2 型题(病例型最佳选择题)

题干为一小型病例摘要,每题有 A、B、C、D、E 五个备选答案,请从中选择一个最佳答案。

例题:病人男性,40 岁。感染性休克。正在快速输液,监测得 CVP $18cmH_2O$,BP 80/60mmHg,尿量 20ml/h,应如何处理

A. 按原速输液,加利尿剂
B. 减慢输液
C. 加快输液
D. 减慢输液,给强心剂
E. 维持原状

(正确答案:D)

(三) A_3 型题(病例组型最佳选择题)

题干为一简练的综合病例,后面提出几个(一般 2～4 个)与题干病例密切相关的问题。每个问题下都有 A、B、C、D、E 五个备选答案,请根据病例的信息和本问题的要求,从中选择一个最佳答案。

例题:病人男性,19 岁。右胸刀刺伤半小时,胸痛,呼吸困难。体检 P140 次/分,R38 次/分,BP70/46mmHg;口唇发绀;右胸壁前外侧第 4 肋间有伤口长 3cm,呼吸时能听到伤口处气体出入声;气管移向健侧;患侧胸部叩诊呈鼓音。

1. 这位病人的情况是
   A. 闭合性气胸
   B. 开放性气胸
   C. 张力性气胸
   D. 损伤性血胸
   E. 胸壁软组织刺伤

(正确答案:B)

2. 病人休克的主要原因是
   A. 血容量不足
   B. 纵隔摆动
   C. 伤侧肺萎陷
   D. 心脏受压
   E. 健肺受压

(正确答案:B)

3. 病人的急救措施首先是
   A. 迅速封闭伤口
   B. 立即开胸手术
   C. 立即输血输液
   D. 闭式胸膜腔引流
   E. 立即使用抗生素

(正确答案:A)

(四) A_4 型题(病例串型最佳选择题)

形式与答题要求类似于 A_3 型题。有 3 个特点:①题干病例下提出 3 个以上(可设 4～6 个)问题;②问题与病例密切相关,要根据病例信息回答选项;③某些问题与病例有关,但不

密切,即该问题中出现了新信息或假设性资料,要根据本问题的新资料回答选项。

例题:病人女性,33 岁。40 分钟前车祸致肝破裂。P130 次/分,R28 次/分,BP80/60mmHg;神志尚清,面色苍白,四肢湿冷;腹部压痛明显,腹肌紧张。留置导尿管后见尿量减少。

1. 目前考虑病人的情况主要是

A. 失血性休克　B. 创伤性休克　C. 神经源性休克
D. 感染性休克　E. 心源性休克

(正确答案:A)

2. 下列处理原则正确的是

A. 输血输液,血压正常后手术　B. 输血输液,止血药,不需手术
C. 立即手术　D. 先纠正休克,无好转再手术
E. 边抗休克边手术

(正确答案:E)

3. 为迅速扩容,你接诊病人后应立即静脉输给

A. 血浆　B. 全血　C. 右旋糖酐
D. 生理盐水　E. 10%葡萄糖溶液

(正确答案:D)

4. 病人经手术修补肝裂伤,术中术后大量输液输血,一般情况渐趋平稳。但手术后 10 小时感呼吸困难,进行性加重;血气分析呈低氧血症,给常规吸氧不见好转。目前很可能发生了

A. 肺不张　B. 肺部感染　C. 急性呼吸窘迫综合征
D. 急性肾衰竭　E. 急性心衰竭

(正确答案:C)

第一章 绪 论

复习测试题

(一) A_1 型题

1. 不属于五大类外科疾病分类条目的是
   A. 感染　B. 损伤　C. 肿瘤
   D. 溃疡　E. 功能障碍性疾病
2. 不属于护理程序基本步骤的是
   A. 收集病人身、心等方面的健康资料　B. 提出护理诊断
   C. 书写各种护理表格与记录　D. 拟订护理方案与措施
   E. 实施护理计划
3. "以人的健康为中心的全面护理"是
   A. 护理程序　B. 整体护理　C. 三级预防　D. 护理概念　E. 护理理论
4. 某社区对成年妇女定期体检,这属于
   A. 防癌普查　B. 预防为主　C. 一级预防
   D. 二级预防　E. 三级预防
5. 属于三级预防的是
   A. 骨折固定病人的功能练习　B. 妇女乳房定期检查
   C. 受伤后注射破伤风抗毒素　D. 环境保护及其宣传
   E. 胃液细胞学检查
6. 现代外科护理学的概念是
   A. 研究外科领域对人的整体护理　B. 研究围手术期病人的护理方法
   C. 研究外科护理的知识和技术　D. 研究外科护士的职责与任务
   E. 研究外科病人恢复健康的护理方法
7. 研究和发展外科护理学,其最基本的指导思想是
   A. 整体护理理论　B. 护理程序
   C. 生物—心理—社会医学模式　D. 现代护理理论
   E. 辩证唯物主义
8. 整体护理的基本内涵不是指
   A. 对人身、心的全面护理　B. 病人的护理和健康人的护理
   C. 个体人护理和群体人护理　D. 生命过程各阶段的护理
   E. 用药、理疗、功能锻炼、生活等多方面照顾

(二) A_2 型题

9. 病人女性，32 岁，在某单位任科长。上进心强，工作认真，业绩突出。自诉“周围人、事关系复杂，工作压力大，常有头昏头痛”。总怀疑自己患有“颈椎病”，曾反复去医院作有关检查，均未发现异常。你认为他是

A. 健康者　　B. 非健康者　　C. 体质虚弱
D. 患器质性疾病　　E. 社会适应能力差

10. 病儿男性，4 岁。腹股沟斜疝手术后出现并发症。其父情绪激动，与主治医生发生医患纠纷并有肢体冲突。下列处理不妥的是

A. 停止治疗措施　　B. 停止护理措施　　C. 责令病儿家长赔礼
D. 劝其办理出院手续　　E. 以上都不妥

(三) A_3 型题

某医院为地震灾区组织一支救护队，需挑选 6 名外科护士。现全院外科护士积极报名，请求赴灾区参加救援工作。

11. 你认为挑选外科护士必须考虑的一项素质是

A. 心理素质好　　B. 身体情况好　　C. 生活朴素
D. 仪表文雅　　E. 业务知识好

12. 所挑选的外科护士首先应具备的素质是

A. 思想素质　　B. 服务意识　　C. 心理素质
D. 业务水平　　E. 市场经济头脑

13. 如果挑选你为 6 名护士之一，你认为最重要的素质应是

A. 文化基础知识丰富　　B. 专业理论知识扎实　　C. 临床技术能力强
D. 热爱护理事业　　E. 服装美观，妆饰得体

(四) 名词解释

14. 外科护理学
15. 健康
16. 整体护理
17. 护理程序
18. 三级预防

(五) 简答题

19. 简述外科护理学的基本内容和主要内容。
20. 简述现代护理活动的 4 个特点。
21. 简述外科护理学研究和发展的理论指导。

(六) 讨论题

22. 试论述一名外科护士应具备的职业素质。如果某医院招聘你去神经外科病区工作，你怎样把自己培养成合格的外科护士？

测试题答案

1. D　2. C　3. B　4. D　5. A　6. A　7. E　8. E　9. B
10. E　11. B　12. A　13. C
14～22. 略

（党世民）

第二章 外科无菌技术

复习测试题

(一) A_1 型题

1. 乙醇浸泡橡皮片,应属于
   A. 消毒　B. 灭菌　C. 无菌技术
   D. 隔离技术　E. 抑菌
2. 刀、剪、缝针的灭菌宜用
   A. 煮沸消毒灭菌器　B. 下排气式压力蒸气灭菌器
   C. 快速压力蒸气灭菌器　D. 流动蒸气
   E. 干热烤
3. 手术敷料的最好灭菌方法是
   A. 高压蒸气　B. 煮沸　C. 流动蒸气
   D. 环氧乙烷熏蒸　E. 乳酸熏蒸
4. 适用于手术中应急器械灭菌的是
   A. 预真空压力蒸气灭菌器　B. 快速压力蒸气灭菌器
   C. 下排气式压力蒸气灭菌器　D. 煮沸消毒灭菌器
   E. 环氧乙烷灭菌器
5. 穿无菌手术衣、戴无菌手套后,"无菌区域"只是
   A. 整个上肢、胸、腹、背部　B. 手术衣遮盖区域及双手
   C. 上肢、肩、腰以上的前胸部　D. 上肢、腰以上与肩以下的前部和侧部
   E. 上肢、肩、腰以上区域
6. 穿无菌手术衣、戴无菌手套后,手术未开始,双手可置于
   A. 腹前部　B. 胸前部　C. 夹于腋下
   D. 双手垂于腰两侧　E. 双手应背于背后
7. 卫生部新颁布的外科手消毒的原则是
   A. 取洗手液刷洗 1 遍　B. 取消毒液刷洗 1 遍　C. 取消毒液涂抹 1 遍
   D. 先洗手后消毒　E. 先消毒后洗手
8. 戴无菌手套时,正确的方法是
   A. 先穿手术衣,后戴干手套　B. 先戴干手套,后穿手术衣
   C. 两手始终触捏在手套腕部翻转处　D. 为戴手套方便,应选宽大的手套
   E. 干手套应将衣袖压在手套腕部的外面

9. 外科手消毒的洗手方法是
A. 取洗手液按 7 步洗手法揉搓手臂
B. 取洗手液按 6 步洗手法揉搓手臂
C. 用肥皂作一般洗手
D. 取消毒液用毛刷刷洗手臂 3 遍
E. 取消毒液用毛刷刷洗手臂 2 遍
10. 无菌手术后还须接台手术，手臂处理应
A. 重新作手臂清洗、消毒和穿手术衣、戴手套
B. 无菌水冲净手套血迹，再外套 1 件手术衣
C. 直接更换一套手术衣和手套即可
D. 不需重新洗手，但需手臂消毒、另穿手术衣和戴手套
E. 用 70%乙醇涂擦双手后穿手术衣戴手套
11. 会阴部手术时，皮肤消毒忌用
A. 2.5%碘酊
B. 0.5%氯己定醇
C. 0.5%(有效碘)碘附溶液
D. 0.1%苯扎溴铵
E. 0.1%硫柳汞酊
12. 皮肤消毒时，不妥的方法是
A. 可选用碘附或 2.5%碘酊消毒
B. 由手术区中心向四周依次涂擦
C. 会阴部应由四周向中心依次涂擦
D. 消毒范围大小同备皮范围
E. 消毒区遗留空白时应返回纱布再擦
13. 手术区铺盖无菌布单，正确的是
A. 无菌巾先铺相对不洁区或操作者的对侧
B. 无菌巾铺下后不可由内向外再移动
C. 开腹手术的术野区至少铺单 2 层
D. 无菌单下垂手术台边缘至少 10cm
E. 术中手术巾单湿透时，应撤去重铺
14. 胃肠道切开前，传递纱布垫进行隔离保护的目的是
A. 防止周围组织器官误伤
B. 防止胃肠内容物污染
C. 防止手术野水分蒸发
D. 防止肠管干燥及术后粘连
E. 便于出血时及时压迫止血
15. 手术室为气性坏疽病人截肢后，室内消毒方法主要是
A. 10%漂白粉溶液喷洒
B. 0.1%苯扎溴铵湿洗
C. 40%甲醛溶液擦洗
D. 过氧乙酸气体熏蒸
E. 紫外线照射
16. 结核分枝杆菌污染手术室后，宜选用的消毒方法是
A. 过氧乙酸气体熏蒸
B. 紫外线照射
C. 高锰酸钾溶液湿洗
D. 苯扎溴铵溶液湿洗
E. 含氯消毒溶液喷洒
17. 特殊感染手术后，器械的无菌处理程序是
A. 消毒-清洁-灭菌
B. 灭菌-清洁-消毒
C. 清洁-消毒-灭菌
D. 清洁-灭菌
E. 清洁-消毒
18. 过氧乙酸熏蒸法进行手术室日常消毒，一般投药量是
A. $1g/m^3$
B. $2g/m^3$
C. $3g/m^3$

D. $4g/m^3$　　E. $5g/m^3$

19. 关于戊二醛溶液浸泡器械，正确的是
A. 属于中效消毒剂　　B. 常用0.2%的溶液　　C. 浸泡10分钟可消毒
D. 对皮肤无刺激性　　E. 可浸泡内镜、锐利器械等

20. 无菌包中剩余的未用物品，一般限制在以后的
A. 1小时内使用　　B. 4小时内使用　　C. 10小时内使用
D. 40小时内使用　　E. 14天内使用

21. 金属器械浸泡多选用
A. 乙醇溶液　　B. 碘附溶液　　C. 戊二醛溶液
D. 过氧乙酸溶液　　E. 环氧乙烷

22. 普通手术室空气消毒多选用
A. 醋酸　　B. 甲醛　　C. 戊二醛
D. 过氧乙酸　　E. 环氧乙烷

23. 层流洁净手术间空气消毒主要用
A. 紫外线照射法　　B. 层流通风法　　C. 电离辐射法
D. 环氧乙烷熏蒸法　　E. 过氧乙酸熏蒸法

24. 煮沸法达到灭菌作用的时间至少是
A. 煮沸后持续10分钟　　B. 煮沸后持续20分钟　　C. 煮沸后持续40分钟
D. 煮沸后持续50分钟　　E. 煮沸后持续60分钟

25. 手术人员手臂的无菌处理措施是
A. 机械法＋化学法＋隔离法　　B. 机械法＋化学法
C. 热力法＋隔离法　　D. 化学法
E. 热力法

26. 病人手术区皮肤的无菌处理措施是
A. 机械法＋化学法＋隔离法　　B. 机械法＋化学法
C. 热力法＋隔离法　　D. 化学法
E. 热力法

27. 一般手术器械的无菌处理措施是
A. 机械法＋化学法＋隔离法　　B. 机械法＋化学法
C. 热力法＋隔离法　　D. 化学法
E. 热力法

28. 不属于手术器械热力灭菌常用方法的是
A. 预真空压力蒸气灭菌器　　B. 快速压力蒸气灭菌器
C. 下排气式压力蒸气灭菌器　　D. 煮沸法灭菌
E. 热烤法灭菌

29. 化学消毒灭菌剂浸泡器械时注意事项不包括
A. 消毒灭菌剂浓度情况　　B. 有效浸泡时间
C. 器械上油污血迹拭净　　D. 消毒灭菌剂的市场价格
E. 消毒灭菌剂有效期限

30. 手术器械低温(冷)灭菌法不包括

A. 环氧乙烷灭菌法　　B. 甲醛熏蒸灭菌法
C. 乙醇浸泡法　　D. 过氧化氢等离子体灭菌法
E. 电离辐射(^{60}Co)灭菌法

31. 外科手消毒的消毒方法是
A. 取消毒液用毛刷刷洗手臂 2 遍　　B. 取消毒液用毛刷刷洗手臂 3 遍
C. 取消毒液按 7 步洗手法揉搓手臂 3 遍　　D. 取消毒液按 7 步洗手法揉搓手臂 1 遍
E. 最后用无菌巾擦干手臂药液

32. 外科手消毒之前的准备,不正确的是
A. 更换手术室专用的洗手衣、裤、鞋　　B. 自备干净的帽子和口罩
C. 洗手衣袖卷至上臂中段　　D. 裤腿远端平踝
E. 修剪指甲

33. 手术室空气消毒不再采用的方法是
A. 过氧乙酸熏蒸法　　B. 甲醛熏蒸法　　C. 层流通风净化系统
D. 循环风紫外线消毒器　　E. 静电吸附式消毒器

34. 手术室湿拭清洁,目前宜选用的消毒剂是
A. 苯扎溴铵溶液　　B. 含氯消毒剂　　C. 氯己定溶液
D. 乙酸溶液　　E. 碘附溶液

35. 关于环氧乙烷气体熏蒸灭菌,不正确的是
A. 是广谱、强力灭菌剂　　B. 其穿透力很强　　C. 投药量 0.8～1g/L
D. 灭菌时间需 1 小时　　E. 易燃、易爆、有毒

36. 手术护士配合手术时,正确的是
A. 手术用针线垂于器械台边缘以下的布单
B. 腹腔拉钩在手术人员背后传递
C. 执血管钳柄环,将尖端递与手术者
D. 手套破损可继续进行手术配合
E. 上肢部位污染立即更换无菌手术衣

(二) A_2 型题

37. 手术室器械组的护士,检查中发现一包经低温灭菌过的腹腔镜器械表面有污渍,对该包器械的正确处理是
A. 待请示护士长后再定　　B. 可以直接供手术使用
C. 手术台上用碘附擦去污渍即可使用　　D. 重新低温灭菌
E. 重新彻底清洁后,低温灭菌

38. 疝修补术结束后,手术护士需连台阑尾切除术,手术护士接台前无菌准备不必要的步骤是
A. 先脱手术衣,后脱手套　　B. 取洗手液作外科洗手,无菌毛巾擦干
C. 取消毒液依程序作手臂消毒　　D. 消毒后用无菌巾彻底擦干手臂
E. 穿无菌手术衣和戴无菌手套

39. 在手术室作气性坏疽截肢术后,对该手术间($76m^3$)进行过氧乙酸熏蒸消毒,需用的药量是
A. 过氧乙酸 228g　　B. 过氧乙酸 220g　　C. 过氧乙酸 210g

D. 过氧乙酸 200g　　E. 过氧乙酸 190g

40. 在进行人工髋关节置换手术时，主刀医生不慎致右手手套破损，正确的做法是

A. 立即双手各更换无菌手套　　B. 立即右手更换无菌手套

C. 立即双手各加套一只无菌手套　　D. 立即右手加套一只无菌手套

E. 重新外科洗手后再戴无菌手套

41. 在进行手术现场观摩时，手术室护士长严格限制进入手术间的观摩人数为 2～3 人，其目的主要是为了避免

A. 手术器械物品的污染　　B. 手术人员的手臂污染

C. 病人手术区皮肤的污染　　D. 手术室空气的污染

E. 感染病灶或中空器官的内容物污染

42. 病人男性，正在行右跟骨骨折撬拨内固定术。手术医生告知巡回护士准备三根不同型号的克氏钢针，巡回护士在配合时错误的做法是

A. 用无菌持物钳夹取克氏钢针

B. 身体与无菌物始终保持距离

C. 前臂未跨越器械台无菌区

D. 将无菌包中未取完的物品重新包好

E. 把手术台上未用的一根克氏针收回原无菌包中

（三）填空题

43. 用过氧乙酸熏蒸法进行手术室空间日常消毒，一般投药量是__________ g/m^3，加水稀释成__________%的浓度。加热蒸发，密闭房间__________小时。

44. 使用快速压力蒸气灭菌器，温度达__________℃，维持时间__________分钟，即可达到灭菌效果。灭菌全过程约__________分钟。

45. 手术器械物品的灭菌处理，目前首选__________、__________热力灭菌法，或者首选__________、__________、__________强力化学灭菌法。

46. 戊二醛溶液浸泡灭菌常用浓度是__________%，浸泡__________小时可达灭菌效果。

47. 大手术的切口周围一般铺无菌布单__________层，手术台和器械台铺单时布单应下垂至台缘下__________cm。

（四）名词解释

48. 消毒　　50. 外科无菌技术

49. 灭菌　　51. 无菌观念

（五）简答题

52. 使用化学消毒灭菌剂时应注意些什么？

53. 简述手术野污染的可能途径以及各条途径的控制措施（原则）。

54. 简述手术室日常清洁消毒工作的要点。

55. 简述外科手消毒的操作步骤。

56. 手术人员手臂经清洗和消毒，为何还必须戴无菌橡皮手套？

（六）讨论题

57. 病人男性，18 岁。因左侧面颊部疖肿须切开引流，你应准备的皮肤消毒药液是什么？并请叙述这位病人皮肤消毒时的具体方法和注意事项。

测试题答案

1. A	2. C	3. A	4. B	5. D	6. B	7. D	8. A	9. A
10. A	11. A	12. E	13. A	14. B	15. D	16. E	17. A	18. A
19. E	20. B	21. C	22. D	23. B	24. E	25. A	26. A	27. E
28. E	29. D	30. C	31. D	32. B	33. B	34. B	35. D	36. E
37. E	38. D	39. A	40. B	41. D	42. E			

43～55. 略

56. 手术过程中，手术者皮肤毛囊或皮脂腺深部潜藏的细菌会逐渐游出至皮肤表面，戴无菌手套能起到隔离作用。

57. ①0.5％(有效碘)碘附溶液或 0.1％苯扎溴铵溶液、0.5％氯己定醇溶液，可准备其中一种。

②无菌钳夹持消毒剂溶液浸湿的纱布块；由切口周围向中心依次涂擦；消毒过的皮肤不应再用原纱布块返回涂擦；注意避免消毒剂溶液流进眼、鼻孔或者耳道。

(薛俊茹)

第三章 外科体液代谢失调病人的护理

复习测试题

(一) A_1 型题

1. 成人对水的日需量一般为

A. 500ml　B. 1000ml　C. 1500ml
D. 2500ml　E. 3500ml

2. 成人对钠盐的日需量最少为 0.9%氯化钠溶液

A. 500ml　B. 750ml　C. 1000ml
D. 1500ml　E. 2000ml

3. 高渗性脱水的早期表现是

A. 高热　B. 狂躁　C. 血压下降
D. 口渴　E. 神志淡漠

4. 低渗性脱水早期尿的变化是

A. 尿量减少　B. 尿量略增或不变　C. 尿比重增高
D. 尿少而比重低　E. 出现蛋白尿和管型

5. 记录 24 小时液体出入量时,一般不包括

A. 呕吐物的量　B. 排便和排尿量　C. 内生水量
D. 引流液量　E. 口服和静脉输入液量

6. 5%糖盐水 1000ml 一般最多可加入 10%KCl 溶液

A. 15ml　B. 20ml　C. 30ml
D. 40ml　E. 50ml

7. 代谢性酸中毒病人的呼吸变化特点为

A. 浅而促　B. 浅而慢　C. 深而快
D. 深而慢　E. 不规则

8. 代谢性酸中毒的常见原因是

A. 腹泻　B. 低钾血症　C. 呼吸道梗阻
D. 幽门梗阻　E. 肺炎

9. 纠正代谢性酸中毒时应特别注意哪种离子浓度的改变

A. Na^+　B. K^+　C. H^+
D. Cl^-　E. HCO_3^-

10. 溃疡病合并幽门梗阻病人,反复呕吐半月余,可能合并

A. 代谢性酸中毒　　B. 代谢性碱中毒
C. 呼吸性酸中毒　　D. 呼吸性碱中毒
E. 代谢性酸中毒合并呼吸性酸中毒

11. 低钾血症的临床表现不包括
A. 表情淡漠，乏力　　B. 腹胀　　C. 腱反射亢进
D. 心音低钝　　E. 反常酸性尿

12. 有关外科补液，错误的是
A. 补液总量计算应包括已失量、生理需要量和额外丧失量
B. 已失量第一天补全量的 1/2
C. 额外丧失量应全量补充
D. 生理需要量成人一般为 2000ml
E. 重度脱水时体液约损失体重的 10％以上

13. 大量输液时，通常输入晶体液 3000ml，宜同时输入胶体液
A. 250ml　　B. 500ml　　C. 750ml
D. 1000ml　　E. 1500ml

14. 成人静脉补液的程序，下列哪项不妥
A. 先盐后糖　　B. 先晶后胶　　C. 先快后慢
D. 尿畅补钾　　E. 术后少补

15. 关于低钙血症，不正确的是
A. 指血清钙＜2mmol/L　　B. 急性胰腺炎可引起
C. 切除甲状旁腺可避免　　D. 常表现为手足抽搐
E. 缓慢静注 10％葡萄糖酸钙可控制

16. 低渗性缺水的临床特征是
A. 表情淡漠　　B. 尿量减少
C. 较早出现周围循环功能障碍　　D. 皮肤弹性减退
E. 代谢性酸中毒

17. 等渗性缺水如不及时补充液体易转化为
A. 高渗性缺水　　B. 低渗性缺水　　C. 混合性缺水
D. 非显性失水　　E. 细胞内水肿

18. 高渗性缺水，首先给哪种液体最合适
A. 5％葡萄糖溶液　　B. 5％葡萄糖等渗盐水　　C. 林格溶液
D. 平衡盐溶液　　E. 低分子右旋糖酐

19. 治疗重度低渗性缺水病人，首先应输入的液体是
A. 5％葡萄糖溶液　　B. 5％葡萄糖盐水　　C. 平衡盐溶液
D. 3％氯化钠溶液　　E. 复方氯化钠溶液

20. 可引起高钾血症的情况是
A. 静脉输入大量葡萄糖溶液　　B. 严重呕吐腹泻　　C. 禁食 3 日
D. 长期应用糖皮质激素　　E. 严重挤压伤

21. 低钾与高钾血症相同的症状是
A. 心动过速　　B. 乏力、软瘫　　C. 心舒张期停搏

D. 腹胀、呕吐　　E. 心电图T波低平

22. 酸碱平衡紊乱时，口唇呈樱红色常提示

A. 代谢性酸中毒　　B. 呼吸性酸中毒　　C. 代谢性碱中毒
D. 呼吸性碱中毒　　E. 混合性酸、碱中毒

23. 哪项不是低钾血症的临床表现

A. 心动过缓、舒张期停搏　　B. 肌肉软弱、无力
C. 腹胀、恶心、呕吐　　D. 心动过速、心律不齐
E. 心电图T波低平和出现U波

24. 高钾血症病人静脉缓慢推注10%葡萄糖酸钙的主要目的是

A. 防治低血钙　　B. 治疗软瘫、麻木
C. 促使钾的排泄　　D. 对抗钾离子对心肌的抑制作用
E. 促进钾转移到细胞内

25. 哪项不是引起高钾血症的因素

A. 挤压综合征　　B. 急性肾功能衰竭　　C. 输入大量库血
D. 长期胃肠减压　　E. 大面积烧伤

26. 代谢性碱中毒时，出现神经肌肉应激性亢进的主要原因是

A. 血清钾减少　　B. 血清钾增高　　C. 血清游离钙减少
D. 血清游离钙增高　　E. 血清钠减少

27. 正常成人每日体内代谢形成的内生水一般为

A. 300ml　　B. 600ml　　C. 800ml
D. 1000ml　　E. 1500ml

(二) A_2 型题

28. 病人男性，因胆石病胆管炎住院，血检验pH 7.30，BE-7mmol/L，提示有

A. 代谢性酸中毒　　B. 代谢性碱中毒　　C. 呼吸性酸中毒
D. 呼吸性碱中毒　　E. 水中毒

29. 病人女性，24岁。因发热39.5℃给予退热药后，大汗淋漓，渗湿一身衬衣裤，估计此大汗额外失水量是

A. 500ml　　B. 800ml　　C. 1000ml
D. 1500ml　　E. 2000ml

30. 病人男性，48岁。高热、昏迷3天，不能进食和饮水，尿比重1.030，应先静脉补充

A. 5%葡萄糖盐水　　B. 等渗盐水　　C. 右旋糖酐
D. 5%葡萄糖溶液　　E. 10%葡萄糖溶液

31. 病人男性，40岁，因急性肠梗阻住院。口渴不明显，乏力，尿少，眼球内陷，脉速，BP96/60mmHg。血清钠正常。请估计其脱水性质和程度

A. 中度等渗性脱水　　B. 中度高渗性脱水　　C. 中度低渗性脱水
D. 重度高渗性脱水　　E. 重度低渗性脱水

32. 病人女性，60岁。体重50kg，因胆石病急性发作，呕吐多次，目前生命体征平稳，尚无明显缺水征象。哪项护理诊断比较确切

A. 体液不足　　B. 组织灌注量改变　　C. 有体液不足的危险
D. 焦虑　　E. 心输出量减少

33. 病人男性，体重 60kg。反复呕吐。测得血钠 125mmol/L，血钾 3mmol/L，初步诊断为

A. 低钾血症、高渗性脱水　B. 高钾血症、重度缺钠　C. 低钾血症、轻度缺钠
D. 低钾血症、中度缺钠　E. 血钾正常、等渗性脱水

34. 病人女性，体重 50kg，患肠梗阻。BP110/70mmHg，P96 次/分，面部潮红，呼吸深快。宜首先补充

A. 全血　B. 等渗氯化钠溶液　C. 5%葡萄糖溶液
D. 5%碳酸氢钠溶液　E. 右旋糖酐

35. 病人输液过程中，突然心悸、气促、咳嗽，肺底部可闻及湿性啰音，应属于

A. 输液反应　B. 补液不足　C. 并发中毒性肺炎
D. 急性右心衰竭　E. 急性左心衰竭

(三) A_3 型题

病人男性，45 岁，体重 60kg。患食管癌发生吞咽困难已 1 月余，诉乏力，极度口渴，尿少而色深。查体：T36.7℃，BP115/70mmHg，眼窝明显凹陷，口唇干燥，皮肤弹性差。血清钠尚无报告。

36. 该病人的体液失衡类型为

A. 轻度高渗性脱水　B. 中度高渗性脱水　C. 重度高渗性脱水
D. 中度等渗性脱水　E. 代谢性酸中毒

37. 该病人当天应补充的已经丧失量宜是

A. 1500ml　B. 2000ml　C. 2500ml
D. 3000ml　E. 3500ml

38. 该病人当天补液时应首先补充

A. 5%葡萄糖等渗盐水　B. 5%碳酸氢钠溶液　C. 低分子右旋糖酐
D. 平衡盐液　E. 5%葡萄糖溶液

病人男性，34 岁，体重 60kg，因急性肠梗阻入院。诉口渴、软弱无力，皮肤弹性差，眼窝内陷，脉率 92 次/分，血压 96/60mmHg，尿少且呈酸性，测血钾为 3.5mmol/L、[HCO_3^-] 13.3mmol/L(正常 23～31mmol/L)。

39. 该病人的水钠代谢失衡的类型及程度为

A. 轻度高渗性缺水　B. 中度高渗性缺水　C. 中度低渗性缺水
D. 轻度等渗性缺水　E. 中度等渗性缺水

40. 该病人的酸碱失衡情况为

A. 代谢性酸中毒　B. 呼吸性酸中毒
C. 呼吸性碱中毒　D. 代谢性碱中毒
E. 代谢性碱中毒合并代谢性酸中毒

41. 该病人当天的液体补充量(不包括日需量)宜是

A. 1500ml　B. 2000ml　C. 2500ml
D. 3000ml　E. 3500ml

病人男性，体重 60kg，因频繁呕吐、腹泻而出现口渴、尿少、头晕、乏力而入院。BP 90/60mmHg，P105 次/分，神志淡漠，口唇干燥、樱红，眼窝凹陷，皮肤弹性差，呼吸深快，血清钠 140mmol/L，血清钾 3.4mmol/L，[HCO_3^-]14mmol/L，心电图 T 波低平及 U 波。

42. 关于该病人的护理评估是
   A. 等渗性脱水＋代谢性碱中毒＋低钾血症
   B. 低钾血症＋高渗性脱水＋代谢性酸中毒
   C. 低渗性脱水＋低钾血症＋呼吸性酸中毒
   D. 代谢性酸中毒＋低渗性脱水＋低钾血症
   E. 低钾血症＋等渗性脱水＋代谢性酸中毒
43. 关于该病人的护理措施应是
   A. 应补给10％葡萄糖液　B. 应补给生理盐水
   C. 应先纠正脱水并给予碱性液体及钾盐　D. 应给予生理盐水、碱性液和氯化钾
   E. 给予10％葡萄糖液、碱性液和氯化钾

（四）填空题

44. 男性成年人体液占体重的________％，其中细胞内液占体重的________％，细胞外液占体重的________％。

45. 高渗性缺水时，缺________的比例多于缺________，细胞外液渗透压________。导致其发生的两方面原因是________和________。

46. 低渗性缺水的临床表现以较早出现________为特点。

47. 高渗性缺水时血清[Na^+]≥________；低渗性缺水时血清[Na^+]≤________。

48. 脱水病人的补液总量一般包括________、________、________三部分。

49. 液体补充途径以________最安全。若必须静脉输液时，应遵循________、________、________、________和________等补液原则。

50. 低钾血症最早的表现是________，致命性表现是________和________。

51. 低钾血症补充钾盐以________途径最安全；静脉补钾时务必遵循的原则为________、________、________、________。

52. 血液维持恒定的酸碱度，主要依靠________、________和________的调节。

（五）名词解释

53. 高渗性缺水
54. 低渗性缺水
55. 等渗性缺水
56. 水中毒
57. 低钾血症
58. 代谢性酸中毒
59. 呼吸性酸中毒
60. 血液缓冲系统
61. 反常酸性尿

（六）简答题

62. 为什么0.9％氯化钠溶液不能大量静脉应用，哪种液体更符合生理状态？
63. “先盐后糖”是输液中都必须遵守的原则吗？为什么？
64. 血清钠低于120mmol/L的病人都是低渗性缺水吗？为什么？
65. 如何进行缺水与缺钠程度的评估？
66. 静脉补钾务必遵循的原则是什么？
67. 静脉滴注5％碳酸氢钠溶液时的注意事项有哪些？

（七）病案讨论题

68. 病人男性，36岁，体重60kg。3小时前因急性肠梗阻收住院，表现为口渴、尿少、眼窝下陷，脉速、呼吸深快，BP 100/68mmHg。血pH 7.30，[HCO_3^-]13mmol/L，[K^+]

3.5mmol/L，[Na^+]140mmol/L。入院后胃管减压抽取胃肠液 500ml。

(1)该病人存在和潜在有哪些类型的体液失衡？有何依据？

(2)该病人目前实行液体疗法时应注意什么问题？为什么？

69. 病人女性，63 岁，体重 50kg。因患食管癌近 5 日来很少进食，且未补液。表现口渴，唇裂，皮肤弹性差，眼窝内陷。尿少，尿比重 1.025，酸性。血[HCO_3^-]16mmol/L。试估计该病人目前体液平衡紊乱的情况；试分析、讨论最好的液体补充方案；请提出有关的护理诊断/问题，并拟订护理措施。

70. 病人男性，38 岁，体重 60kg。因粘连性肠梗阻住院，经过几天非手术治疗后，病情明显好转。目前一般情况尚好，血、尿等有关检验指标均正常。昨 24 小时胃肠减压吸引量 1100 毫升，今日仍需禁饮食。请分析该病人今日的液体应如何补给？

测试题答案

1.D	2.A	3.D	4.B	5.C	6.C	7.C	8.A	9.B
10.B	11.C	12.E	13.B	14.E	15.C	16.C	17.A	18.A
19.D	20.E	21.B	22.A	23.A	24.D	25.D	26.C	27.A
28.A	29.C	30.D	31.A	32.C	33.D	34.D	35.E	36.B
37.A	38.E	39.E	40.A	41.A	42.E	43.C		

44～67. 略

68.(1)该病人存在有：①中度等渗性脱水：口渴、尿少、眼窝下陷，血压正常，[Na^+]140mmol/L；②代谢性酸中毒：呼吸深快，pH 7.30，[HCO_3^-]13mmol/L，；③低钾血症(潜在)：pH 7.30，胃肠减压存在，脉速，[K^+]3.5mmol/L。

(2)由于该病人存在代谢性酸中毒，使细胞内的钾离子外移，掩盖了低钾血症的真相；肠梗阻时的胃肠减压和禁食等又为导致缺钾的潜在因素。实行液体疗法时，除输液护理的一般原则、方法外，应特别注意有血清钾降低的可能，一旦尿量正常应及时补钾。

69～70. 略

（刘庆国）

第四章　外科营养支持病人的护理

复习测试题

(一) A_1 型题

1. 外科病人进行营养支持时应首选
   A. 肠内营养　B. 周围静脉营养　C. 中心静脉置管营养
   D. 完全肠外营养　E. 部分肠外营养
2. 肠内营养的严重并发症是
   A. 误吸　B. 高血糖　C. 补水不足
   D. 肠道功能紊乱　E. 低血糖
3. 肠外营养的滴速,首日一般为
   A. 40ml/h　B. 60ml/h　C. 80ml/h
   D. 100ml/h　E. 120ml/h
4. 关于肠外营养的叙述,正确的是
   A. 肠外营养时,应首选中心静脉置管营养
   B. 不能经中心静脉导管给药、输血和取血
   C. 怀疑导管脓毒症时,继续观察并用大量抗生素
   D. 肠外营养能避免发生糖代谢紊乱
   E. 应将葡萄糖、氨基酸和脂肪乳剂依次单独输入
5. 进行全胃肠外营养时中心静脉插管处常选用
   A. 头静脉　B. 肘正中静脉　C. 锁骨下静脉
   D. 颈外静脉　E. 足背静脉

(二) A_2 型题

6. 病人男性,68 岁。在鼻胃管管饲过程中突然频咳,咳泡沫样痰,心悸。口唇发绀。P120 次/分,R30 次/分,胸部可闻及少许湿啰音。应首先考虑
   A. 病人对食物过敏　B. 管饲液误吸　C. 肺水肿
   D. 心力衰竭　E. 病人精神紧张
7. 病人女性,行肠外营养第 5 日,出现寒战、高热,恶心呕吐。血压曾降至 80/50mmHg,脉搏细数。请问最可能发生的并发症是
   A. 损伤性并发症　B. 感染性并发症　C. 代谢性并发症
   D. 胃肠道并发症　E. 过敏性并发症
8. 病人女性,40 岁。身高 160cm,体重 45kg,其营养状态处于

A. 营养过剩　B. 营养正常　C. 轻度营养不良
D. 中度营养不良　E. 重度营养不良

9. 病人男性，39岁。因颅脑外伤昏迷已5天，其营养疗法宜选用的补给途径是
A. 口服　B. 管饲　C. 经周围静脉
D. 经中心静脉　E. 经周围小动脉

10. 病人女性，50岁。因腹部刀刺伤行剖腹探查术，术中见脾和回、结肠数处刀刺伤口，边缘整齐。术后18小时见腹腔引流管流出少量粪渣，病人的营养补充主要依靠
A. 无渣饮食　B. 管饲肠内营养剂　C. 鼻饲流质饮食
D. 肠外营养和肠内营养　E. 全胃肠外营养

11. 病人男性，32岁。急性出血性坏死性胰腺炎术后1天，其营养支持的方式应选
A. 肠外营养　B. 肠内营养　C. 经空肠造瘘管管饲
D. 经胃造瘘管管饲　E. 鼻胃管管饲

12. 病人女性，肺癌晚期。鼻胃管管饲时出现腹胀、腹泻，此时护理措施错误的是
A. 应减慢滴注速度　B. 降低浓度
C. 停止滴注12～24小时　D. 密切观察
E. 加快滴注速度

（三）A_3 型题

病人男性，42岁。头面颈部深Ⅱ度烧伤，目前进食困难，需进行营养支持。

13. 该病人补充营养的方式应首先考虑为
A. 鼻胃管　B. 胃造口　C. 鼻肠管
D. 中心静脉　E. 周围静脉

14. 营养液开始输入后，应给予病人几天的适应时间才能增加量和浓度
A. 1～2天　B. 2～3天　C. 3～4天
D. 5～6天　E. 7～10天

15. 该病人营养支持治疗最易发生的并发症为
A. 恶心呕吐　B. 低血压　C. 高血糖
D. 低血糖　E. 胆囊结石

（四）A_4 型题

病人男性，45岁。暴饮暴食后突然发生腹痛，呈持续性并阵发性加重，伴恶心、呕吐，体温升高。以急性坏死性胰腺炎急诊行手术治疗。

16. 该病人术后第二天营养供给应采取
A. 普食　B. 管饲流食　C. 要素膳食
D. 部分肠外营养　E. 完全肠外营养

17. 术后第五天病人体温降至正常后又升高至39.5℃，寒战，无腹痛腹胀，伤口引流液较少，应注意病人可能发生了
A. 空气栓塞　B. 低血糖症　C. 高血糖症
D. 导管脓毒症　E. 急性胰腺炎复发

18. 此时应采取有效的护理措施是
A. 抽血做血培养　B. 留取营养液进行培养
C. 局部换药一次　D. 排除其他感染后，立即拔管

E. 应用抗生素

(五) 填空题

19. 临床上常用的营养支持方式(途径)包括________和________,首选________。

20. 肠内营养管饲时病人的体位是__________;肠内营养最严重的或致命的并发症是________,________;最常见的并发症是________。

21. 肠外营养可能发生的并发症有________、________和________3类。

(六) 名词解释

22. 基础能量消耗(BEE)

23. 全肠外营养(TPN)

24. 要素膳食

25. 肠内营养(EN)

(七) 简答题

26. 肠内营养支持时,如何预防病人误吸的发生?

(八) 病案讨论题

27. 病人男性,43岁,农民。消化性溃疡致瘢痕性幽门梗阻数月。近2日来上腹部饱胀,呕吐较重,不能饮食。消瘦,全身情况较差。目前决定手术前拟行1周的营养支持治疗。你认为选择哪种营养支持方式或途径较合适?请写出其主要护理诊断/问题和护理措施。

测试题答案

1. A	2. A	3. B	4. B	5. C	6. B	7. B	8. C	9. B
10. D	11. A	12. E	13. A	14. C	15. A	16. E	17. D	18. D

19～26. 略

27. (1)选择肠外营养支持方式及周围静脉途径较合适。因为经口摄食或经口管饲不可行;胃肠造瘘有手术创伤,腹内腹外环境均限制1周后手术计划。

(2)护理诊断/问题:①营养失调:低于机体需要量;②肠外营养的潜在并发症:……

(3)护理措施:①营养液配制与存放……;②输液管道的护理……;③营养液浓度、速度调整……;④肠外营养的监测……;⑤并发症观察……。

(佟玉荣)

第五章 麻醉病人的护理

复习测试题

(一) A_1 型题

1. 病人麻醉前准备,下列错误的是
   A. 高血压病人应降压治疗
   B. 严重贫血者少量多次输血
   C. 纠正水电解质平衡失调
   D. 心衰者抗心衰
   E. 有活动性出血的病人待全部失血补足后,才能施行手术
2. 护理全麻未清醒病人,以下哪项最重要
   A. 保暖　B. 定时测 BP、P、R　C. 平卧位头偏向一侧
   D. 输血输液　E. 约束肢体
3. 护理全麻未清醒病人时,一般多少分钟测一次血压、呼吸、脉搏
   A. 10 分钟　B. 15 分钟　C. 45 分钟
   D. 60 分钟　E. 90 分钟
4. 麻醉前禁饮食的目的是
   A. 减少消化道内容物　B. 防止发生吸入性肺炎　C. 便于术后尽早进食
   D. 防止术后产生腹胀　E. 增强麻醉效果

(二) A_2 型题

5. 病人女性,34 岁。左乳房外上象限纤维腺瘤,拟手术切除。在局部浸润麻醉后 5 分钟病人突然精神紧张,出冷汗、呼吸急促,心率增快。继之出现谵妄、肌肉震颤、发绀、心律失常。该病人可能出现了
   A. ARDS　B. 高血压危象　C. 局麻药毒性反应
   D. 脑血管意外　E. 全脊髓麻醉
6. 病人男性,35 岁。因"胃、十二指肠溃疡"行胃大部切除术,在硬脊膜外麻醉中突然出现意识不清、血压下降、呼吸急促、并迅速发生心跳呼吸停止,病人很可能发生了
   A. 局麻药过敏反应　B. 低血压　C. 局麻药毒性反应
   D. 脊髓神经损伤　E. 全脊髓麻醉
7. 病人女性,45 岁。行子宫肌瘤切除术,在腰麻中先出现胸闷心慌,继之出现心动过缓血压下降,呼吸困难。很可能是
   A. 局麻药过敏反应　B. 麻醉平面过高　C. 局麻药毒性反应

D. 脊髓神经损伤　　E. 注药速度过快

8. 病人女性，30 岁。因患甲亢拟在颈丛神经阻滞下行甲状腺大部分切除术。术前给药时不宜选用

A. 苯巴比妥钠　　B. 哌替啶　　C. 阿托品
D. 氟哌利多　　E. 地西泮

9. 病人男性，45 岁。腰麻注药后，先感胸闷，继而心慌、烦躁、恶心、呕吐，血压下降，随后呼吸困难。首先考虑为

A. 中毒反应　　B. 过敏反应　　C. 注药过快
D. 剂量过大　　E. 平面过高

（三）A_3 型题

病人女性，45 岁。全麻术后。查体：意识尚未恢复，血压 120/90mmHg，脉搏 90 次/分。口唇发干，呼吸时出现鼾音。肺部听诊未听到啰音。

10. 病人可能发生

A. 呼吸分泌物过多　　B. 喉痉挛　　C. 支气管痉挛
D. 舌后坠　　E. 呕吐物所致窒息

11. 该病人应采取何护理措施

A. 立即气管插管　　B. 立即托起下颌　　C. 立即气管粗针头穿刺
D. 立即雾化吸入　　E. 立即气管切开

（四）A_4 型题

病人女性，33 岁。转移性右下腹痛 12 小时就诊。查体：体温 39℃，血压正常，右下腹压痛，反跳痛，腹肌紧张。实验室检查血白细胞明显增高。

12. 该病人最可能发生了

A. 克罗恩病　　B. 肠结核　　C. 急性阑尾炎
D. 结肠癌　　E. 急性盆腔炎

13. 该病人行手术治疗，在腰麻开始后不久，收缩压从麻醉前 110mmHg 下降至 88mmHg，应从静脉输液中加入下列何种药物

A. 异丙肾上腺素　　B. 麻黄碱　　C. 肾上腺素
D. 多巴胺　　E. 去甲肾上腺素

14. 腰麻后最常见的并发症是什么

A. 排尿排便失禁　　B. 呼吸困难　　C. 脑脊膜炎
D. 马尾神经损伤　　E. 头痛

15. 病人回到病房后体位如何安置

A. 去枕平卧 2～4 小时　　B. 去枕侧卧 6～8 小时
C. 去枕平卧 6～8 小时　　D. 平卧 6～8 小时，但可不必去枕
E. 头高脚低位 4～6 小时

（五）填空题

16. 成年病人麻醉前常规________小时禁食，________小时禁饮。

17. 全麻后病人喉痉挛时，呼吸改变的主要表现是________，喉部可发出________声。

（六）名词解释

18. 局部浸润麻醉　　19. 全脊髓麻醉

（七）简答题

20. 简述麻醉前对身体状况的护理评估要点。

21. 如何预防局麻药的毒性反应?

22. 椎管内麻醉病人的一般护理诊断/问题有哪些?

23. 简述全身麻醉病人的呼吸系统并发症。

24. 简述全身麻醉病人的循环系统并发症。

25. 简述如何做好麻醉恢复室的护理?

（八）病案讨论题

26. 病人男性,47 岁,农民。胃溃疡病史 6 年,两个月前开始呕吐,逐渐加重。近日在门诊胃镜检查确诊为胃癌。有吸烟嗜好 20 余年。体质消瘦,有唇干、皮肤弹性差等脱水表现。住院后拟行全麻下胃癌根治术。请讨论麻醉前需要做哪些准备工作?为预防全麻后呼吸道并发症,麻醉前后应重点采取哪些护理措施?

测试题答案

1. E　2. C　3. B　4. B　5. C　6. E　7. B　8. C　9. E

10. D　11. B　12. C　13. B　14. E　15. C

16～26. 略

（王玉升）

第六章　疼痛病人的护理

复习测试题

(一) A_1 型题

1. 有关疼痛的叙述,错误的是
   A. 疼痛是不舒适的感觉和情绪上的体验
   B. 疼痛是一种常见症状
   C. 疼痛是人对伤害性刺激的一种主观感受
   D. 疼痛无客观体征可查
   E. 处理疼痛不能影响疾病诊断

2. 有关疼痛的叙述,错误的是
   A. 浅表痛性质多为锐痛,比较局限,定位明确
   B. 化学性致痛物质可引起或加重疼痛
   C. 手指掌面疼痛敏感
   D. 腹腔器官对针刺、刀割等刺激比较敏感
   E. 腹腔器官病损可引起体表部位的"牵涉痛"

3. 下列缓解疼痛的措施错误的是
   A. 对炎症性疼痛可增强躯体活动,以分散注意力
   B. 给病人讲解有关疼痛的知识
   C. 正确的卧位可以减轻腹部切口疼痛
   D. 为病人提供舒适的休息条件
   E. 中小面积烧伤用冷水浸泡可减轻疼痛

(二) A_2 型题

4. 病人女性,35 岁,胃溃疡病史 2 年。突发右上腹剧痛 2 小时来院急诊。查体:全腹压痛、反跳痛、肌紧张,以右上腹最为明显。肝浊音界消失,肠鸣音消失。为取得病人的信任和合作,下列方法错误的是
   A. 尊重病人对疼痛的看法　　B. 来院急诊时立即应用镇痛剂
   C. 理解病人的行为反应　　D. 相信病人的疼痛主诉
   E. 疼痛时给予关注和照料

5. 病人男性,20 岁。剑突下阵发性钻顶样绞痛 12 小时,伴恶心呕吐。既往有类似发作病史。查体:T37.5℃,腹软,剑突下深压痛,对疼痛的评估最重要的一条是
   A. 行为反应　　B. 客观体征　　C. 病人的主诉

D. 情绪反应　　E. 伤害性刺激

6. 病人男性，56 岁，因右上腹肿块住院确诊为原发性肝癌。3 小时前外出时听信游医"散瘀消结"理论，接受其右上腹手法按摩约 2 分钟。随后右上腹疼痛，渐波及全腹，出冷汗。检查发现 P116 次/分，BP86/64mmHg。全腹压痛反跳痛及肌紧张，移动性浊音阳性。病人疼痛的原因可能是

A. 肝硬化、腹水继发感染　　B. 应激性溃疡穿孔合并出血
C. 急性出血坏死性胰腺炎　　D. 细菌性肝脓肿
E. 肝癌破裂

7. 李女士，57 岁。突发右上腹剧烈绞痛，并放射至右肩部和背部，伴恶心、呕吐。体检：T38℃，P92 次/分，右上腹压痛和肌紧张，WBC15×10^9/L，该病人疼痛的特点是

A. 右上腹器官感染形成的内脏痛　　B. 右上腹器官感染形成的锐痛
C. 右上腹器官感染形成的躯体痛　　D. 右上腹器官感染形成的剧痛
E. 右上腹器官感染形成的"牵涉痛"

8. 病人男性，35 岁。因胃溃疡穿孔行胃穿孔修补术后第 5 天，病人又出现上腹持续性钝痛，呃逆。右季肋部有压痛、叩击痛。伴寒战、发热、出汗等全身中毒症状。应考虑是

A. 肠间脓肿　　B. 盆腔脓肿　　C. 膈下脓肿
D. 脓毒症　　E. 菌血症

（三）A_3 型题

病人男性，50 岁。阑尾切除术后第 5 天，主诉伤口"针扎样"疼痛，持续性。T38.5℃，伤口红肿、压痛。

9. 该病人疼痛的原因是

A. 切口裂开　　B. 切口感染　　C. 切口缝线反应
D. 切口血肿　　E. 腹腔脓肿

10. 此时最适宜的处理是

A. 局部理疗，用抗生素　　B. 雾化吸入　　C. 镇痛剂
D. 腹带加压包扎　　E. 增强抵抗力

（四）A_4 型题

病人男性，38 岁。2 天前因右下腹疼痛在某诊所急诊，以"慢性阑尾炎急性发作"给予非手术治疗。今晨突感右下腹痛加剧，渐波及全腹。入院检查见全腹压痛、反跳痛及腹肌紧张，且以右下腹最著。

11. 根据你已学过的知识，试估计该病人目前并发了

A. 急性胆囊炎　　B. 急性胰腺炎　　C. 胃溃疡急性穿孔
D. 急性局限性腹膜炎　　E. 急性弥漫性腹膜炎

12. 此时最合适的措施是

A. 输液、抗炎治疗为主　　B. 手术处理为主
C. 以针刺止痛为主　　D. 主要给予去痛片口服
E. 主要给予哌替啶肌内注射

13. 下列护理诊断/问题中最为主要的是

A. 体液不足　　B. 自理能力缺陷　　C. 不舒适：腹胀
D. 不舒适：疼痛　　E. 清理呼吸道无效

14. 行阑尾切除术后第4天，已进流食。病人又感下腹钝痛，持续性，渐加重。排便次数增多，为黏液稀便，伴里急后重感。体温38℃，血 WBC14×10^9/L。最可能的情况是

A. 急性胃肠炎　　B. 痢疾　　C. 盆腔脓肿形成

D. 膈下脓肿形成　　E. 肠袢间脓肿形成

（五）填空题

15. 腹部中空器官对________、________、________、________、________产生的刺激比较敏感，可导致疼痛。

16. 病人自己将疼痛的程度用________数字表示称视觉模拟评分法。

（六）名词解释

17. 疼痛　　18. 病人自控镇痛(PCA)

（七）简答题

19. 疼痛病人止痛的预防性给药需要注意哪些问题？

20. 疼痛病人常有哪些生理反应表现和行为反应表现？

（八）病案讨论题

21. 病人女性，60岁，患肝硬化10年。近两个月来出现肝增大，肝区剧痛；有腹水，呼吸困难。病人深感痛苦，有自杀念头。查体：消瘦，巩膜及皮肤黄染；腹部膨隆，肝大质硬且表面凹凸不平，可叩及移动性浊音。根据你已有的知识试估计该病人所患何病？请提出该病人目前主要的护理诊断和护理措施？

测试题答案

1. D　2. D　3. A　4. B　5. C　6. E　7. E　8. C　9. B
10. A　11. E　12. B　13. D　14. C

15～20. 略

21. 疾病诊断：肝癌。主要护理诊断：绝望；疼痛；低效性呼吸型态；营养失调：低于机体需要量；体液过多：腹水。护理措施：略。

（王玉升）

第七章　外科围手术期护理

复习测试题

(一) A_1 型题

1. 符合手术前护理诊断的是
   A. 贫血　B. 低蛋白血症　C. 高渗性脱水
   D. 神经官能症　E. 体液不足
2. 手术前至少应在多长时间内避免吸烟
   A. 1天　B. 3天　C. 2周　D. 3周　E. 1个月
3. 一般手术前胃肠道准备正确的是
   A. 术前4小时禁食　B. 术前24小时禁食
   C. 术前6～12小时禁食　D. 术前12～24小时禁食
   E. 术前12小时禁饮食
4. 手术前禁饮食的主要目的是
   A. 预防呕吐物误吸　B. 防止术中排便
   C. 防止术后腹胀　D. 利于术后胃肠功能恢复
   E. 防止术后尿潴留
5. 手术前为提高手术耐受力,不相关的措施是
   A. 指导病人饮食　B. 保证睡眠和休息　C. 纠正代谢失调
   D. 做好手术区皮肤准备　E. 保护重要器官功能
6. 小手术备皮范围在切口周围不可少于
   A. 5～10cm　B. 10～15cm　C. 15～20cm
   D. 20～25cm　E. 25～30cm
7. 胃肠道手术前的准备,下列错误的是
   A. 术前禁食12小时,禁饮4小时　B. 术前1天可冲服番泻叶导泻
   C. 结肠手术前应行清洁灌肠　D. 幽门梗阻于术前3天每晚洗胃
   E. 急症手术前必须灌肠
8. 择期手术病人手术日晨的护理,错误的是
   A. 出现发热时用退热药后再进手术室　B. 应取下活动性义齿
   C. 按医嘱给术前用药　D. 进入手术室前排空膀胱
   E. 带病历等有关资料入手术室
9. 阑尾切除术的备皮范围是

A. 上平乳头连线，下至股部上 1/3 前、内侧，两侧至腋后线
B. 上平剑突，下至股部上 1/3 前、内侧，两侧至腋后线
C. 上平剑突，下至耻骨联合，两侧至腋后线
D. 上平乳头连线，下至耻骨联合，两侧至腋后线
E. 上平脐，下至股部上 1/3 前、内侧，两侧至腋中线

10. 洗手护士与巡回护士的共同职责是
A. 观察病情　B. 准备手术器械
C. 清点纱布、缝针及器械　D. 安置手术体位
E. 传递手术器械

11. 已铺好的备用无菌桌，超过几小时后不能再用
A. 1 小时　B. 2 小时　C. 3 小时　D. 4 小时　E. 5 小时

12. 手术室的环境与管理，哪项欠妥
A. 手术室处建筑最高层　B. 手术间布局于北侧　C. 手术间内用物简洁
D. 近乎自然均匀光照　E. 室温宜保持在 10～15℃

13. 下列哪项不属于洗手护士的工作
A. 手术器械准备　B. 传递手术器械　C. 保管病理标本
D. 观察病情　E. 术后整理手术器械

14. 甲状腺手术时安置
A. 截石位　B. 侧卧位　C. 水平仰卧位
D. 颈后伸仰卧位　E. 半卧位

15. 手术过程中要切开胃肠道时应
A. 递盐水纱布揩擦胃肠道　B. 给手术者更换手套
C. 准备抗生素撒布胃肠道　D. 更换手术台无菌巾
E. 递纱布垫遮盖周围组织

16. 胃肠手术后病人的饮食和补液处理，错误的是
A. 麻醉反应过后即进食　B. 肛门排气后即可进食
C. 禁食期间成人补液 2500ml/d　D. 开始进食后可减少输液量
E. 进食时应先进流质饮食

17. 关于手术后各种引流管的护理，错误的是
A. 护士应注意引流管体外部位的固定　B. 如有阻塞，必要时可适当冲洗
C. 必须记录引流物的量和性质变化　D. 胃肠减压管，待引流量少后即可拔除
E. 一般要每日更换 1 次引流接管及引流瓶

18. 胃肠道手术后，病人开始进流食的时间是
A. 腹痛消失后　B. 病人有食欲　C. 肛门排气后
D. 恶心呕吐消失后　E. 拆线后

19. 下列哪项手术不属于择期手术
A. 瘢痕切除术　B. 胃十二指肠溃疡的胃大部切除术
C. 下肢静脉曲张高位结扎术　D. 斜疝修补术
E. 贲门癌根治术

20. 手术后早期活动的主要意义为

A. 防止心衰　B. 防止肺部并发症　C. 防止切口裂开
D. 防止压疮发生　E. 防止伤口感染

(二) A_2 型题

21. 病人女性，68 岁。腹部手术后出现咳嗽、呼吸急促、右肺呼吸音减弱，首先考虑
A. 气胸　B. 肺不张和肺部感染　C. 切口感染
D. 血胸　E. 支气管炎

22. 病人男性，38 岁。因急性胆囊炎行胆囊切除术，术后第 1 天，自觉伤口疼痛，生命体征平稳。宜取体位是
A. 平卧位　B. 侧卧位　C. 去枕平卧位
D. 半卧位　E. 俯卧位

23. 病人女性，38 岁。慢性结石性胆囊炎，拟行胆囊切除术。近日感冒后心慌、胸闷，端坐呼吸，诊断心力衰竭。以下方案正确的是
A. 放弃手术，药物治疗为主
B. 本周内可手术，做好心肺监护
C. 心力衰竭控制后 1～2 周，再考虑施行手术
D. 心力衰竭控制后 3～4 周，再考虑施行手术
E. 心力衰竭控制后 6 个月，再考虑施行手术

24. 病人男性，因胆石症准备行胆囊切除术，术前准备错误的是
A. 勤给翻身拍背　B. 嘱病人定时深呼吸
C. 手术前戒吸烟 2 天　D. 取适当体位避免呕吐物吸入
E. 必要时给适当药物镇痛

25. 病人告诉护士，他害怕自己会在术中死亡。此时，护士如何做最恰当
A. 坐在病人床旁，表示很想更多地了解他的感受
B. 向病人解释使他觉得恐惧毫无必要
C. 向病人保证将他的问题记在病历里，医生将和他讨论这个问题
D. 认为病人的感觉不可思议，告诉他害怕是不应该的
E. 立刻通知医生来解决问题

26. 病人男性，45 岁。因胃癌住院，准备行胃癌根治术。自诉心烦、失眠、手足心多汗。对病人的术前心理护理是
A. 帮助病人尽快适应病房环境　B. 指导病人学会心理调节方法
C. 说明手术的必要性安全性　D. 护理工作认真、态度和蔼
E. 以上都是

27. 病人男性，58 岁。拟行左结肠癌根治术，术前几日开始服用缓泻药
A. 1 日　B. 4 日　C. 3 日　D. 6 日　E. 5 日

28. 病人女性，34 岁。右下腹肿块拟行剖腹探查术，护士为其备皮应
A. 自乳头至耻骨联合平面，两侧到腋后线
B. 自剑突至大腿上 1/3 前、内侧及外阴部，两侧到腋后线
C. 自脐至大腿上 1/3 前、内侧及外阴部，两侧到腋后线
D. 自乳头连线至耻骨联合，前后均过正中线
E. 乳头至大腿上 1/3 前、内侧及外阴部

29. 病人女性，39岁。准备明晨行甲状腺大部分切除术，其备皮范围为
A. 自乳头至耻骨联合平面，两侧到腋后线
B. 自剑突至大腿上1/3前、内侧及外阴部，两侧到腋后线
C. 自脐至大腿上1/3前、内侧及外阴部，两侧到腋后线
D. 自乳头连线至耻骨联合，前后均过正中线
E. 自唇下至乳头连线，两侧至斜方肌前缘
30. 病人男性，45岁。因右侧肾结石准备手术，其备皮范围为
A. 自乳头至耻骨联合平面，两侧到腋后线
B. 自剑突至大腿上1/3前、内侧及外阴部，两侧到腋后线
C. 自脐至大腿上1/3前、内侧及外阴部，两侧到腋后线
D. 自乳头连线至耻骨联合，前后均过正中线
E. 自唇下至乳头连线，两侧至斜方肌前缘
31. 病人男性，正在进行阑尾切除术，巡回护士的职责不包括
A. 核对病人姓名　B. 向病人做解释和安慰
C. 安置病人手术体位　D. 管理器械台
E. 清点手术器械
32. 病人男性，正在进行阑尾切除术，器械护士错误的一项操作是
A. 将器械柄轻击手术者手掌　B. 将器械柄尾端递给手术者
C. 将手术刀锋端递给手术者　D. 弯钳、弯剪应将弯曲部向上
E. 弯针应以持针器夹住中后1/3交界处
33. 王医生穿好手术衣、戴好无菌手套后，其双手应该
A. 举在胸前　B. 自然下垂　C. 交叉放于腹部
D. 交叉于腋下　E. 抱臂于胸前
34. 病人男性，拟接受会阴部手术，其体位应安置于
A. 俯卧位　B. 膀胱截石位　C. 侧卧位
D. 半坐卧位　E. 平卧位
35. 张医生在手术过程中不慎被缝针刺破手套，正确的做法是
A. 用5%碘附擦拭　B. 更换手套　C. 重新洗手更换手套
D. 用70%乙醇消毒　E. 终止手术
36. 病人男性，疝修补手术后1～2天，体温38℃，最可能的原因是
A. 手术切口感染　B. 上呼吸道感染　C. 伴发肺部感染
D. 基础代谢增高　E. 组织吸收反应
37. 病人女性，腹腔手术后第五天切口疼痛，发热38.5℃，应考虑
A. 手术热　B. 切口感染　C. 盆腔脓肿
D. 血肿吸收热　E. 肺部感染
38. 病人男性，因肠梗阻行剖腹探查，术后病人饮食管理错误的是
A. 早期可给予牛奶　B. 近期不给薯类食物
C. 一般术后第7～9日可进软质普食　D. 一般术后第5～6日可进半流质
E. 手术后肠蠕动恢复前禁饮食
39. 病人男性，54岁。外伤性肠穿孔修补术后2天，肠蠕动未恢复，腹胀明显，其最重要

的护理是

A. 半卧位　B. 禁食、输液　C. 胃肠减压　D. 肛管排气　E. 针刺穴位

40. 病人男性，75 岁。腹部手术后 7 天，用力排便后突然出现腹痛，伤口敷料被血性渗液浸透，护士应考虑的原因是

A. 切口感染　B. 切口裂开　C. 切口水肿　D. 腹腔内出血　E. 肠破裂

41. 病人男性，45 岁。在硬膜外麻醉下行右腹股沟斜疝修补术，术后病人回病房，应安置的体位是

A. 去枕平卧　B. 半卧位　C. 侧卧位　D. 斜坡卧位　E. 平卧位

42. 病人男性，70 岁。脊柱手术后卧床两周，出现右小腿疼痛、紧束感，并逐渐出现水肿。应考虑到病人出现的术后并发症是

A. 肌肉萎缩　B. 水、电解质紊乱　C. 关节炎　D. 切口感染　E. 下肢静脉血栓形成

43. 病人男性，20 岁。在腰麻下行腹股沟斜疝修补术，术后 1 小时发生尿潴留，错误的处理方法是

A. 立即在无菌操作下导尿　B. 鼓励病人，增强自行排尿信心

C. 下腹部热敷、按摩　D. 变换体位

E. 针灸、电兴奋治疗

44. 病人男性，因阑尾炎行阑尾切除术，手术后第 2 天恶心、呕吐，以下处理哪项错误

A. 应用抗生素　B. 胃肠减压　C. 纠正水、电解质失衡　D. 针刺内关、足三里　E. 注射甲氧氯普胺（灭吐灵）

45. 刘护士毕业后刚参加工作，在手术后监护室工作，她为手术后病人安置的哪项卧位不妥

A. 全麻术后未清醒病人侧卧位　B. 颈部手术后病人半坐卧位

C. 腹部手术后病人斜坡卧位　D. 脊柱手术后病人仰卧位

E. 开颅手术后病人高半坐卧位

46. 病人男性，因胃癌行胃大部切除术，术后第 2 天诉排尿困难，对该病人的处理首先是

A. 注射卡巴胆碱　B. 鼓励和诱导病人自行排尿

C. 耻骨上区热敷　D. 导尿

E. 针刺疗法

47. 护士长安排你做洗手护士，你认为在传递器械过程中正确的操作是

A. 手持手术刀刀背侧传递　B. 握持手术刀刀柄末端传递

C. 持针钳夹紧缝针小孔处再传　D. 手持血管钳柄环处传递

E. 应在手术者胸前传递

48. 病人男性，直肠癌拟行手术治疗，该病人术前准备中错误的是

A. 术前练习并掌握深呼吸运动　B. 补充热量和膳食纤维

C. 术前指导病人床上活动的方法　D. 预防性应用抗生素

E. 术前 2 日备皮

49. 病人男性，40 岁。腹部外伤术后第 1 天，夜间诉切口疼痛，影响睡眠，以下处理错误的是

A. 以安慰为主,少用或不用镇痛药　　B. 小手术后可给予解热镇痛药
C. 大手术后可给予阿片类镇痛药　　D. 切口感染所致疼痛可考虑理疗
E. 术后可用 PCA 方法镇痛

50. 病人女性,52 岁。胃大部切除术后 4 天,尿频、尿痛和腰痛,体温 39℃。目前未感切口疼痛,无咳嗽、咳痰。应考虑
A. 切口感染　　B. 肺部感染　　C. 尿路感染
D. 腹腔感染　　E. 吻合口瘘

51. 病儿 4 岁。右侧腹股沟斜疝行斜疝修补术后 2 小时,该病儿应取
A. 去枕平卧头偏向一侧　　B. 去枕平卧 6～8 小时　　C. 半卧位
D. 头高斜坡位　　E. 平卧于硬板床

52. 病人男性,38 岁。行食管癌根治术后 8 小时,其卧位宜取
A. 去枕平卧头偏向一侧　　B. 去枕平卧 6～8 小时　　C. 半卧位
D. 头高斜坡位　　E. 平卧于硬板床

53. 病人女性,40 岁。拟行胆道手术,护士应准备的胆总管引流物是
A. 橡皮片引流　　B. 卷烟式引流　　C. 一般橡皮管引流
D. 蕈状橡皮管引流　　E. T 形橡皮管引流

54. 病人女性,甲状腺肿瘤拟行肿瘤切除术,术中常置的引流是
A. 橡皮片引流　　B. 卷烟式引流　　C. 一般橡皮管引流
D. 蕈状橡皮管引流　　E. T 形橡皮管引流

55. 病人男性,36 岁。车祸致脾破裂行脾脏切除术,术中常放的引流为
A. 橡皮片引流　　B. 卷烟式引流　　C. 一般橡皮管引流
D. 蕈状橡皮管引流　　E. T 形橡皮管引流

56. 病人男性,56 岁。上腹部术后第 6 天,出现顽固性呃逆应警惕的是
A. 切口感染　　B. 肺不张　　C. 膈下感染
D. 急性胃扩张　　E. 肠梗阻

57. 病人女性,44 岁。行甲状腺腺瘤切除术后,其切口拆线时间是
A. 术后 4～5 日　　B. 术后 5～6 日　　C. 术后 6～7 日
D. 术后 7～9 日　　E. 术后 10～12 日

(三) A_3 型题

病人男性,45 岁。今日上午 8 时以下段食管癌进入手术室行根治术,如果安排你是巡回护士。

58. 你在术前何时给病人安置手术体位
A. 核对病历后　　B. 麻醉前　　C. 麻醉后
D. 第一助手洗手后　　E. 手术者洗手后

59. 应给该病人安置的体位是
A. 颈后伸平卧位　　B. 截石位　　C. 俯卧位　　D. 半坐卧位　　E. 侧卧位

60. 你在手术过程中的职责是
A. 保持器械桌的整洁　　B. 保留手术中采集的各种标本
C. 随时清理缝线残端　　D. 随时调整灯光
E. 清洗手术器械

病人男性,55 岁。半年来排便次数增多,时有便意,便形变细,粪便表面附有暗红色血

液;体重明显减轻;食欲差。初步诊断直肠癌,准备手术治疗。

61. 病人拟施行的手术为
A. 急症手术 B. 限期手术 C. 择期手术
D. 一般小手术 E. 普通手术

62. 该病人手术日晨不必要的护理措施是
A. 留置导尿管 B. 放置胃管 C. 用温盐水洗胃
D. 遵医嘱术前给药 E. 取下活动的义齿、发夹等

病人男性,50 岁。因右上肺占位病变住院准备手术治疗,病人咳嗽,咳痰,自述痰咳不净。有慢性支气管炎病史 5 年。身高 170cm,体重 80kg,体温 37.9℃,脉搏 80 次/分,呼吸 20 次/分,BP150/85mmHg。

63. 病人目前最主要的护理诊断/问题是
A. 清理呼吸道无效
B. 体温过高
C. 知识缺乏:缺乏手术前后配合的知识
D. 潜在并发症:切口感染
E. 营养失调:高于机体需要量

64. 该病人目前最主要的护理措施是
A. 加强饮食指导,控制体重在正常范围 B. 充分备皮,预防切口感染
C. 学会床上翻身、活动的方法 D. 指导病人进行腹式呼吸训练
E. 控制感染,保持呼吸道通畅

65. 该病人的术前准备中错误的是
A. 教会病人深呼吸、有效咳嗽的方法 B. 行肺功能检查,评估肺功能情况
C. 采取解痉、祛痰治疗 D. 服用降压药物,控制血压
E. 合理应用抗生素控制感染

病人女性,38 岁。突发上腹部刀割样疼痛 8 小时,腹肌强直,满腹压痛、反跳痛。经积极术前准备后,行十二指肠球部溃疡穿孔修补术。现术后 8 小时,未排尿,自述下腹酸胀不适,下腹部叩诊浊音。

66. 该病人可能出现了
A. 尿频 B. 尿潴留 C. 尿路结石
D. 尿路感染 E. 肾积水

67. 引起该病人现有问题的可能原因中错误的是
A. 麻醉影响 B. 排尿反射抑制 C. 切口疼痛
D. 不适应卧床体位 E. 补液量过多

68. 首选的护理措施是
A. 诱导排尿 B. 减慢输液滴速 C. 控制液体入量
D. 导尿 E. 静脉注射呋塞米

病人男性,50 岁。发生车祸 6 小时急诊入院,诊断脾破裂行脾切除术。现术后第 1 日,自觉腹胀明显。

69. 导致腹胀的可能原因是
A. 肠梗阻 B. 腹痛 C. 胃肠道蠕动抑制

D. 禁食　　E. 低钾血症

70. 下列护理措施正确的是

A. 卧床休息　　B. 平卧位　　C. 吸氧

D. 胃肠减压　　E. 早期禁食

71. 预计拆线时间是

A. 术后4～5日　　B. 术后5～7日　　C. 术后7～9日

D. 术后10日　　E. 术后12日

（四）A_4 型题

病人男性，28岁。急性阑尾炎行阑尾切除术后4天，感伤口疼痛加重，体温39.3℃。无明显咳嗽、咳痰等其他不适。

72. 应首先考虑是

A. 胸腔感染　　B. 伤口感染　　C. 伤口血肿　　D. 伤口裂开　　E. 腹腔感染

73. 为明确病情应先做何处理

A. 揭开敷料检查伤口　　B. 胸部X线检查　　C. 尿常规检查

D. 腹腔B型超声检查　　E. 血常规检查

74. 假如伤口红肿，且有脓性分泌物，最重要的处理是

A. 止痛　　B. 饮水　　C. 用抗生素

D. 拆线引流　　E. 局部理疗

病人男性，52岁。上腹部不适3年，加重半年，伴黑便1周入院。明确诊断后行胃癌根治术，留置胃管和腹腔引流管。现术后第3日，病人一直卧床，病人自述"没有力气下床"，肛门尚未排气，腹胀明显，尚未进食，给予静脉输液等治疗。

75. 目前病人最主要的护理问题是

A. 潜在并发症：腹腔感染

B. 活动无耐力

C. 营养失调：低于机体需要量

D. 不舒适：腹胀

E. 体液不足

76. 针对该病人目前状况，下列措施正确的是

A. 鼓励起床活动　　B. 平卧、吸氧、雾化吸入　　C. 镇静、解痉

D. 夹闭胃管，促进肠蠕动　　E. 鼓励进食

77. 鼓励病人起床活动时的理论依据应除外

A. 能增加肺活量，减少肺部并发症　　B. 改善全身血液循环，促进伤口愈合

C. 防止心力衰竭　　D. 防止静脉血栓形成

E. 有利于肠功能的恢复

78. 关于此病人术后引流管的护理，错误的一项是

A. 仔细观察引流物的量和颜色变化

B. 保持引流管通畅，防止阻塞

C. 换药时应注意引流管的固定

D. 有多根引流管时，应区分各引流管的引流部位

E. 胃肠减压管，只要待引流液减少即可拔除

（五）填空题

79. 常把病人的手术耐受力分为________和________两类。

80. 术前禁饮食目的是防止麻醉或手术过程中因呕吐误吸而导致________。

81. 骨科无菌手术病人，一般要求在术前________日开始准备皮肤。

82. 一般遵医嘱于手术前________分钟给予手术病人麻醉前用药。

83. 手术室室温一般保持在________℃，相对湿度宜是________。

84. 手术后病人体温常升高至________℃左右，________日可恢复正常。

85. 腹部手术后病人持续呃逆应首先考虑________，其次是________。

（六）名词解释

86. 择期手术

87. 急症手术

88. 围手术期

89. 吸收热

（七）简答题

90. 急症病人手术前护理有哪些措施？

91. 简述手术前病人的胃肠道准备要点。

92. 安置手术体位时有哪些原则要求？

93. 简述手术后病人早期活动的优点和注意事项。

94. 手术病人肺不张与肺部感染的预防措施是什么？

（八）病案讨论题

95. 病人女性，44 岁。腰麻下行会阴部手术，术后下腹部膨胀、疼痛，不能自主地排出尿液。该病人的护理诊断/问题是什么？作为值班护士应采取什么护理措施？

96. 病人男性，52 岁。因直肠癌住院准备行直肠癌根治术，术前准备期间诉说心慌、失眠，担忧麻醉和手术效果。其护理诊断是什么？应重点采取的护理措施是什么？

97. 病人男性，65 岁，农民。患“胃病”十余年，近 3 个月胃痛加重。门诊胃镜及病理检查已确诊胃癌，住院准备行胃癌根治术。3 年前因胆石症行胆囊切除术，术中“心律不齐”，手术过程欠顺利；患高血压病十数年，平日常服“复方降压片”等药物；住院近日查血糖、尿糖较高，诊断糖尿病。消瘦。少言寡语，苦恼表情。请就此情况提出主要的几条护理诊断/问题，并列出相关的依据；为提高手术耐受力，术前应做的一般准备和特殊准备是什么？

测试题答案

1. E	2. C	3. C	4. A	5. D	6. C	7. E	8. A	9. B
10. C	11. D	12. E	13. D	14. D	15. E	16. A	17. D	18. C
19. E	20. B	21. B	22. D	23. D	24. C	25. A	26. E	27. A
28. B	29. E	30. D	31. D	32. C	33. A	34. B	35. B	36. E
37. B	38. A	39. C	40. B	41. E	42. E	43. D	44. A	45. E
46. B	47. A	48. E	49. A	50. C	51. A	52. C	53. E	54. A
55. C	56. C	57. A	58. C	59. E	60. D	61. B	62. C	63. A
64. E	65. D	66. B	67. E	68. A	69. C	70. D	71. C	72. B
73. A	74. D	75. D	76. A	77. C	78. E			

79～97. 略

（孙运粉）

第八章　外科感染病人的护理

复习测试题

（一）A_1 型题

1. 不符合外科感染特点的是
   A. 多数由单一细菌引起感染　B. 病变以局部炎症为主
   C. 常与创伤有关　D. 常需手术治疗
   E. 分为特异性和非特异性感染
2. 金黄色葡萄球菌感染的脓液特点是
   A. 稠厚，有粪臭味　B. 比较稀薄，淡红色
   C. 稠厚，色黄无臭　D. 暗红色，恶臭
   E. 淡绿色，腥臭味
3. 明确浅表脓肿的主要依据是
   A. 局部明显压痛　B. 局部明显红肿　C. 局部有热感
   D. 局部有波动感　E. 功能障碍
4. 急性化脓性腱鞘炎如不及时治疗易发生
   A. 感染性休克　B. 鱼际间隙感染　C. 掌中间隙感染
   D. 指骨缺血坏死　E. 肌腱缺血、坏死
5. 健康人群预防破伤风的有效方法是
   A. 注射人体破伤风免疫球蛋白　B. 注射破伤风类毒素
   C. 注射破伤风抗毒素　D. 注射甲硝唑
   E. 注射青霉素

（二）A_2 型题

6. 病人女性，20 岁。鼻部疖挤压后，出现头痛、高热、昏迷、眼部红肿，首先应考虑的是
   A. 面部蜂窝织炎　B. 菌血症　C. 毒血症
   D. 颅内海绵窦静脉炎　E. 脓毒症
7. 病人女性，患口底蜂窝织炎 3 日，伴高热、乏力、头痛及全身不适，该病发展过程中最严重的后果是
   A. 全身性感染　B. 发热　C. 呼吸困难、窒息
   D. 吞咽困难　E. 化脓性海绵窦静脉炎
8. 病人女性，40 岁。因颈部蜂窝织炎入院。病人颈部肿胀明显，护理过程中应特别注意观察
   A. 体温　B. 呼吸　C. 血压　D. 吞咽　E. 神志

9. 病人男性，24 岁。几天前左足部受伤，伤口未作彻底清创，现在病人出现畏寒、发热，左小腿肿痛，病灶近侧皮肤出现“红线”，触之硬并有压痛，考虑发生了

A. 静脉炎　　B. 动脉炎　　C. 下肢丹毒
D. 急性淋巴结炎　　E. 急性淋巴管炎

10. 病人男性，27 岁。右手部外伤 2 天后，伤口感染，伴体温升高，右侧腋窝部可见一 4cm 直径的肿块，质韧、压痛、无波动感，皮肤红、肿、热。血白细胞 $15\times10^9/L$，中性粒细胞 89%，该病人考虑为

A. 急性淋巴结炎　　B. 急性蜂窝织炎　　C. 丹毒
D. 急性淋巴管炎　　E. 右腋窝部脓肿

11. 病儿女性，9 岁。右大腿内侧疼痛 6 天，伴有高热、头痛。疑有深部脓肿，其诊断依据最可靠的是

A. 局部红肿　　B. 波动感　　C. 穿刺抽得脓液
D. 患肢功能障碍　　E. 血白细胞计数升高

12. 病人女性，产后 4 周体温升高，右侧乳房疼痛，局部红肿，有波动感，最主要的处理措施是

A. 托起患侧乳房　　B. 33%硫酸镁湿敷　　C. 局部物理疗法
D. 及时切开引流　　E. 全身应用抗生素

13. 病人男性，30 岁。下肢急性蜂窝织炎伴全身化脓性感染，需要抽血做血培养和抗生素敏感试验，最佳采血时间应是

A. 寒战、高热时　　B. 空腹时　　C. 静脉滴注抗生素时
D. 发热间歇期　　E. 抗生素使用后

14. 病人男性，20 岁。足底刺伤后破伤风，频繁抽搐，治疗的最重要环节是

A. 注射破伤风抗毒素　　B. 镇静，解痉　　C. 局部创口处理
D. 全身支持疗法　　E. 病室安静，减少刺激

15. 病人男性，46 岁。几天前在菜地劳动时下肢不慎受伤，现在出现高热、脉速、呼吸急促。伤口处胀裂样剧痛，周围皮肤肿胀，呈紫黑色，按压伤口周围可有捻发感，考虑发生了气性坏疽。最重要的应配合进行处理的是

A. 大量应用抗生素　　B. 患肢病变区广泛切开，彻底清创
C. 注射气性坏疽抗毒血清　　D. 高压氧治疗
E. 输入新鲜血

（三）A_3 型题

病人男性，58 岁。诊断为破伤风。病人抽搐频繁，呼吸道分泌物多，吸痰后效果不佳，目前呼吸困难严重。

16. 应首先采取的措施是

A. 肌注苯巴比妥钠　　B. 口服水合氯醛　　C. 静脉滴注 TAT
D. 立即气管切开　　E. 输液，应用青霉素

17. 可导致破伤风病人死亡的主要原因是

A. 脓毒症　　B. 脱水　　C. 代谢性酸中毒
D. 窒息　　E. 心力衰竭

病人男性，52 岁。突然寒战，高热。查体：左下肢皮肤片状鲜红斑，中央淡，周围深，界限清楚，诊断为丹毒。

18. 引起丹毒的常见病原菌是

A. 金黄色葡萄球菌　B. β-溶血链球菌　C. 无芽胞厌氧菌

D. 大肠杆菌　E. 绿脓杆菌

19. 治疗丹毒应首选

A. 青霉素 G　B. 红霉素　C. 庆大霉素　D. 链霉素　E. 头孢氨苄

20. 对此病人应做好的护理是

A. 呼吸道隔离　B. 消化道隔离　C. 保护性隔离

D. 接触性隔离　E. 血液隔离

病人女性，50 岁。背右侧局限性红肿痛，皮肤表面有多个脓头，中央皮肤有坏死灶，伴寒战、高热。

21. 该病的正确诊断为

A. 疖　B. 痈　C. 急性蜂窝织炎

D. 淋巴结炎　E. 丹毒

22. 最重要的处理措施是

A. 用抗生素　B. 理疗　C. 热疗

D. 沿皮纹纵行切开　E. "+"形切口引流

病人男性，60 岁。患唇痈 1 周，红肿明显。1 天前出现高热、昏迷，眼结膜充血水肿，眼球突出。

23. 病人可能出现的并发症是

A. 败血症　B. 高热昏迷　C. 海绵状静脉窦炎

D. 颅内出血　E. 脑栓塞

24. 出现此并发症可能有关的因素是

A. 挤压或说话多　B. 睡眠欠佳　C. 应用抗生素

D. 局部热敷　E. 应用镇静止痛药

（四）A_4 型题

病人女性，46 岁。3 天前不慎刺伤左示指末节指腹，当时有少量出血。昨日患指肿胀明显，皮肤苍白，有搏动性跳痛，夜间疼痛尤甚，全身不适。

25. 该病人目前的情况是

A. 甲沟炎　B. 甲下脓肿　C. 脓性指头炎

D. 急性化脓性腱鞘炎　E. 化脓性滑囊炎

26. 该病人的临床特点错误的是

A. 病情进展迅速　B. 有针刺样疼痛　C. 患肢下垂时减轻

D. 多伴有全身症状　E. 多因直接刺伤所致

27. 目前首要的处理措施是

A. 局部热敷理疗　B. 切开减压引流　C. 应用抗生素

D. 应用止痛药　E. 穿刺抽脓

28. 患处破溃流脓，持续半月不愈，可能发生

A. 末节指骨坏死　B. 掌中间隙感染　C. 慢性甲沟炎

D. 桡侧化脓性滑囊炎　E. 鱼际间隙感染

病人男性，40 岁。因足底刺伤 5 天后出现全身肌肉强直性收缩，阵发性痉挛，诊断为破伤风。

29. 该病人足底刺伤后的正确处理方法是

A. 清洗伤口，注射抗生素　B. 彻底清创后注射 TAT
C. 包扎伤口前清除异物　D. 用干净布类包扎伤口
E. 乙醇消毒后包扎伤口

30. 该病人注射破伤风抗毒素的目的是
A. 中和游离毒素　B. 抑制破伤风梭菌　C. 杀灭破伤风梭菌
D. 预防肺部感染　E. 镇静、止痛

31. 住院期间限制探视的主要目的是
A. 避免亲友受感染　B. 保护医务人员　C. 预防病人继发感染
D. 减少对病人的刺激　E. 维持病房良好秩序

32. 下列哪一项护理措施与控制痉挛无关
A. 保持病室安静　B. 护理措施要集中进行　C. 按时使用镇静药
D. 鼻饲流质饮食　E. 避免强光照射

33. 如果抽搐频繁，呼吸道分泌物多，导致病人死亡的常见原因是
A. 休克　B. 窒息　C. 肺部感染　D. 心脏损害　E. 酸中毒

(五) 填空题

34. 外科感染按致病菌特性可分 2 类，即________、________。

35. 影响外科感染病程演变的因素是________、________、________。

36. 外科感染的结局有 3 种，即________、________、________。

37. 破伤风的潜伏期一般是____________天；破伤风病人最早发生强直性收缩的肌肉是________；导致破伤风病人死亡的主要原因是________。

38. 破伤风病人应用破伤风抗毒素的作用是________。

(六) 名词解释

39. 外科感染
40. 疖与痈
41. 特异性感染
42. 医院内感染
43. 丹毒
44. 菌血症
45. 脓毒症
46. 破伤风

(七) 简答题

47. 哪些软组织和手部化脓性感染需要及早切开减压？为什么？

48. 化脓性感染病人常见的护理诊断问题有哪些？

49. 外科感染时抗生素的使用原则是什么？

(八) 病案讨论题

50. 病人男性，46 岁。因足底刺伤后发生破伤风。目前全身肌肉强直性收缩阵发性痉挛，呼吸道分泌物多。请根据病人的情况，提出主要护理诊断/问题及相应护理措施。

测试题答案

1. A	2. C	3. D	4. E	5. B	6. D	7. C	8. B	9. E
10. A	11. C	12. D	13. A	14. B	15. B	16. D	17. D	18. B
19. A	20. C	21. B	22. E	23. C	24. A	25. C	26. C	27. B
28. A	29. B	30. A	31. D	32. D	33. B	34～50. 略		

（李　平）

第九章　损伤病人的护理

复习测试题

（一）A_1 型题

1. 现场急救严重损伤病人首先应
   A. 抗休克　B. 镇静止痛　C. 解救窒息
   D. 包扎伤口　E. 骨折固定
2. 必须密切观察尿量和尿色以防发生急性肾衰的损伤病人是
   A. 裂伤　B. 切割伤　C. 剥脱伤
   D. 挤压伤　E. 火器伤
3. 伤口清创的最佳时机在伤后
   A. 6～8 小时内　B. 8～10 小时内　C. 10～12 小时内
   D. 12～14 小时内　E. 24 小时内
4. 烧伤病人的处理，错误的是
   A. 强碱蚀伤时，以大量清水冲洗
   B. 强酸蚀伤时，以大量清水冲洗
   C. 双手烧伤时立即浸泡于凉水中
   D. 磷烧伤体表时，立即用油质敷料包扎
   E. 生石灰烧伤，先除去石灰粉粒，再用清水冲洗
5. 头面部烧伤，应特别警惕
   A. 眼部烧伤　B. 耳部烧伤　C. 鼻部烧伤
   D. 呼吸道烧伤　E. 消化道烧伤
6. 防止烧伤脓毒症的关键是
   A. 正确处理创面　B. 包扎疗法　C. 应用有效抗生素
   D. 全身支持疗法　E. 暴露疗法
7. 呼吸道烧伤最主要护理诊断问题是
   A. 焦虑　B. 组织完整性受损　C. 营养失调
   D. 有窒息的危险　E. 疼痛
8. 大面积烧伤早期的护理诊断“体液不足”，其最主要的相关因素是
   A. 饮水不足　B. 创面渗出　C. 疼痛
   D. 高热　E. 创面脓毒症
9. 烧伤创面包扎疗法，出现哪种情况应立即改为暴露疗法

A. 伤口疼痛 B. 体温升高 C. 敷料被渗液湿透
D. 敷料渗液呈绿色 E. 有脓性渗出物

10. 大面积烧伤病人输液中判断血容量已补足的简便、可靠的依据是
A. 收缩压 90mmHg 以上 B. 脉搏 120 次/分以下
C. 中心静脉压正常 D. 尿量 30ml/h 以上
E. 病人安静，肢体温暖

11. 纱布绷带包扎肢体时，错误的是
A. 包扎的肢体置于功能位 B. 自近心端向远心端包扎
C. 后 1 周包扎压住前 1 周的 1/2 D. 包扎完毕，绷带打结固定
E. 以环形包扎法开始和结束

12. 下肢出血，缚止血带的适宜部位是
A. 大腿上 1/3 处 B. 大腿中 1/3 处 C. 大腿下 1/3 处
D. 大腿中、上 1/3 交界处 E. 大腿中、下 1/3 交界处

13. 包扎四肢时，指(趾)端暴露的目的是为了
A. 整齐、美观 B. 节省绷带 C. 观察血运情况
D. 固定方便 E. 病人感觉舒适

14. 冻僵病人复温的最好措施是
A. 迅速移至暖室 B. 大量饮热茶
C. 置于 40℃温水中浸泡 D. 肌内注射兴奋剂
E. 快速输血

15. 毒蛇咬伤病人的急救护理，正确的是
A. 患肢宜平置 B. 患肢宜低垂 C. 患肢宜抬高
D. 患肢多活动 E. 患肢多按摩

(二) A_2 型题

16. 病人男性，22 岁。右小腿被钝性暴力打伤，局部肿胀明显，见皮下瘀血斑。错误的处理是
A. 局部制动 B. 抬高患肢 C. 血肿加压包扎
D. 早期局部热敷 E. 后期局部理疗

17. 病人男性，19 岁。头部被玻璃瓶刺伤 2 天。见一 6cm 长裂口，脓性分泌物较多，处理的方法是
A. 清创后不予缝合 B. 清创并缝合 C. 换药控制感染
D. 清创后湿敷包扎 E. 清创缝合并放置引流

18. 病人女性，25 岁。腕关节扭伤，为防止皮下出血和组织肿胀，早期选用
A. 局部按摩 B. 红外线照射 C. 冰袋冷敷
D. 湿热敷 E. 放置热水袋

19. 病儿男性，4 岁。右足第二趾切割伤 2 小时来诊，在清创时护士对病儿家长做健康教育，其中不妥的说法是
A. 受伤后 6～8 小时内是清创的最佳时机
B. 用 3%过氧化氢溶液冲洗伤口可预防破伤风
C. 小儿作白百破免疫注射可预防破伤风

D. 该病儿需注射 TAT，注射量为成人的 1/2

E. 如出现乏力、头痛、烦躁、嚼肌紧张应及时就医

20. 病人女性，32 岁。大面积烧伤并呼吸道烧伤 6 小时，现神志淡漠，面色苍白，皮肤湿冷，P110 次/分，R40 次/分，BP60/40mmHg，尿量 10ml/h。该病人的护理诊断问题中错误的是

A. 体液不足　　B. 有感染的危险　　C. 有窒息的危险

D. 皮肤完整性受损　　E. 潜在并发症：休克

21. 病人男性，30 岁。颜面、胸、腹、两前臂、双手、两小腿、双足Ⅱ度及Ⅲ度烧伤，背部也有散在Ⅱ度烧伤约三手掌大小。烧伤总面积是

A. 10%　　B. 20%　　C. 30%

D. 40%　　E. 50%

22. 病人男性，19 岁。不慎被开水烫伤右前臂，局部疼痛，水疱破裂，基底潮湿，均匀发红。病人烧伤的深度是

A. Ⅰ度　　B. 浅Ⅱ度　　C. 深Ⅱ度

D. Ⅲ度　　E. 深Ⅱ度和Ⅲ度

23. 烧伤病人，体重 60kg。Ⅱ度烫伤总面积为 80%，第二个 24 小时应输入的电解质、胶体液量估计为

A. 2000ml　　B. 2500ml　　C. 3000ml

D. 3600ml　　E. 4000ml

24. 病人男性。烧伤后 3 周，T36℃，P140 次/分，血白细胞计数为 3×10^9/L，创面有黑色出血性坏死斑。应考虑为

A. 金黄色葡萄球菌脓毒症　　B. 大肠埃希菌脓毒症

C. 铜绿假单胞菌脓毒症　　D. 真菌性脓毒症

E. 化脓性链球菌脓毒症

25. 病人女性，35 岁。大面积烧伤后发生了创面脓毒症。防治其全身性感染的关键措施是

A. 密切观察病情变化　　B. 正确处理创面

C. 及时补充有效循环血量　　D. 及时、足量使用有效抗生素

E. 维持室内适宜的温度和湿度

26. 病儿，6 岁。头顶部头皮裂伤 4 小时。清创缝合后，准备用纱布绷带包扎固定，以下哪种方法合适

A. 环形　　B. 螺旋形　　C. 螺旋反折形

D. 回反形　　E. “8”字形

27. 病人女性，双足冻伤。经复温后检查发现：局部红肿明显，且有水疱形成。其冻伤程度应是

A. Ⅰ度冻伤　　B. Ⅱ度冻伤　　C. Ⅲ度冻伤

D. 浅部冻伤　　E. 深部冻伤

28. 病人男性，43 岁。8 小时前因塌方砸伤双下肢，伤后排尿 1 次，尿呈浓茶色。体检：神志清楚、BP140/90mmHg，P64 次/分，心律不齐，下列治疗哪项错误

A. 输入甘露醇　　B. 输入碳酸氢钠　　C. 输血

D. 口服离子交换树脂 E. 输入葡萄糖和胰岛素

29. 病人男性，23岁。左小腿刀割伤6小时，伤口长约5cm，伤口处理正确的是
A. 用消毒敷料包扎 B. 局部应用抗菌药和止血剂
C. 伤口表面放消炎粉 D. 立即用胶布粘合伤口
E. 伤口彻底清创缝合后包扎

30. 病人男性。头部击伤，头皮裂开已10小时，伤口无明显感染，其处理为
A. 凡士林纱布覆盖 B. 清创并置放胶片引流
C. 彻底清创，一期缝合 D. 观察2～3天，二期缝合
E. 不予缝合，每天换药

31. 病人女性，24岁。大面积烧伤后2周，出现头痛、寒战、高热，P116次/分，BP100/80mmHg，烦躁不安，血白细胞25×10^9/L，血细菌培养阳性。可能合并
A. 菌血症 B. 毒血症
C. 全身炎症反应综合征 D. 创面脓毒症
E. 感染性休克

32. 病人男性，35岁。炼钢工人，工作中不慎被烧伤。Ⅲ°烧伤面积达70%。应采用
A. 严密隔离 B. 保护性隔离 C. 呼吸道隔离
D. 消化道隔离 E. 接触性隔离

33. 病人男性，50岁。被开水烫伤左手和右下肢(不含臀部)，腹部左侧亦有两手掌的小烫伤创面，局部有大小不等的水疱，创面水肿明显，剧烈疼痛。其面积和深度为
A. 24%浅Ⅱ°烧伤 B. 24%深Ⅱ°烧伤 C. 25%浅Ⅱ°烧伤
D. 25%深Ⅱ°烧伤 E. 27%浅Ⅱ°烧伤

34. 病人男性，46岁。头面部躯干部烧伤，32%浅Ⅱ°烧伤，经补液扩容治疗后，血压97/75mmHg，表示为
A. 血容量已恢复 B. 血容量不足 C. 血容量严重不足
D. 心源性休克 E. 肾衰竭

35. 病人女性，不慎开水烫伤，右下肢浅Ⅱ°烧伤，清创后采取包扎治疗，以下哪种方法不妥
A. 凡士林油纱布覆盖、包扎 B. 烧伤中药制剂涂后包扎
C. 烧伤西药制剂涂后包扎 D. 甲紫溶液涂后包扎
E. 包扎后肌肉注射TAT

(三) A_3 型题

病人男性，37岁。施工中因工程塌方，被埋在泥土中。救出后见右下肢严重肿胀，组织广泛缺血与坏死。

36. 此时的损伤多为
A. 挫伤 B. 扭伤 C. 挤压伤
D. 冲击伤 E. 爆震伤

37. 对病人的现场急救首先是
A. 尽快使病人脱离危险 B. 镇静止痛
C. 输液输血 D. 骨折及时复位
E. 休克不做处理，立即送医院

病人男性，31岁。体重60kg。烧伤后4小时送至医院。右上肢水肿明显，剧烈疼痛，有

较大水疱；双下肢(不含臀部)无水疱，皮肤焦黄色如皮革样，触之不痛。

38. 该病人的烧伤深度为
    A. 右上肢浅Ⅱ°烧伤，双下肢Ⅲ°烧伤　B. 右上肢深Ⅱ°烧伤，双下肢Ⅲ°烧伤
    C. 右上肢浅Ⅱ°烧伤，双下肢深Ⅱ°烧伤　D. 右上肢深Ⅱ°烧伤，双下肢浅Ⅱ°烧伤
    E. 右上肢与双下肢均为深Ⅱ°烧伤
39. 烧伤后第一个 24 小时的补液总量大约是
    A. 4500ml　B. 5250ml　C. 6500ml
    D. 7250ml　E. 7500ml
40. 输液过程中简便又可靠的观察指标是
    A. 收缩压＞90mmHg　B. 脉搏＜120 次/分　C. 中心静脉压正常
    D. 尿量＞30ml/h　E. 肢端温暖

病人男性，38 岁。因室内着火被烧伤头、颈、背、胸、臀，部分为深Ⅱ°烧伤。

41. 为保持创面干燥，防止感染，适宜选用
    A. 半卧位　B. 侧卧位　C. 俯卧位
    D. 仰卧位　E. 睡翻身床，定时翻身
42. 如果病人睡翻身床，伤后最初俯卧位不宜超过
    A. 4 小时　B. 3 小时　C. 1 小时
    D. 0.5 小时　E. 20 分钟
43. 病人除了抗休克，应重点观察的部位是
    A. 眼　B. 外耳　C. 泌尿道
    D. 呼吸道　E. 消化道
44. 病人感胸闷，颈部肿胀明显，最佳处理是
    A. 激素治疗　B. 蒸汽治疗　C. 气管切开
    D. 利尿　E. 吸氧

病人男性，18 岁。在树丛行走时被蛇咬伤后，局部皮肤留下一对大而深的齿痕，伤口出血不止，周围皮肤迅速出现瘀斑、血泡。

45. 应优先采取下列何种急救措施
    A. 首先呼救　B. 早期绑扎伤处近心端的肢体
    C. 伤口排毒　D. 反复挤压伤口
    E. 立即奔跑到医院
46. 为减慢毒素吸收，伤肢应
    A. 与心脏置于同一高度　B. 限动并下垂　C. 抬高
    D. 局部热敷　E. 局部按摩
47. 为降解伤口内蛇毒，可用于伤口外周封闭的是
    A. 胰蛋白酶　B. 糜蛋白酶　C. 淀粉酶
    D. 脂肪酶　E. 地塞米松

(四) A_4 型题

病人男性，26 岁。右肘外侧皮肤挫裂伤 4 小时。创面 15cm×3cm，伤口内有沙土污染。

48. 目前处理原则主要是
    A. TAT＋抗生素　B. 清创缝合＋TAT　C. 清创不缝合＋TAT

D. 换药＋抗生素 E. 清创缝合＋引流

49. 用纱布绷带给该病人包扎固定，包扎方法主要选用

A. 环形 B. "8"字形 C. 螺旋形

D. 螺旋反折形 E. 回反形

50. 在3天后，发现伤口红肿明显，有较多脓性分泌物。应采取的主要措施是

A. 继续观察 B. 使用大量青霉素 C. 使用大量TAT

D. 向伤口内塞置引流条 E. 立即拆去缝线＋换药

病人男性，33岁。车祸致双下肢挤压伤，神志尚清楚，表情淡漠，明显口渴，面色苍白，皮肤湿冷，脉率120次/分，血压80/60mmHg，中心静脉压3.5cmH_2O，毛细血管充盈迟缓，血pH 7.3。

51. 该病人的情况是

A. 未发生休克 B. DIC形成 C. 休克代偿期

D. 中度休克期 E. 重度休克期

52. 该病人循环系统的主要病理生理改变为

A. 心功能不全 B. 容量血管过度收缩 C. 血管通透性增加

D. 有效循环血量严重不足 E. 动-静脉短路

53. 对该病人进行救治，应从何时开始使用抗生素

A. 抢救开始时 B. 休克控制后 C. 决定手术前

D. 手术后 E. 病情进一步恶化

54. 病人急诊住院后，首先采取的有效措施是

A. 应用收缩血管药 B. 补充血容量 C. 纠正酸中毒

D. 增强心肌收缩力 E. 应用扩血管药物

病人男性，22岁。体重60kg。不慎被开水烫伤，自觉剧痛，头面部、颈部及双上肢均有水疱。

55. 此病人的烧伤面积为

A. 30％ B. 20％ C. 27％

D. 32％ E. 35％

56. 此病人的烧伤程度为

A. 轻度烧伤 B. 小面积烧伤 C. 中度烧伤

D. 重度烧伤 E. 特重度烧伤

57. 伤后3小时，病人诉口渴。体检：脉搏100次/分。血压80/60mmHg，尿量15ml/h。目前状况形成的主要原因是

A. 输液量不足 B. 血浆渗出 C. 创面水份蒸发

D. 心排出量减少 E. 末梢血管扩张

58. 若对该病人实施补液治疗，伤后第一个8小时应输入电解质溶液量为

A. 810ml B. 910ml C. 1620ml

D. 1215ml E. 8100ml

(五) 填空题

59. 损伤按致伤原因分为4类，即________、________、________、________。

60. 开放性损伤的伤口修复过程分为3个阶段，即________、________、________。

61. 烧伤后大量液体从创面渗出，其渗出速度在伤后________小时最快，所以应在首个8小时内输入24小时胶体、电解质溶液总量的________%。

62. 烧伤的病程在临床上可分为3期，即________、________、________。

63. 烧伤程度主要取决于________和________。

64. 冷伤分为2类，即________、________。

（六）名词解释

65. 损伤

66. 挤压综合征

67. 撕脱伤

68. 开放性创伤

69. 清创术

70. 一期愈合

71. 创面脓毒症

72. 非冻结性冷伤

（七）简答题

73. 创伤的现场急救措施有哪些？

74. 观察烧伤病人补液时，判断有效循环血量恢复的指标是什么？

75. 简述烧伤后包扎疗法病人的护理措施。

76. 简述毒蛇咬伤病人的现场急救措施。

（八）病案讨论题

77. 男性病人，32岁。体重70kg，烧伤后1小时送至医院。右上肢水肿明显，剧烈疼痛，有较大水疱；双下肢皮肤焦黄色如皮革样，触之不痛。入院时病人神情紧张，大声喊痛。问该病人的烧伤面积和深度是多少？该病人第一个24小时的补液总量是多少？提出该病人主要的护理诊断/问题及应该采取的相应护理措施。

测试题答案

1. C	2. D	3. A	4. D	5. D	6. A	7. D	8. B	9. D
10. D	11. B	12. B	13. C	14. C	15. B	16. D	17. C	18. C
19. D	20. E	21. E	22. B	23. D	24. C	25. B	26. D	27. B
28. C	29. E	30. C	31. A	32. B	33. C	34. B	35. D	36. C
37. A	38. A	39. C	40. D	41. E	42. C	43. D	44. C	45. B
46. B	47. A	48. B	49. B	50. E	51. D	52. D	53. A	54. B
55. C	56. C	57. B	58. A					

59～77. 略

（卢森泉）

第十章 伤口护理

复习测试题

(一) A_1 型题

1. 下列换药的基本操作,哪项错误
   A. 外层敷料可用手揭除
   B. 内层敷料应用镊子揭除
   C. 双镊操作,其中一把接触伤口
   D. 敷料与伤口粘连,应浸湿后再揭除
   E. 胶布粘贴方向应与肢体、躯干的长轴平行
2. 一般病人换药用过的器械物品处理应
   A. 先清洁后灭菌　B. 先灭菌后清洗
   C. 先浸泡后清洁　D. 先浸泡,后清洁再灭菌
   E. 先清洁,后浸泡再灭菌
3. 健康肉芽组织的特点是
   A. 肉芽高出创面　B. 肉芽鲜红,呈颗粒状触之易出血
   C. 肉芽表面光滑,触之不易出血　D. 肉芽质硬,色暗灰
   E. 肉芽暗红无光泽
4. 创面有大量坏死组织和脓液时,换药宜选用的外用药是
   A. 攸锁　B. 0.1%雷佛奴尔　C. 0.02%呋喃西林
   D. 5%氯化钠　E. 0.1%苯扎溴铵
5. 缝合伤口,下列哪种情况应提前拆线
   A. 伤口有缝线反应　B. 伤口红肿、化脓　C. 伤口疼痛
   D. 体温升高　E. 以上都不是
6. 伤口的处理方法,哪项不妥
   A. 一般缝合伤口于手术后2~3天更换伤口敷料
   B. 缝合伤口出现缝线反应者,以70%乙醇纱布湿敷
   C. 肉芽生长健康者,以盐水棉球沾去分泌物后,外敷凡士林纱布
   D. 伤面脓液稠厚且坏死组织多,0.02%高锰酸钾溶液湿敷
   E. 脓腔较深者可用3%的过氧化氢溶液冲洗
7. 为防止交叉感染下列哪类伤口应首先换药
   A. 脓肿切开引流　B. 下肢慢性溃疡

C. 急性胆囊炎术后换药 D. 疝修补术后拆线
E. 急性阑尾炎术后拆线

8. 伤口更换敷料次数的叙述，哪项正确
A. 一期缝合伤口术后2～3天换药无异常，可至拆线再换药
B. 分泌物不多的伤口，每日换药1次
C. 肉芽组织生长良好的伤口，不用再换药
D. 脓性分泌物多，感染重的伤口，每日只换药1次
E. 浅表伤口，不用换药

(二) A_2 型题

9. 病人女性，35岁。胃大部切除术后4天，体温38.5℃，切口中部红肿，轻按压有脓液自切口中间溢出。重要的处理是
A. 理疗热敷 B. 反复多次换药 C. 拆除缝线引流
D. 外敷消炎膏 E. 反复抽脓

10. 病人男性，45岁。疝修补手术后3天，伤口处出现红肿、硬结。经理疗、抗感染处理，炎症渐消散，伤口愈合。可记录
A. Ⅰ/甲 B. Ⅰ/乙 C. Ⅰ/丙
D. Ⅱ/丙 E. Ⅱ/甲

11. 病人男性，23岁。左臀部疖形成脓肿，切开引流前皮肤消毒宜选用
A. 70%乙醇溶液 B. 3%硼酸溶液 C. 0.5%碘附
D. 3%过氧化氢溶液 E. 0.9%氯化钠溶液

12. 病人女性，35岁。前臂切割伤后，换药时见伤面肉芽组织色鲜红，呈颗粒状，分泌物不多，触之出血，换药时应用
A. 5%氯化钠溶液湿敷 B. 0.1%依沙吖啶溶液湿敷
C. 2%硝酸银烧灼 D. 红外线局部照射
E. 凡士林纱布覆盖

13. 病人男性，15岁。左肩部外伤后第5天，伤口肿痛，脓性分泌物较多，伤口周围组织有波动感，主要处理是
A. 理疗热敷 B. 抗生素继续应用 C. 扩创引流
D. 外敷消炎膏 E. 反复抽脓

14. 病人女性，23岁。左小腿挫裂伤一周，创面约15cm×3cm，有较多坏死组织与脓液，创面湿敷应选用的溶液是
A. 3%氯化钠溶液湿敷 B. 70%乙醇湿敷 C. 攸锁湿敷
D. 10%硝酸银烧灼 E. 过氧化氢溶液湿敷

15. 病人女性，35岁。甲状腺手术后，全身情况良好，护士换药时见伤口一针眼缝线处有小脓点，正确的处理方法是
A. 立即拆去此针缝线 B. 大剂量抗生素应用
C. 拆线引流 D. 以干棉球清除脓液后涂碘酊和乙醇
E. 无需处理

16. 病人男性，18岁。头部刀伤6天，伤口裂开，脓性分泌物较多。处理方法是
A. 彻底清创并缝合 B. 清创处理伤口不缝合

C. 控制感染,定期更换敷料　　D. 清创缝合并放置引流
E. 清创、湿敷、包扎

(三) A_3 型题

病人男性,33 岁。左上臂刀割伤后 7 小时,伤口长 8cm。清创缝合处理后,需换药。

17. 应如何选择换药次数
A. 每日或隔日换药 1 次,并观察　　B. 保持敷料干燥即可
C. 拆线再换药　　D. 每日理疗并换药
E. 为了防止感染,每日要至少换药 2 次

18. 给此病人换药,下列哪项操作是错误的
A. 外层敷料可用手揭除　　B. 内层敷料用镊子揭去
C. 双镊操作,一把接触伤口　　D. 碘附棉球消毒伤口
E. 粘贴胶布与肢体纵轴平行

19. 用纱布绷带给病人固定敷料,包扎方法应选用
A. 环形　　B. 蛇形　　C. 螺旋形
D. "8"字形　　E. 回反形

病人男性,49 岁。患糖尿病。不慎发生前臂切割伤,伤口未见明显污染。急诊清创缝合术后 5 天,切口疼痛,肿胀,T39.5℃,局部穿刺抽出脓液。

20. 此病人的切口情况属于
A. 缝线反应　　B. 针眼脓肿　　C. 伤口感染
D. 伤口异常　　E. 伤口瘀血

21. 此病人应首选下列何种处置
A. 用 70%的乙醇湿敷　　B. 静脉滴注抗生素
C. 用红外线照射　　D. 拆线引流
E. 用 0.02%呋喃西林湿敷

22. 影响此病人愈合的主要因素可能为
A. 细菌感染　　B. 创口内异物　　C. 血运障碍
D. 创口引流不畅　　E. 糖尿病

病人男性,29 岁。化脓性阑尾炎术后三天切口疼痛,并有发热,检查切口有脓液。

23. 此病人的切口情况属于
A. 腹腔脓肿　　B. 切口内出血　　C. 切口感染
D. 切口异常　　E. 缝线反应

24. 此病人处置方法主要是
A. 用 70%乙醇湿敷　　B. 用 0.02%呋喃西林湿敷
C. 用红外线照射　　D. 拆线引流
E. 静脉滴注抗生素

25. 切口愈合记录为
A. Ⅰ/乙　　B. Ⅱ/丙　　C. Ⅲ/乙
D. Ⅳ/丙　　E. Ⅰ/丙

病人女性,24 岁。右前臂外伤 2 小时,伤口深而长,污染较重,准备清创缝合。

26. 清创缝合的目的错误的是

A. 使伤口转变为清洁伤口　B. 免去使用抗生素
C. 预防破伤风　D. 清除异物和坏死组织
E. 争取一期愈合

27. 应用哪种溶液冲洗伤口
A. 0.1%氯己定　B. 3%～5%氯化钠　C. 3%过氧化氢
D. 2%高锰酸钾　E. 2%依沙吖啶

28. 以下哪种绷带包扎方法适用于该病人
A. 重叠形　B. 蛇形　C. 回反形
D. 螺旋反折形　E. “8”形

病人女性，25 岁。产后 23 天。检查：T39℃，R20 次/分。其左乳外下象限局部红肿、疼痛、皮温高，触之有波动感。

29. 该病人应考虑为
A. 炎性乳癌　B. 乳腺囊性增生病　C. 乳房脓肿
D. 乳房纤维腺瘤　E. 乳房肉瘤

30. 该病人应采取的主要治疗措施为
A. 乳癌根治术　B. 脓肿切开引流术　C. 大剂量使用抗生素
D. 单纯乳房切除术　E. 肿块切除术

31. 如果手术处理，最宜选用的引流物是
A. 凡士林纱条　B. 烟卷式引流卷　C. 引流胶管
D. 干纱条　E. 橡皮片

病人男性，21 岁。阑尾切除术后 3 天，体温正常。换药时发现伤口针眼处皮肤发红，稍肿胀。

32. 此时伤口的情况是
A. 缝线反应　B. 伤口浅层感染　C. 伤口深层感染
D. 脓肿形成可能　E. 伤口裂开可能

33. 正确的处理方法为
A. 拆除有关缝线　B. 70%乙醇湿敷　C. 10%鱼石脂外敷
D. 0.1%依沙吖啶湿敷　E. 拆除部分缝线敞开引流

(四) 填空题

34. 换药过程中始终坚持的操作法是________。揭除敷料的方向与________平行。
35. 一般伤口的四周皮肤消毒应由________，化脓伤口应________。
36. 背及臀部手术后的缝合伤口，一般在术后________天拆线。
37. 手术后伤口的预防性引流条，一般在术后________小时拔除。
38. 一期缝合切口一般在术后第________天应更换敷料，以观察切口情况。
39. 不同病人伤口的换药顺序是先________、再________、后________。

(五) 简答题

40. 简述换药的操作方法？
41. 缝合伤口出现感染情况时应如何处理？

(六) 病案讨论题

42. 病人女性，42 岁。体质较瘦弱。因患急性胆囊炎行胆囊切除术后 5 天，体温

38.5℃，感切口疼痛，换药时发现伤口有脓液溢出。请问：

(1)对该病人处理与护理时应采取什么措施？

(2)此伤口经积极处理渐愈合，愈合结果应如何记录？

测试题答案

1.E	2.E	3.B	4.A	5.B	6.D	7.D	8.A	9.C
10.B	11.C	12.E	13.C	14.C	15.D	16.C	17.A	18.E
19.C	20.C	21.D	22.E	23.C	24.D	25.D	26.B	27.C
28.D	29.C	30.B	31.A	32.A	33.B			

34～42.略

（杨 环）

第十一章　肿瘤病人的护理

复习测试题

(一) A_1 型题

1. 提高恶性肿瘤疗效的关键是
   A. 综合治疗　B. 早期治疗　C. 手术治疗
   D. 免疫治疗　E. 中西医结合治疗
2. 确定肿瘤性质最可靠的检查是
   A. 实验室检查　B. 超声检查　C. CT 检查
   D. 内镜检查　E. 病理学检查
3. 下列哪项是良性肿瘤的特点
   A. 发生转移　B. 膨胀性生长　C. 浸润性生长
   D. 与周围组织界限不清　E. 从不危及生命
4. 恶性肿瘤最本质的表现是
   A. 浸润性生长　B. 生长迅速　C. 出现转移
   D. 异型性明显　E. 有出血坏死
5. 为减轻晚期肿瘤病人的痛苦,改善生存质量,常采用
   A. 预防性手术　B. 扩大根治手术　C. 减瘤手术
   D. 姑息性手术　E. 重建手术
6. AFP 可明显增高的肿瘤是
   A. 肝癌　B. 乳癌　C. 肺癌
   D. 胃癌　E. 结肠癌
7. 5-氟尿嘧啶属于下列哪类化疗药物
   A. 细胞毒素类　B. 抗代谢类　C. 抗生素类
   D. 生物碱类　E. 激素类
8. 下列哪种为良性肿瘤
   A. 肾母细胞瘤　B. 白血病　C. 乳房纤维腺瘤
   D. 结肠癌　E. 骨肉瘤
9. 肿瘤最常见的局部表现是
   A. 肿块　B. 溃疡　C. 出血
   D. 梗阻　E. 疼痛
10. 肿瘤病人三级止痛方案的有关用药原则,下列哪项不符

A. 按时给药　　B. 小剂量开始　　C. 据止痛效果渐增加药量
D. 先口服给药　　E. 口服无效则静脉给药

11. 原位癌的主要特征是
A. 发生于黏膜、表皮和腺体
B. 癌细胞占据上皮全层,但基底膜仍完整
C. 胃黏膜内癌是一种原位癌
D. 可以治愈
E. 上皮内出现异型性的细胞

(二) A_2 型题

12. 病人男性,50 岁。从门诊病历上获知自己患恶性肿瘤时,他不言不语,眼神呆滞,找医生询问"是否有误"。当日下午求诊于另一家医院。此病人的心理状态是处于
A. 震惊否认期　　B. 愤怒期　　C. 磋商期
D. 抑郁期　　E. 接受期

13. 病人男性,18 岁。9 个月前因左股骨下段骨肉瘤行髋关节离断术,并进行系统化疗,最近 2 周出现左胸痛伴咳嗽,胸片检查示左肺上叶转移性肿瘤,分析其转移途径可能是
A. 直接蔓延扩散　　B. 通过呼吸道传播　　C. 通过静脉回流
D. 通过淋巴转移　　E. 手术种植转移

14. 病人男性,54 岁。体检 B 型超声发现肝右叶 3cm 实质性占位,查甲胎蛋白(AFP)明显升高,肝功能正常,8 年前有肝炎病史。目前最佳处理方案是
A. 观察随访　　B. 手术治疗　　C. 肝动脉栓塞
D. 放疗　　E. 化疗

15. 病人女性,58 岁。胃部不适,上腹隐痛十余年。病人消瘦,贫血。进行 X 线钡餐检查发现胃壁上有一较大龛影。为了进一步明确诊断,目前最佳的检查是
A. 胃超声检查　　B. 胃螺旋 CT 检查　　C. 胃镜取活检检查
D. 胃液脱落细胞检查　　E. 胃气钡双重造影检查

16. 病人女性,40 岁。正在接受化疗,其实验室检查结果为:血红蛋白 110g/L,血小板计数 $70\times10^9/L$,白细胞 $2\times10^9/L$。针对这种情况,护士所采取的护理措施错误的是
A. 让病人住单人房间　　B. 进入及离开房间时洗手
C. 禁止感冒人员访视病人　　D. 不让病人进食未煮熟的蔬菜
E. 建议病人使用促进红细胞生成药物

17. 病人男性,85 岁。肿瘤晚期,正在接受临终护理。由于肿瘤侵犯肠道导致不完全性肠梗阻,发生恶心、呕吐。目前最佳的针对恶心呕吐的治疗及护理措施是
A. 禁食　　B. 胃肠减压　　C. 静脉应用止吐药物
D. 给予流质饮食　　E. 使用容积性泻药

18. 病人男性,52 岁。由于结肠癌正在进行化学药物治疗,当病人出现下列哪种情况时表示化疗药物引起了肺毒性
A. 食欲减退　　B. 困倦　　C. 疲乏
D. 膈肌痉挛　　E. 咳嗽和呼吸短促

19. 病人女性,30 岁。近日被某医院诊断为恶性黑色素瘤,尔后前往多家医院就诊复查,她的这种表现属于

A. 震惊否认　　B. 愤怒　　C. 磋商
D. 正常心理　　E. 接受

20. 病人女性，62 岁。因癌症接受化疗后出现皮肤瘙痒，护士建议病人皮肤瘙痒发生时最好采取

A. 穿宽松柔软的纯棉衣服　　B. 在凉爽潮湿的房间睡觉
C. 增加液体摄入，＞3000ml/d　　D. 每天用防臭香皂洗澡
E. 每天涂抹润肤露

21. 病人 42 岁女性。接受化疗后头发大部分脱落，护士最好应该如何对这个病人说

A.“新生头发是灰色的”
B.“脱发是暂时性的”
C.“新生头发的质地和颜色与化疗前一样”
D.“可能的话应该避免戴假发”
E.“有没有头发都是一样的”

22. 宫颈癌病人接受化疗后发生恶心呕吐，护士应该如何指导她的饮食

A. 少量多餐　　B. 限制液体摄入　　C. 吃无味的冷食物
D. 正常饮食　　E. 限制食物摄入

（三）A_3 型题

病人男性，65 岁。咳嗽，痰中带血丝 2 月余，胸痛半月。消瘦，锁骨上淋巴结未扪及。胸部 X 线片显示右上肺叶肿块影像，形态不规则，边缘有毛刺。痰细胞学检查为阴性。该病人有 35 年吸烟史，目前吸烟 10～20 支/天。

23. 该病人为确定诊断，最好采用

A. CT　　B. 血清学检查　　C. B 型超声
D. 纤维支气管镜　　E. 放射性核素扫描

24. 若确诊为“肺癌”，应首选的治疗方法是

A. 肺癌根治术　　B. 放射治疗　　C. 单药化疗
D. 中医治疗　　E. 内分泌治疗

25. 病人在治疗过程中，下列护理错误的是

A. 手术治疗前须戒烟 1 个月以上　　B. 手术治疗前需给营养支持
C. 放疗前需检查血常规　　D. 化疗中需监测血常规
E. 静脉化疗药漏皮下即行冷敷

（四）A_4 型题

病人男性，45 岁。近两个月出现肝区疼痛，乏力，消化不良，腹胀，食欲减退，消瘦明显，无黄疸。肝于右肋下可触及 3.0cm，腹部移动性浊音（－），诊断为肝癌。

26. 对诊断有重要意义的实验室检查是

A. 血常规　　B. 肝炎系列　　C. 肝功能
D. AFP　　E. 血浆蛋白测定

27. 诊断价值不大的检查是

A. CT　　B. B 型超声　　C. MRI
D. ERCP　　E. ECT

28. 在可能实施的情况下，治疗最有效的方法为

A. 手术切除病灶　　B. 肝动脉结扎　　C. 肝动脉栓塞
D. 化疗　　E. ^{60}钴照射

(五) 填空题

29. 恶性肿瘤常见的转移方式有______、______、______、______。

30. 肿瘤化学药物治疗或放射线治疗中，血白细胞低于________/L，或血小板低于______/L，应停止治疗。

31. 国际抗癌联盟提出的肿瘤 TNM 分期中，T 代表______，N 代表______，M 代表________。

32. 肿瘤的生物治疗包括______治疗和______治疗。

33. 肿瘤病理学检查方法包括______、______和______。

34. 恶性肿瘤分化程度可分为______、______、_______。

35. 恶性肿瘤的发生发展过程包括______、________、______ 3 个阶段。

(六) 名词解释

36. 临界肿瘤
37. 肿瘤根治术
38. TNM 分期法
39. 癌前期与癌前疾病

(七) 简答题

40. 恶性肿瘤病人的护理诊断“有感染的危险”，主要相关因素有哪些？

41. 恶性肿瘤病人化学药物治疗的不良反应有哪些？

42. 叙述肿瘤病人的心理分期及各期的护理措施(要点)。

43. 叙述肿瘤放疗病人的护理措施(要点)。

(八) 病案讨论题

44. 病人男性，60 岁。因黄疸、腹痛 40 天入院。病人述说 40 天来，巩膜、皮肤发黄；持续腹痛，牵涉至腰背，不敢平卧，夜间不能入睡，痛苦难忍。患病来常恶心，不思饮食。临床诊断：胰头癌(晚期)。查体：体重 45kg；体形消瘦，面容憔悴，精神萎靡，表情痛苦，皮肤黏膜黄染；取坐位，弯腰弓背。请提出该病人目前的两条主要护理诊断及相应护理措施。

测试题答案

1. B　2. E　3. B　4. C　5. D　6. A　7. B　8. C　9. A
10. E　11. B　12. A　13. C　14. B　15. C　16. E　17. C　18. E
19. A　20. A　21. B　22. A　23. D　24. A　25. A　26. D　27. D
28. A

29～44. 略

(高　睿)

第十二章　微创外科病人的护理

复习测试题

（一）A_1 型题

1. 腹腔镜手术与传统的开腹手术相比，改变的主要是

A. 手术方式　　B. 手术原则　　C. 手术目的
D. 手术时间　　E. 手术种类

2. 腹腔镜手术中，出现气体栓塞并发症后应采取的措施是

A. 立即解除气腹　　B. 吸入纯氧　　C. 左侧卧位
D. 通过中央静脉插管抽出右心房、肺动脉内的气体
E. 以上都是

3. 胸腔镜手术的优点叙述，不妥的是

A. 创伤小　　B. 术后恢复快　　C. 对胸腔脏器干扰小
D. 术后疼痛轻　　E. 对美容影响小

4. 膀胱肿瘤最佳的确诊方法是

A. 依据典型症状　　B. 双合诊检查
C. 尿常规检查　　D. 腹部平片检查
E. 膀胱镜检查

5. 一般而言，下列肺部疾病不宜采用胸腔镜手术治疗的是

A. 周围型肺癌　　B. 肺部转移癌　　C. 肺良性肿瘤或病变
D. 严重肺气肿　　E. 中央型肺癌

（二）A_2 型题

6. 病人男性，27 岁。潜水员。无外伤史，突发右侧胸痛、胸闷 12 小时。X 线胸片显示右侧气胸，右肺压缩 30%。最佳处理方式为

A. 抗感染治疗，继续观察　　B. 胸腔穿刺抽气　　C. 胸腔闭式引流
D. 电视胸腔镜手术　　E. 开胸探查

7. 病人男性，63 岁。慢性胆囊炎，胆囊结石，拟在腹腔镜下行胆囊切除术。病人曾患心肌梗死，手术治疗至少应在心肌梗死后多长时间施行

A. 4 周以后　　B. 2 周以后　　C. 6 周以后
D. 12 周以后　　E. 24 周以后

8. 病人女性，57 岁。近一个月来感觉右胸部疼痛。胸部 CT 发现右下肺外带 2cm×3cm 大小密度增高影，且与胸壁无界限。最佳诊断方法是

A. CT 检查　　B. 纤维支气管镜检查
C. 经胸壁针吸活检　　D. 胸腔镜手术
E. 开胸探查

9. 病人男性，32 岁。右肾绞痛后尿闭 1 天，腹部平片可见双侧输尿管中段各有结石一枚，约 1cm 大小，左肾内还有鹿角形结石，急诊处理应先试用

A. 服中药排石　　B. 中西医结合解痉排石
C. 膀胱镜下输尿管插管引流尿液　　D. 应用利尿药物
E. 立即手术输尿管切开取石

10. 病人男性，22 岁。长期咳嗽，痰中带血或咯血反复发作 10 余年，支气管碘油造影显示左下肺及左上肺舌段呈柱状及囊状支气管扩张，对该病人行肺叶加肺段切除术，下列术后护理中，错误的是

A. 保持呼吸道通畅，鼓励病人咳嗽、排痰
B. 雾化吸入和应用抗生素
C. 适当应用镇痛剂
D. 必要时鼻导管吸痰或纤维支气管镜吸痰
E. 胸膜腔引流水封瓶内水柱无波动时拔出引流管

11. 病人男性，68 岁。体检胸片发现右肺下叶周围性结节，大小约 2.5cm×2.0cm，最佳诊断方法是

A. 胸部 CT 检查　　B. 纤维支气管镜检查
C. 胸壁肺穿刺活检　　D. 开胸探查
E. 胸腔镜手术探查

12. 病人女性，63 岁。体检胸片发现右肺下叶阴影，胸部 CT 发现右肺下叶后基底段 2cm 大小占位病灶，考虑肺癌可能性大，纤维支气管镜检查未见异常，在胸腔镜手术中确诊为肺癌，最佳的手术方式是

A. 胸腔镜下肺叶切除加淋巴结清扫　　B. 胸腔镜下单纯肺叶切除
C. 胸腔镜下肺段切除　　D. 胸腔镜下全肺切除
E. 中转开胸肺叶切除加淋巴结清扫

13. 病人男性，32 岁。2 个月前在腹腔镜下行胃大部切除术，现每餐后 3 小时左右出现心悸、出汗、眩晕，可能的原因是

A. 倾倒综合征　　B. 低血糖综合征　　C. 贫血
D. 反流性胃炎　　E. 营养不良

（三）A_3 型题

病人女性，45 岁。以间歇性右上腹疼痛 2 年入院。查体：皮肤、巩膜无黄染，右上腹深压痛，Murphy 征阴性。B 型超声：胆囊壁无增厚，大小正常，胆囊内可见多个小结石，胆总管直径 1.0cm，下端显示不清。既往有过胰腺炎病史。

14. 根据病人情况，下一步最合理的检查是

A. 复查 B 型超声　　B. 静脉胆道造影　　C. ERCP
D. 抽血检查胆红素水平　　E. 检查尿胆原、尿胆素

15. 胆总管未发现异常，治疗可采取

A. 服用排石药物　　B. 对症治疗，门诊观察

C. 开腹胆囊切除术　　D. 腹腔镜胆囊切除术

E. 开腹胆囊切除、胆总管探查术

16. 腹腔镜手术前的护理措施错误的是

A. 心理护理　　B. 多食用豆类等营养丰富食物

C. 皮肤准备　　D. 安置胃管

E. 术前排空膀胱

（四）A_4 型题

病人男性，58 岁。尿频、进行性排尿困难伴夜尿增多 3 年，尿流中断半年。下腹 X 线平片及 B 型超声检查：可见膀胱区 2 枚大小分别为 3.5cm×2.5cm×2.5cm 和 2.5cm×2.0cm×2.0cm 结石，上尿路未见异常改变。

17. 采取治疗措施后，为预防结石复发，下列措施错误的是

A. 定期 X 线或 B 型超声检查　　B. 大量饮水，使每天尿量＞2000ml

C. 定期膀胱镜检查　　D. 依结石成分调节饮食

E. 限制钠盐摄入

18. 膀胱结石的可能原因是

A. 膀胱炎　　B. 前列腺增生　　C. 膀胱颈硬化

D. 神经源性膀胱　　E. 前列腺癌

19. 无尿道感染时，宜采取

A. 膀胱切开取石术＋前列腺摘除术　　B. 膀胱内碎石术

C. 膀胱切开取石　　D. 套石术

E. 药物排石

20. 查尿常规白细胞满视野，应采取

A. 先留置导尿管，控制感染后再行膀胱切开取石＋前列腺摘除

B. 立即膀胱切开取石

C. 膀胱镜碎石

D. 先留置导尿管抗感染后，再碎石

E. 非手术治疗

（五）填空题

21. 腹腔镜胃大部切除术后病人的饮食要根据胃肠功能恢复情况来决定。一般是待病人＿＿＿＿＿＿后考虑逐渐恢复饮食，即先将胃管拔除，并予少量饮水，若无不适，可由＿＿饮食过渡到＿＿＿饮食。

（六）名词解释

22. 微创外科

（七）简答题

23. 关节镜手术的术前准备及术后护理要点是什么？

24. 腹腔镜术后病情观察要点是什么？

（八）病案讨论题

25. 病人女性，38 岁。2 年前体检发现胆囊结石，每年右上腹胀痛 2～3 次，发作时间主要在夜间或餐后，无黄疸，无发热、恶心、呕吐。皆自行缓解，或补液、支持治疗后缓解。病人近日来院复查，临床诊断为胆囊炎、胆囊结石。请说明：诊断胆囊结石的首选检查是什么？

目前最佳的治疗方法是什么？治疗前常采取的护理措施是什么？

测试题答案

1. A	2. E	3. C	4. E	5. E	6. D	7. E	8. C	9. C
10. E	11. E	12. A	13. B	14. C	15. D	16. B	17. C	18. B
19. A	20. A							

21～24. 略

25. ①B型超声检查方便易行，诊断胆囊结石的阳性率高达90％，是临床用于诊断胆囊结石的首选检查；②治疗措施：在全麻下行腹腔镜下胆囊切除术；③护理措施（略）。

（林　颖）

第十三章　移植病人的护理

复习测试题

(一) A_1 型题

1. 移植术后成活率高但愈合后容易出现色素沉着的是

A. 表层皮片　　B. 中厚皮片　　C. 全厚皮片
D. 转移皮瓣　　E. 带蒂皮瓣

2. 在手术室保护断离肢体的方法是

A. 浸泡在 2～4℃的冰水中
B. 无菌敷料包扎后置入碎冰块中
C. 用肝素盐水灌注、冲洗后保存于 2～4℃冰箱中
D. 无菌包扎后置入装有冰冻生理盐水的容器中
E. 结扎出血点，无菌敷料包扎冷藏

3. 肾移植前病人的营养应

A. 以糖和脂肪为主　　B. 高糖、控制脂肪
C. 蛋白质量控制在 1g/(kg·d)　　D. 进食食盐量控制在 9g/d
E. 进低蛋白、高糖、高维生素、低盐饮食

4. 断肢再植术后护理措施哪项不妥

A. 注意有无休克及急性肾衰竭发生　　B. 使用扩血管及疏通循环药物
C. 患肢下垂　　D. 避免寒冷，以防血管痉挛
E. 肢体水肿可作顺向按摩

(二) A_2 型题

5. 病人男性，40 岁。因车祸右前臂断离伤，查体：右前臂中段离断，仅有 3cm 皮肤相连，病人烦躁，面色苍白，皮肤湿冷，BP104/90mmHg，P102 次/分，应采取的急救措施为

A. 无菌敷料包扎，抗休克转送　　B. 托扶断肢急速转送
C. 抗休克，将断肢浸入冰水　　D. 切下断肢，无菌包裹，干冻冷藏
E. 保护相连皮肤，无菌包裹，抗休克转送

6. 病人女性，肾移植术后 9 天，出现发热，血压升高，情绪异常，局部肿胀疼痛，尿量减少，每日约 800ml，白细胞增高，病人可能是

A. 超急排斥反应　　B. 急性排斥反应　　C. 慢性排斥反应
D. 正常手术反应　　E. 不属手术反应

7. 病人男性，43 岁。肝移植术后第 7 天，“T 型管”引流液呈金黄色黏稠液，黄疸消退。

近日痰液增多，黏稠，不易咳出，体温逐渐升高，应首先考虑为

A. 超急排斥反应　　B. 肺部感染　　C. 手术切口感染
D. 急性排斥反应　　E. 移植肝感染

（三）A_3 型题

病人男性，34 岁。肝移植术后第一天，神志清醒，机械通气。查体：P120 次/分，BP105/65mmHg，腹腔引流出现红色血液超过 150ml/h，持续 3 小时。

8. 最可能的原因是
A. 心力衰竭　　B. 呼吸衰竭　　C. 体位不当
D. 术中吸引不充分　　E. 腹腔内出血

9. 此时最合适的护理措施是
A. 抗炎治疗　　B. 遵医嘱应用止血措施　　C. 强心
D. 监测呼吸功能　　E. 做好基础护理

10. 该病人的主要护理诊断/问题为
A. 体液不足　　B. 自理能力缺陷　　C. 不舒适：腹胀
D. 不舒适：疼痛　　E. 清理呼吸道无效

11. 继续观察的重要指标是
A. 体温　　B. 呼吸　　C. 腹腔引流液
D. 补液速度　　E. 皮肤温度

（四）A_4 型题

病人男性，43 岁。因慢性肾衰靠血液透析维持生命。现正等待合适的供体进行肾移植手术。查体：T36.6℃，P88 次/分，BP178/96mmHg。

12. 如果该病人有亲属供肾，最佳供者是
A. 同卵孪生者　　B. 异卵孪生者　　C. 同胞兄弟姐妹
D. 血缘相关的亲属　　E. 父母

13. 有关肾移植术前 1 日的准备，错误的是哪项
A. 抗炎治疗　　B. 无需血液透析治疗　　C. 应用免疫抑制剂
D. 药物过敏试验　　E. 做好基础护理

14. 该病人以前从未考虑过接受肾移植手术，担心手术效果，现在的主要护理诊断/问题为
A. 体液不足　　B. 自理能力缺陷　　C. 焦虑
D. 体温过高　　E. 清理呼吸道无效

15. 该病人接受肾移植术，术后 24 小时内观察的最重要指标是
A. 体温　　B. 呼吸　　C. 尿量
D. 睡眠　　E. 营养

（五）填空题

16. 断肢再植手术后护理中应采用抗生素预防感染，但尽量用____注射途径给药，以防产生______。

17. 肝移植术后 1 周内半卧位时不宜超过____度，术后____天左右可下床活动。

（六）名词解释

18. 同质移植　　19. 淋巴细胞毒交叉配合试验

（七）简答题

20. 肾移植术后护理中输液量如何确定？

21. 肝移植病人手术前肠道准备有哪些内容？

（八）病案讨论题

22. 病人男性，45 岁。因慢性肾衰并发尿毒症行同种异体肾脏移植术，术后第 8 天病人出现发热，尿少，移植肾区有胀痛感。查体：T 38.8℃，BP 160/100mmHg，移植肾区有明显压痛，实验室检查：血肌酐 756μmol/L，尿量每天 600ml。临床诊断为急性排斥反应。请分析临床排斥反应的诊断依据是什么？请说明目前的治疗方法？手术后病情观察的要点是什么？

测试题答案

1. A　2. C　3. E　4. C　5. E　6. B　7. B　8. E　9. B

10. A　11. C　12. A　13. B　14. C　15. C

16～21. 略

22. 诊断依据：发热、血压升高、血肌酐升高、移植肾区有明显胀痛和压痛。治疗方法：糖皮质激素冲击治疗，并应用抗胸腺细胞球蛋白等生物制剂，可使绝大多数急性排斥反应逆转。密切观察的要点（略）。

（王玉升）

第十四章　颅脑外科疾病病人的护理

复习测试题

(一) A_1 型题

1. 颅内压增高的早期,生命体征改变表现为
   A. 体温高、呼吸快、血压升高　B. 呼吸急促、脉速、血压降低
   C. 呼吸困难、脉速、脉压缩小　D. 体温高、脉搏快、血压升高
   E. 呼吸慢、脉搏慢、血压升高
2. 格拉斯哥昏迷计分法的依据是
   A. 生命体征、感觉　B. 瞳孔、反射、感觉
   C. 头痛、呕吐、视神经　D. 睁眼、语言、运动反应
   E. 感觉、运动、语言
3. 小脑幕切迹疝的瞳孔变化特点是
   A. 伤后一侧瞳孔立即散大　B. 双侧瞳孔不等圆
   C. 双侧瞳孔大小多变　D. 双侧瞳孔散大
   E. 一侧瞳孔进行性散大
4. 易并发休克和颈椎损伤的是
   A. 头皮裂伤　B. 头皮下血肿　C. 头皮撕脱伤
   D. 骨膜下血肿　E. 帽状腱膜下血肿
5. 诊断颅底骨折的主要依据是
   A. 眼睑青紫　B. 球结膜下出血　C. 脑脊液漏
   D. 耳后皮下瘀斑　E. 脑神经损伤的症状
6. 颅底骨折病人右侧耳道流脑脊液,应取的体位是
   A. 中凹位　B. 俯卧位　C. 平卧位
   D. 右侧卧位　E. 左侧卧位
7. 脑外伤病人抬高床头 15°～30°的目的是
   A. 减轻脑水肿　B. 预防肺部并发症
   C. 防止呕吐误吸,利于进食　D. 改善呼吸状态
   E. 减轻头痛
8. 脑水肿进行脱水治疗的常用药物是
   A. 速尿　B. 地塞米松　C. 氢化可的松
   D. 20%甘露醇　E. 50%葡萄糖液

9. 脑震荡的处理原则是

A. 脱水疗法　B. 对症处理　C. 急诊手术
D. 防治休克　E. 暂不处理

10. 脑震荡的病理特点是

A. 无明显器质性损害　B. 脑皮质散在出血点
C. 脑组织有局灶坏死　D. 软脑膜撕裂出血
E. 脑内形成血肿

（二）A_2 型题

11. 脑外伤病人，18 岁。查体时对刺痛能睁眼，并有肢体屈曲，回答问题时含混不清，该病人的意识状态用格拉斯哥昏迷计分为

A. 6 分　B. 7 分　C. 8 分
D. 9 分　E. 10 分

12. 病人男性，30 岁。车祸中头部受撞击，昏迷 2 小时，躁动不安，曾呕吐 2 次，呈喷射性。错误的处理是

A. 抬高床头 15～30cm　B. 给予吸氧
C. 保持呼吸道通畅　D. 甘露醇快速静脉滴注
E. 肌内注射吗啡

13. 女性病人，41 岁。头部外伤后昏迷约 20 分钟，苏醒 2 小时后再次昏迷，首先考虑

A. 急性硬脑膜外血肿　B. 急性硬脑膜下血肿
C. 急性脑内血肿　D. 急性帽状腱膜下血肿
E. 颅骨骨膜下血肿

14. 病人男性，24 岁。因脑外伤后昏迷不醒，但压迫眶上神经时有皱眉反应，其意识障碍程度为

A. 嗜睡　B. 浅昏迷　C. 深昏迷
D. 神志淡漠　E. 反应迟钝

15. 病人男性，20 岁，建筑工人，自手脚架上跌下，头侧面撞击于砖块上，乳突血肿，右耳流出血性液体，听力降低明显。首先应考虑

A. 颅中窝骨折　B. 软组织挫伤　C. 鼓膜穿通伤
D. 脑震荡　E. 挫伤

16. 女性病人，30 岁，头部受伤 3 小时入院。查体时发现病人对呼唤有睁眼反应，能躲避刺痛，但回答问题错误。眼眶青紫，球结膜下瘀斑，鼻腔有血性脑脊液流出。该病人为

A. 无昏迷，颅前窝骨折　B. 浅昏迷，颅中窝骨折
C. 深昏迷，颅后窝骨折　D. 无昏迷，颅盖骨骨折
E. 浅昏迷，面部挫伤

17. 女性病人，20 岁。发热、头痛、呕吐 3 天。发病初有鼻唇沟部疖受挤压的病史。实验室检查：周围血白细胞 $12\times10^9/L$，中性粒细胞比例 0.76。为明确诊断必做的检查是

A. 头颅 X 线平片　B. 头颅超声波检查　C. 头颅 CT
D. 脑血管造影　E. 脑脊液检查

18. 病人女性，40 岁，脑外伤后剧烈头痛，咳嗽后突然呼吸停止，病人最可能出现了

A. 小脑幕切迹疝　B. 枕骨大孔疝　C. 大脑镰下疝
D. 脑干缺血　E. 脑血管意外

(三) A_3 型题

病人女性,24岁。不小心坠楼跌伤头部,诉头痛、头昏。检查生命体征正常,右耳流血性液体,嘴角向左侧歪,有听力障碍。

19. 首先考虑的诊断是
A. 颅盖骨折　B. 颅前窝骨折　C. 颅中窝骨折
D. 颅后窝骨折　E. 脑内血肿

20. 损伤的颅神经是
A. 嗅神经、面神经　B. 听神经、视神经
C. 外展神经、听神经　D. 面神经、听神经
E. 动眼神经

21. 该病人的护理措施,错误的是
A. 抬高床头15°～30°　B. 观察瞳孔和生命体征
C. 用无菌盐水冲洗耳道　D. 避免咳嗽、打喷嚏
E. 按时使用抗生素

病人男性,因不慎从二楼阳台坠落,头部着地,当即昏迷,约25分钟后被120救护车送入院,此时病人苏醒,自诉头痛,随后呕吐2次,查体右侧外耳道有血性液体流出,双侧瞳孔等大,对光反射存在,肢体活动尚可。入院1小时后,头痛、恶心、呕吐加重,进而昏迷,右侧瞳孔散大,对光反射差,左侧肢体瘫痪、腱反射亢进,巴宾斯基征阳性。

22. 该患者的主要病变是
A. 脑震荡及颅底骨折、脑脊液耳漏　B. 颅内高压并发脑疝
C. 脑挫裂伤、颅内高压　D. 颅底骨折及硬脑膜外血肿
E. 脑干损伤及颅内高压

23. 对该病人应采取的主要救治措施应是
A. 保持呼吸道通畅　B. 脱水疗法
C. 正确处理脑脊液漏　D. 严密观察瞳孔及生命体征变化
E. 紧急手术

24. 对该病人施行的下列护理措施中,错误的是
A. 注意观察瞳孔及生命体征变化　B. 预防感染并注射TAT
C. 禁食并常规补液量　D. 取头高位
E. 昏迷常规护理

(四) A_4 型题

病人男性,65岁。有高血压病史22年,突然出现剧烈头痛、呕吐,左侧上下肢瘫痪,随即意识丧失,右侧瞳孔散大,对光反应消失,睑下垂,血压187/120mmHg,呼吸忽快忽慢。

25. 病人可能出现了
A. 左侧颞叶疝　B. 大脑镰下疝　C. 枕骨大孔疝
D. 高血压危象　E. 右侧颞叶疝

26. 目前首要的治疗措施是

A. 20%甘露醇静脉滴注 B. 手术减压 C. 适当降低血压
D. 手术清除血肿 E. 应用止血药

27. 错误的治疗措施是
A. 腰椎穿刺,降低颅内压 B. 使用止血药物
C. 应用激素 D. 大剂量 20%甘露醇静脉滴注
E. 手术减压

28. 经初步处理后,此病人行开颅手术清除颅内血块,术后最危险的并发症是
A. 颅内感染 B. 颅内出血 C. 中枢性高热
D. 切口感染 E. 癫痫

(五) 填空题

29. 颅内压增高的典型表现是______、______、______。

30. 颅脑损伤病人的床头抬高,有利于______、______;每天静脉输液在______,其中等渗盐水不超过______。

31. 冬眠低温疗法的降温速度以______为宜,体温降至______为理想,体温过低易诱发______。

32. 颅脑损伤病人意识不清宜取______、______卧位。小脑幕上开颅术后取______或______卧位。

33. 颅内肿瘤的共同表现是______和______。

34. 颅脑手术后的创腔引流袋放置于______,高度与______一致。

35. 脑卒中康复的目标是心理康复、______、______、______、______,达到独立生活和工作的能力。

(六) 名词解释

36. 库欣(Cushing)反应
37. 脑疝
38. 意识好转期
39. 逆行性健忘
40. 脑卒中

(七) 简答题

41. 简述颅脑损伤病人的病情观察内容和临床意义。
42. 颅内压增高病人的哪些因素会诱发脑疝,为什么?
43. 简述脑室引流的护理要点。
44. 简述颅内肿瘤病人的术后护理要点。

(八) 病案讨论题

45. 病人男性,40 岁,汽车撞倒致头部着地,当即昏迷,约 10 分钟后苏醒并诉头痛,车送入院途中呕吐 2 次,为胃内容物。体格检查:T37℃,R16 次/分,P84 次/分,BP110/70mmHg。嗜睡状,呼唤时睁眼,回答问题正确。右颞部头皮触及 4cm×5cm 血肿,右耳后乳突区有瘀斑,双侧瞳孔等圆等大,直径约 2.5mm,对光反应灵敏,双眼底视神经乳头无水肿,右耳道流血性液体。脑神经检查无异常,四肢肌张力稍增高,病理反射未引出。CT 检查提示颅底骨折。医生嘱安静休息,观察病情变化。

(1)简述该病人的护理要点。
(2)该病人应从哪几方面进行观察,如何观察?
(3)如出现哪些表现提示发生硬脑膜外血肿?

测试题答案

1. E　2. D　3. E　4. C　5. C　6. D　7. A　8. D　9. B
10. A　11. C　12. E　13. A　14. B　15. A　16. A　17. C　18. B
19. C　20. D　21. C　22. D　23. E　24. C　25. E　26. A　27. A
28. B

29～44. 略

45.（1）护理要点：①采取适宜体位：平卧位将床头抬高 15°～30°，维持头高位至脑脊液漏停止 3～5 天；遵医嘱给予镇静剂等对症处理；②保持耳道清洁：每天 2 次清洁、消毒外耳道，避免棉球过湿导致液体逆流颅内；在外耳道口疏松放置干棉球，棉球渗湿及时更换，并记录 24 小时浸湿的棉球数，以此估计漏出液量；③观察脑脊液漏：应注意鼻腔、耳道有无液体流出，流出液体的性状及量，如有红色液体流出，应区别血性脑脊液外漏与渗血渗液；④避免脑脊液逆流：禁忌鼻腔、耳道的堵塞、冲洗和滴药；避免用力咳嗽、打喷嚏和擤涕，勿挖耳、抠鼻或屏气排便，以免鼻窦或乳突气房内的空气被压入颅内，引起脑积气或颅内感染；⑤禁忌作腰椎穿刺。

（2）对该病人应从 5 个方面进行观察。①意识：反应脑损伤的程度及病情演变情况，注意有无意识障碍；②瞳孔：连续观察瞳孔直径、对光反射并做好记录；③生命体征：体温、脉搏、呼吸和血压应定时测量和记录；④肢体活动：观察肢体有无自主活动，活动是否对称，如出现瘫痪，要注意检查肌张力、腱反射和病理反射；⑤头痛和呕吐：观察头痛程度和呕吐次数。

（3）如上述观察中病人头痛及呕吐加重，并再次出现昏迷（中间清醒期），右侧瞳孔散大和对光反射消失，左侧肢体偏瘫、肌张力增加、腱反射亢进、病理反射阳性。伴有血压增高，脉搏慢而有力，呼吸深而慢，提示右侧硬脑膜外血肿。

（刘庆国、林　颖）

第十五章　颈部疾病病人的护理

复习测试题

（一）A_1 型题

1. 判断甲亢病人病情程度和疗效的重要标志是
   A. 甲状腺肿大程度　B. 心率快慢与脉压　C. 突眼、手抖的轻重
   D. 食欲体重的增减　E. 血管杂音的强弱
2. 甲状腺大部切除术后，出现误咽、音调低钝，提示
   A. 喉头水肿　B. 双侧喉返神经损伤　C. 喉上神经外支损伤
   D. 喉上神经内支损伤　E. 喉上神经内、外支损伤
3. 轻度甲亢的基础代谢率为
   A. －10％～＋10％　B. ＋10％～＋20％　C. ＋20％～＋30％
   D. ＋30％～＋60％　E. ＋60％以上
4. 能直接反映甲状腺功能状态的检查是
   A. 基础代谢率　B. 测定 T_3　C. 测定 T_4
   D. 甲状腺摄 ^{131}I 率测定　E. 测定游离 T_3 和游离 T_4

（二）A_2 型题

5. 病人女性，40 岁。甲状腺大部切除术后 8 小时，病人进行性呼吸困难、烦躁、发绀，颈部肿胀，敷料有渗血。应立即采取的护理措施是
   A. 气管切开　B. 气管插管　C. 吸痰、给氧
   D. 拆线敞开伤口　E. 注射止血剂
6. 病人男性，65 岁。甲状腺肿块且边界欠清楚，增长迅速，颈部淋巴结肿大，活动度差。首先应考虑
   A. 乳头状癌　B. 滤泡状癌　C. 未分化癌
   D. 髓样癌　E. 甲状腺良性肿瘤
7. 病人女性，30 岁。甲状腺肿大 15 年，随吞咽上下移动，可扪及一 3cm 大和若干小结节，质中等。近半年心悸、怕热、多汗、易怒。P112 次/分，BP130/80mmHg。颈淋巴结不肿大，无突眼。应考虑为
   A. 原发性甲亢　B. 高功能甲状腺瘤　C. 结节性甲状腺肿
   D. 甲状腺癌伴甲亢　E. 结节性甲状腺肿继发甲亢
8. 病人女性，甲状腺大部切除术后第 3 天，出现手足疼痛，持续抽搐。护士需立即准备好哪种药物

A. 氯化钠　B. 碘化钠　C. 碳酸氢钠
D. 氯化钾　E. 葡萄糖酸钙

9. 病人女性，38 岁。重度原发性甲亢，行甲状腺大部切除术后 20 天，出院时对病人进行健康指导，下列哪项不妥

A. 术后 3 个月可正常工作　B. 继续用碘剂
C. 保持心情舒畅　D. 经常用眼药水湿润眼睛
E. 加强颈部功能锻炼

10. 病人女性，35 岁。2 年前发现颈部无痛性包块，质软，表面光滑，随吞咽上下移动，实验室检查未见异常，诊断为单纯性甲状腺肿。近期病人因肿块压迫出现吞咽不适症状，正确的处理是

A. 心理治疗　B. 甲状腺大部切除术
C. 服用碘剂　D. 口服小量甲状腺素
E. 进行超声波检查

（三）A_3 型题

病人女性，30 岁。患重度甲亢入院，决定择期手术治疗。在手术前准备期间病人因害怕手术，表现出明显焦虑不安。

11. 为稳定病人情绪、解除焦虑，下列护理措施哪项不妥

A. 不安排与重病人同住一室　B. 避免刺激性语言
C. 不限制访客，鼓励多交流　D. 介绍与治疗成功的病人交流
E. 酌情给予镇静剂

12. 评估甲亢病情程度的主要依据是

A. 情绪变化　B. 突眼程度　C. 体重和食欲
D. 心率和脉压　E. 甲状腺大小

13. 为抑制甲状腺素的释放，减少甲状腺血供，常用的药物是

A. 硫氧嘧啶　B. 普萘洛尔　C. 苯巴比妥
D. 复方碘化钾　E. 甲状腺素

14. 在饮食护理中，下列哪项措施错误

A. 给予高蛋白饮食　B. 每天供应病人 5～6 餐　C. 每天给咖啡饮料
D. 清淡易消化饮食　E. 每天饮水 2000～3000ml

（四）A_4 型题

病人女性，35 岁。甲状腺肿大 10 个月，性情急躁，失眠，怕热，食欲亢进，明显消瘦，伴有突眼。查体：甲状腺弥漫性肿大，质地柔软，腺体上极可闻及血管杂音，心率 114 次/分，血压 145/76mmHg，双手震颤，已停经半年有余。

15. 该病人的基础代谢率是

A. ＋22％　B. ＋42％　C. ＋52％
D. ＋62％　E. ＋72％

16. 病人的疾病诊断是

A. 单纯性甲状腺肿　B. 原发性甲亢　C. 继发性甲亢
D. 高功能腺瘤　E. 甲状腺肿癌

17. 病人拟行手术治疗，下列哪项护理措施不妥

A. 听音乐　　B. 给予镇静剂　　C. 多饮水
D. 应减少活动　　E. 睡眠时垫枕侧卧

18. 手术后伤口内置乳胶片引流，引流物一般在术后什么时间拔出
A. 6～8 小时　　B. 12～24 小时　　C. 24～48 小时
D. 48～56 小时　　E. 56～72 小时

(五) 填空题

19. 估算基础代谢率的简便公式是____。简便公式法不适用于______病人。

20. 外科治疗甲亢常用而有效方法是________。

21. 甲状腺大部切除术后应严密观察病情，每________分钟测脉搏、呼吸、血压 1 次，直至平稳。如病人高热、脉速、烦躁不安，应警惕____的发生。

22. 预防单纯性甲状腺肿的有效方法是流行地区居民食用______。

(六) 名词解释

23. 卢戈(Lugol)溶液　　24. 甲状腺危象

(七) 简答题

25. 手术前如何对甲亢病人进行药物准备？

26. 简述甲状腺大部切除术后，发生呼吸困难和窒息的常见原因与护理措施。

(八) 病案讨论题

27. 病人女性，38 岁。农民。因食欲亢进、失眠多梦、怕热多汗 3 个月，病情突然加重半天来诊。3 个月前无诱因地出现进食增多，容易饥饿，喝水多，感觉乏力、心慌、手颤，怕热、出汗多，失眠多梦、脾气暴躁。自以为劳累过度和更年期未进行治疗。2 天前因女儿意外死亡而昏倒。半天前出现高热、恶心、呕吐、大汗、腹泻、烦躁不安。检查发现：T39℃，P128 次/分，R24 次/分，BP180/105mmHg。表情紧张、恐惧不安、烦躁、眼球突出、双手颤抖、皮肤弹性差。甲状腺肿大，质软，可触及震颤，闻及血管杂音。其他检查未见异常。请你提出：①该病人的疾病诊断是什么？②病人目前的主要护理诊断/问题是什么(写出 3 个即可)？③应对病人采取哪些护理措施？

测试题答案

1. B	2. E	3. C	4. E	5. D	6. C	7. E	8. E	9. B
10. B	11. C	12. D	13. D	14. C	15. E	16. B	17. C	18. C

19～26. 略

27. (1)疾病诊断是：甲亢并发甲状腺危象。

(2)目前的护理诊断/问题是：①体温过高：与甲亢并发甲状腺危象代谢明显增高，产热增多有关；②悲伤：与女儿意外死亡、病情突然加重有关；③体液不足：与呕吐、大汗、腹泻、高热等水分丢失有关。

(3)应对病人采取以下急救措施：护士应遵医嘱及时落实各项治疗和护理措施。①抗甲状腺药物：阻断甲状腺激素的合成，首选丙硫氧嘧啶，每次 200～300mg，口服，1 次/6 小时，神志不清者可经鼻饲管中注入；②碘剂：口服复方碘化钾溶液 3～5ml，紧急时将 10%碘化钠 5～10ml 加入 10%葡萄糖 500ml 中静脉滴注，以降低血液中甲状腺素水平或抑制外周 T_3 转化为 T_4；③氢化可的松：每日 200～400mg，分次静脉滴注，以拮抗应激反应；④肾上腺素能阻滞剂：利血平 1～2mg，肌内注射；或普萘洛尔 5mg，加入葡萄糖溶液 100ml 中静脉滴

注，以降低周围组织对儿茶酚胺的反应；⑤镇静剂：常用苯巴比妥钠 100mg，或冬眠合剂Ⅱ号半量肌内注射，6～8 小时 1 次；⑥降温：使用物理降温、药物降温和冬眠治疗等综合措施，使病人体温尽量维持在 37℃左右；⑦吸氧：减轻组织缺氧；⑧静脉输注葡萄糖溶液，以补充水分和能量，并补充维生素。

（唐 全）

第十六章　乳房疾病病人的护理

复习测试题

(一) A_1 型题

1. 预防急性乳房炎的措施，哪项不妥
   A. 妊娠后期经常清洗乳头　B. 定时哺乳，哺乳时排空乳汁
   C. 预防性应用抗生素　D. 及早纠正乳头内陷
   E. 保护乳头皮肤，防止破损
2. 确定乳房肿块性质的最可靠的方法是
   A. 乳房物理检查　B. 乳房钼靶 X 线检查　C. B 型超声
   D. 乳头溢液检查　E. 活组织切片检查
3. 下列哪项不是乳癌发生的相关因素
   A. ＞40 岁不孕　B. 初次足月产年龄＜30 岁
   C. 高脂饮食　D. 母亲为乳癌病人
   E. 月经初潮年龄＜12 岁
4. 乳癌最早表现为
   A. 无痛性小肿块　B. 疼痛　C. “橘皮样”改变
   D. 腋窝淋巴结肿大　E. 乳头血性溢液
5. 为防止乳癌复发，乳癌手术后应避免妊娠的时间为
   A. 1 年　B. 2 年　C. 3 年
   D. 4 年　E. 5 年
6. 乳癌手术侧的肩关节锻炼应达到的目标是
   A. 手能扪及对侧耳廓　B. 术侧肩臂能上举和外展
   C. 手能越过头顶扪及对侧耳廓　D. 术侧肩臂能够完成钟摆运动
   E. 术侧肩臂能够完成推墙运动
7. 乳癌手术后患侧上肢功能锻炼的方法哪项错误
   A. 术后 3 天内可作握拳、屈腕活动
   B. 术后 3 天内可以屈肘
   C. 术后第 4 天上臂可作外展活动
   D. 术后 1 周开始肩关节锻炼
   E. 术后 10～12 天可用患侧手梳头
8. 诊断乳房深部脓肿的主要依据是

A. 乳房红、肿、热　　B. 全身发热，乳房压痛
C. 超声检查提示液平面　　D. 穿刺抽到脓液
E. 局部有波动感

9. 关于乳房脓肿的治疗原则，下列错误的是
A. 切开引流时取放射状切口
B. 乳晕下脓肿应沿乳晕边缘做弧形切口
C. 切开引流时，应避免切开脓肿隔膜
D. 乳房后脓肿应沿乳房下缘作弧形切口
E. 乳房深部脓肿需先穿刺后切开

10. 乳癌最多见的组织学类型是
A. 黏液腺癌　　B. 浸润性导管癌　　C. Paget 病
D. 腺样囊性癌　　E. 纤维腺瘤癌变

11. 急性乳腺炎常见于
A. 妊娠期妇女　　B. 初产哺乳的妇女　　C. 哺乳半年后的妇女
D. 长期哺乳的妇女　　E. 乳头凹陷的妇女

（二）A_2 型题

12. 病人女性，40 岁。她向护士询问在做乳房自检时，应该更加注意乳房的哪个部分，护士应回答
A. 乳房外上象限　　B. 乳房内上象限　　C. 乳房外下象限
D. 乳房内下象限　　E. 乳头、乳晕区

13. 病人女性，23 岁。初产后 2 周，出现乳房局部红肿、疼痛，触诊局部可扪及一包块，压痛明显，无波动感，目前的主要处理是
A. 应用广谱抗生素　　B. 促进乳汁通畅排出　　C. 局部注射抗生素
D. 切开引流　　E. 局部热敷

14. 病人女性，48 岁，右侧乳癌。渐出现右上肢蜡白色水肿，是癌细胞侵犯了
A. 腋神经　　B. 腋淋巴管　　C. 腋淋巴结
D. 腋静脉　　E. 腋动脉

15. 病人女性，45 岁。右侧乳房可触及一 3cm×5cm 肿块，表面皮肤出现“橘皮样”改变。皮肤改变的原因是
A. 乳房皮下淋巴管被癌细胞堵塞　　B. 癌肿侵入乳管使其收缩
C. 癌肿侵犯 Cooper 韧带使其收缩　　D. 癌细胞浸润大片皮肤
E. 以上都不是

16. 病人女性，45 岁。半月前于洗澡时发现右侧乳房外上象限有一 2cm×1.5cm 大小的质硬包块，形状不规则，与周围组织界限不清，无压痛。该病人应首先考虑
A. 乳腺炎性肿块　　B. 乳房癌　　C. 乳房纤维腺瘤
D. 乳腺囊性增生病　　E. 乳管内乳头状瘤

17. 病人女性，26 岁。产后 3 周。右侧乳房肿胀、疼痛，伴畏寒、发热。血白细胞计数为 13×10^9/L。下列处理哪项错误
A. 切开引流　　B. 局部热敷　　C. 全身应用抗生素
D. 物理降温　　E. 患侧乳房停止哺乳

18. 刘护士正在给育龄妇女做有关乳房自检的健康教育，病人问护士她最好在什么时间进行自我检查时，护士应该告知她的最佳时间为

A. 在发生排卵的星期　　B. 在月经来潮的星期
C. 在月经后第一个星期　　D. 在月经前一个星期
E. 随便什么时间

19. 病人女性，52岁。住院期间出现左侧乳房外上象限疼痛，护士对此首先应该

A. 进行乳房检查并将结果报告医生
B. 向病人保证疼痛不是乳癌的症状
C. 向病人解释疼痛是由于激素水平波动引起的
D. 向病人解释疼痛是由于局部受压引起的
E. 给病人教会正确的乳房自检的步骤

20. 病人女性，乳癌改良根治术后问护士为什么伤口要放置引流管，并连接负压吸引，护士应如何回答

A. 引流的目的是降低胸腔内压力，促进呼吸
B. 引流是为了促进手术区域周围侧支淋巴循环的建立
C. 引流可以防止手术区域胸壁与皮肤粘连
D. 引流可以清除手术区域的积血及积液
E. 引流可以促进上肢的血液循环

21. 病人女性，20岁。右乳房内侧可扪及一直径1cm的肿块，质坚韧，表面光滑，可推动，疑为乳房纤维腺瘤，应采取的处理方法是

A. 切除肿块活检　　B. 观察　　C. 切除乳房
D. 乳腺导管造影　　E. 乳房X线检查

22. 病人女性，22岁。产后1个月，婴儿母乳喂养。2天前发现右乳内有一直径约4cm肿块，逐渐增大，按压疼痛。考虑该肿块为

A. 乳癌　　B. 炎性乳癌　　C. 急性乳房炎
D. 肉瘤　　E. 乳房囊性增生病

23. 病人女性，35岁。半年前在左侧乳房扪及一约3cm×5cm肿块，质韧，活动。伴有乳房胀痛，与月经周期有关。该肿块可能是

A. 乳癌　　B. 导管内乳头状瘤　　C. 乳房囊性增生病
D. 乳腺纤维腺瘤　　E. 乳房脂肪坏死

（三）A_3 型题

病人女性，24岁。产后10天。左乳房肿痛，体温波动在38～40℃之间，服用退热药体温可降至正常。查体：左乳房红肿，无波动，全乳房压痛明显。门诊行穿刺，进针约10cm，自乳房后部抽出少量黄色、稠厚脓液。

24. 最可能的诊断是

A. 乳房浅部脓肿　　B. 乳房深部脓肿　　C. 炎性乳癌
D. 乳房脂肪液化　　E. 积乳症

25. 目前最重要的治疗方法是

A. 大剂量抗生素治疗　　B. 脓肿切开引流　　C. 乳癌根治术
D. 手术清除液化脂肪　　E. 吸出积乳

26. 此病人若进行手术治疗，其切口应选择

A. 以乳头为中心放射状切口　　B. 乳晕边缘弧形切口

C. 沿乳房下缘弧形切口　　D. 包含乳头的梭形切口

E. 对口引流切口

病人女性，55岁。发现右乳房肿物1周。查体；右乳外上象限肿物1.5cm×1.0cm，质硬，与周围组织分界不明显，活动度差，腋淋巴结未触及。

27. 确定肿物性质，最可靠的方法是

A. B型超声检查　　B. 钼靶X线　　C. 放射性核素扫描

D. CT　　E. 活组织病理检查

28. 最可能的诊断是

A. 乳癌　　B. 乳腺囊性增生病　　C. 乳腺纤维腺瘤

D. 乳腺结核　　E. 乳腺炎

29. 该病人目前准备的治疗方法是

A. 行乳癌根治术　　B. 手术切除肿块　　C. 即行切开引流

D. 放射治疗　　E. 中医中药

(四) A_4 型题

病人女性，发现右乳外上象限肿块3个月，约3cm×2.5cm大小，同侧腋窝触及肿大、质硬淋巴结，全身情况良好。

30. 确诊肿块性质最好采用

A. 红外线摄影　　B. 钼靶X线摄影　　C. 穿刺活检

D. 切除活检　　E. 术中活组织冷冻切片

31. 如确诊为乳癌，目前常用的手术方式为

A. 乳癌根治术　　B. 乳癌改良根治术

C. 乳癌扩大根治术　　D. 保留乳房的乳癌切除术

E. 全乳房切除术

32. 若该病人行乳癌手术治疗，术后患侧上肢肿胀，应注意避免以下哪种操作

A. 按摩肿胀上肢　　B. 在肿胀上肢输液

C. 平卧时肿胀上肢下垫方枕　　D. 肿胀上肢带弹力袖

E. 适当的上肢活动

(五) 填空题

33. 急性乳房炎多发生于产后__________周。

34. 急性乳房炎的治疗原则是__________，__________。

35. 乳癌中最常见的病理类型是__________癌，占70%～80%。

36. 早期发现乳癌最简单的方法是__________。

37. 乳房囊性增生病的症状与__________有关。

(六) 名词解释

38. 炎性乳癌

39. 激素依赖性肿瘤

40. 乳癌“酒窝征”

(七) 简答题

41. 如何预防急性乳房炎？

42. 简述乳癌发病的危险因素。

43. 乳癌手术后应如何进行功能锻炼?

44. 如何进行乳房自我检查?

45. 简述乳癌手术后潜在并发症及护理措施要点。

(八) 病案讨论题

46. 病人女性,28 岁。产后 24 天出现右侧乳房胀痛,全身畏寒、发热。体检:右侧乳房皮肤红肿明显,局部可扪及一压痛性肿块,有波动感,同侧腋窝淋巴结肿大。

(1)首先考虑所患什么疾病?

(2)应该如何处理?

(3)病人目前的主要护理诊断/问题是什么? 如何护理?

(4)怎样指导该病人预防本疾病的再次发生?

47. 病人女性,48 岁。公司经理。发现右乳肿块 2 个月。2 个月前沐浴时发现右乳肿块,在某诊所诊断为"乳腺囊性增生病",服用中成药效果不佳。月经基本正常,初潮 13 岁。26 岁结婚,36 岁生一女,牛奶喂养。长期服用避孕药。检查发现右乳晕上方 2cm 偏外侧可触及约 2.5cm×2cm 大小的肿块,质地较硬,边缘不清,表面不光滑,肿块与皮肤和胸肌筋膜无明显粘连。托起乳房,肿块前方皮肤有轻度凹陷。右腋窝可扪及一 1cm×1cm 的淋巴结,质地中等,活动度好,锁骨上下未及肿大的淋巴结。钼靶 X 线检查:右乳外上有一密度增高的肿块阴影,中央有细小簇状钙化,边缘呈毛刺状。针吸细胞学检查:发现可疑癌细胞。拟行乳癌改良根治术。

(1)病人目前的主要护理诊断/问题是什么? 如何护理?

(2)手术后有哪些可能的并发症? 应该如何预防及处理?

(3)病人手术后应该如何锻炼些患侧肩臂功能?

(4)护士在病人出院时应该做哪些健康教育?

测试题答案

1. C	2. E	3. B	4. A	5. E	6. C	7. C	8. D	9. C
10. B	11. B	12. A	13. B	14. B	15. A	16. B	17. A	18. C
19. A	20. D	21. A	22. C	23. C	24. B	25. B	26. C	27. E
28. A	29. A	30. E	31. B	32. B				

33～47. 略

(高　睿)

第十七章　胸部疾病病人的护理

复习测试题

（一）A_1 型题

1. 纵隔偏向患侧常见于

A. 开放性气胸　　B. 中等量血胸　　C. 张力性气胸
D. 急性脓胸　　E. 慢性脓胸

2. 反常呼吸运动见于

A. 单根单处肋骨骨折　　B. 单根多处肋骨骨折
C. 多根单处肋骨骨折　　D. 多根多处肋骨骨折
E. 以上均不对

3. 肋骨骨折常见于

A. 第 1～3 肋　　B. 第 4～7 肋　　C. 第 8～9 肋
D. 第 10～11 肋　　E. 第 12 肋

4. 出现哪项可怀疑有胸腔内进行性出血

A. 病人血压为 120/80mmHg
B. 中心静脉压为 $10cmH_2O$
C. 尿量每小时 50ml
D. 每小时引流出血液 250ml，连续 3 小时
E. 每小时引流出淡血水样液体 120ml，连续 2 小时

5. 脓胸的致病菌最常来自于

A. 肺内感染灶　　B. 纵隔感染灶　　C. 膈下脓肿
D. 肝脓肿　　E. 化脓性心包炎

6. 关于中心型肺癌的叙述哪项正确

A. 生长在叶段以上的支气管　　B. 以腺癌为多见
C. 位于肺门附近，生长在气管　　D. 较少见
E. 生长在叶段以下的支气管

7. 关于肺癌的叙述，下列哪项是正确的

A. 以腺癌为最常见　　B. 鳞癌与吸烟无关
C. 小细胞癌对放疗敏感性高　　D. 呈恶病质者选放疗
E. 出现杵状指提示肺癌已进入晚期

8. 关于中心型肺癌的叙述错误的是

A. 生长在叶段以上的支气管　　B. 以腺癌为多见
C. 以鳞癌和小细胞未分化癌为多见　　D. 较多见
E. 位于肺门附近

9. 排出痰液的护理措施，下列哪项错误
A. 限制水分摄入，以免痰液生成过多　　B. 痰液黏稠可使用祛痰剂
C. 超声雾化吸入　　D. 翻身、叩背
E. 必要时行鼻导管吸痰

10. 肺癌大多起源于
A. 肺毛细血管　　B. 肺动脉　　C. 肺静脉
D. 支气管黏膜上皮　　E. 肺泡上皮

11. 食管术后吻合口瘘多发生于术后
A. 1～2 天　　B. 3～4 天　　C. 5～10 天
D. 11～14 天　　E. 14～21 天

12. 食管癌多见于食管哪一段
A. 中段＞下段＞上段　　B. 下段＞上段＞中段
C. 上段＞中段＞下段　　D. 中段＞上段＞下段
E. 上段＞下段＞中段

13. 食管癌最典型的症状是
A. 胸骨后疼痛　　B. 呃逆　　C. 恶心
D. 进行性咽下困难　　E. 呕吐

14. 食管癌切除术后早期最严重的并发症是
A. 胸腔感染　　B. 反流性食管炎　　C. 吻合口水肿狭窄
D. 吻合口瘘　　E. 术后肺不张或感染

15. 下列关于慢性脓胸的叙述哪项是正确的
A. 渗出液稀薄，呈浆液性　　B. 纤维素膜质软，附着牢固
C. 急性脓胸病程超过一个月　　D. 急性脓胸病程超过半年
E. 可出现肋间隙变窄及脊柱侧凸

16. 法洛四联症病儿喜蹲踞是因为
A. 缓解疲劳
B. 上腔静脉回心血量增加
C. 增加体循环阻力，减少右向左分流血量
D. 减轻左向右分流
E. 增加心肺供血量

17. 关于法洛四联症的陈述，下列哪项是正确的
A. 手术方式为瓣膜置换术　　B. 病儿很少出现蹲踞现象
C. 血液检查常有红细胞减少　　D. 排便、哭闹可诱发严重缺氧
E. 病儿很少出现发绀

18. 风湿性瓣膜病最常累及
A. 二尖瓣　　B. 三尖瓣　　C. 肺动脉瓣
D. 主动脉瓣　　E. 以上都对

19. 体外循环装置错误的是

A. 血泵　B. 氧合器　C. 变温器

D. 电刀　E. 滤器

20. 致病菌进入胸膜腔的途径，错误的是

A. 直接扩散　B. 血源性播散　C. 经支气管播散

D. 经淋巴扩散　E. 邻近器官感染

（二）A_2 型题

21. 病人男性，35 岁。因血胸行胸腔闭式引流术，下列护理措施错误的是

A. 为保持管道密闭，水封瓶的长管应置在液面下 8～10cm

B. 正常水柱波动 4～6cm

C. 术后初期每 30～60 分钟要向水封瓶方向挤压胸腔引流管一次

D. 更换引流瓶时应止血钳双重夹闭胸腔引流管

E. 严密观察引流的量、色及性状

22. 病人男性，56 岁。诊断为食管癌，行食管癌切除、食管胃颈部吻合术后，其呼吸道护理不妥的是

A. 吸氧　B. 雾化吸入

C. 叩背，协助病人咳嗽　D. 痰液黏稠，随时鼻导管吸痰

E. 半卧位

23. 病人男性，55 岁。诊断为食管癌，行食管癌根治术后发生吻合口瘘，下列护理措施正确的是

A. 发生吻合口瘘，应立即禁食禁饮

B. 胃管脱落后，护士应立即单独重新下胃管

C. 口服亚甲蓝后无蓝色液体引流即排除吻合口瘘

D. 术后 7 天发生颈部吻合口瘘，必须手术修补

E. 发生吻合口瘘后，允许进少量普食

24. 病人男性，61 岁。因食管癌拟行手术治疗，代食管的最常用器官是

A. 胃　B. 回肠　C. 空肠

D. 直肠　E. 乙状结肠

25. 病人男性，21 岁。胸背部刀刺伤。体格检查：右前胸见 2cm×1.5cm 伤口，可闻及气体进出胸膜腔的声音；背部右肩胛骨处可见 2 处 2.5cm 长的伤口，可探及骨质，目前首要的处理措施为

A. 剖胸探查　B. 清创术　C. 迅速封闭前胸伤口

D. 胸膜腔穿刺　E. 补液

26. 病人男性，67 岁。一周前病人出现右侧面部无汗、上眼睑下垂、瞳孔缩小、眼球内陷，胸片示右胸膜顶部可见一致密团块影，病人出现上述症状是由于病变损害了

A. 胸导管　B. 喉返神经　C. 臂丛神经

D. 颈交感神经　E. 上腔静脉

27. 病人男性，49 岁。左肺上叶切除术后 3 天，护士应如何指导病人进行肢体功能锻炼

A. 左手交替握拳、张开　B. 左手举过头顶　C. 翻身

D. 有效咳嗽　E. 抬高下肢

28. 病人男性，20岁。1小时前被刺伤左胸，创口与胸腔相通，病人自觉严重呼吸困难，左侧前胸壁可见有气体进出伤口。急救措施为

A. 立即手术　B. 迅速封闭伤口　C. 胸膜腔闭式引流
D. 输液　E. 应用抗生素

29. 病人男性，28岁。右胸部受伤后3小时。查体：P 133次/分，BP 85/50mmHg，听诊右肺呼吸音减弱。胸片示右侧胸膜腔大量积液，纵隔向左移位；胸膜腔穿刺抽出血液，但很快凝固。此时应采取的主要治疗措施为

A. 应用止血药　B. 应用大量抗生素　C. 剖胸探查
D. 输血　E. 继续观察

30. 病人男性，60岁。喜饮烈性酒30余年。近3个月来出现进食梗阻感，1个月前进食后出现胸骨后疼痛，现病人不能咽下米饭、馒头等干食，可咽下米汤、稀粥等。该病人应高度怀疑为

A. 食管癌　B. 贲门失弛缓症　C. 肠梗阻
D. 结肠癌　E. 肺癌

31. 病儿女性，10岁。体外循环下行法洛四联症根治术术后第一天，P 126次/分，BP 75/45mmHg，CVP 16cmH_2O，PaO_2 60mmHg。呼吸急促、面色苍白、尿少、烦躁不安，胸骨后引流管24小时引出淡红色液体40ml。该病儿应高度怀疑

A. 心包压塞　B. 房室传导阻滞　C. 出血
D. 低心排出量综合征　E. 气体栓塞

32. 病人男性，41岁。左侧脓胸，行胸膜腔闭式引流术后半年，脓腔容积为15ml，病人全身状况较好。下一步处理最适宜的方法是

A. 继续胸膜腔闭式引流　B. 胸廓成形术　C. 纤维板剥脱术
D. 拔出引流管　E. 开放引流

33. 病人男性，31岁。胸部受伤后半小时，神志清楚，呼吸极度困难，前胸壁可触及皮下气肿，叩诊右肺呈鼓音，听诊右侧呼吸音消失，急救措施为

A. 输液　B. 吸氧　C. 应用抗生素
D. 排气减压　E. 气管插管

34. 病儿女性，11岁。咳嗽、胸痛、高热入院，右肺湿啰音，痰培养有金黄色葡萄球菌生长，抗炎治疗后症状缓解，4天后体温又升至39℃，且右胸痛，右胸呼吸运动减弱，呼吸音减低，X线示右胸下部大片致密影，伴宽大液平面，血常规示，白细胞18×10^9/L。可能的诊断

A. 肺脓肿　B. 脓胸　C. 大叶性肺炎
D. 阻塞性肺炎　E. 肺不张

35. 病人男性，65岁。进行性吞咽困难半年，体重下降明显，目前可进半流食，查体时锁骨上及颈部未触及肿大的淋巴结。首先应考虑为

A. 贲门失弛缓症　B. 食管癌　C. 食管平滑肌瘤
D. 食管炎　E. 食管裂孔疝

36. 病儿女性，8岁。出生后即发现心脏杂音，平时活动能力差，口唇发绀，喜蹲踞，超声心动图提示为先天性心脏病，法洛四联症。体检中可能出现

A. 胸骨左缘闻及收缩期杂音，肺动脉第2音亢进
B. 红细胞计数高于正常，血红蛋白高

C. X线平片提示肺血增多，肺动脉段突出

D. 心电图显示电轴左偏，左室肥大

E. 以上都可出现

37. 病儿男性，6岁。自幼气促，剧烈活动后可出现晕厥，心脏听诊胸骨左缘第2肋间可闻及粗糙的喷射性收缩期杂音，为确诊应采用

A. 心电图检查　　B. 胸部X线检查

C. 左心导管检查　　D. 右心导管检查

E. 左心室造影

38. 病儿女性，8岁。出生后即发现心脏杂音，无明显症状。体检：无发绀，胸骨左缘第3～4肋间较响亮和粗糙的全收缩期杂音，肺动脉瓣区第二音增强，最可能的诊断是

A. 房间隔缺损　　B. 室间隔缺损

C. 动脉导管未闭　　D. 肺动脉瓣口狭窄

E. 先天性二尖瓣关闭不全

39. 病人女性，44岁。劳累后心悸、气促5年，逐渐加重。3个月前曾有突发咯血、血性泡沫痰及端坐呼吸史，既往有关节酸痛史。体检：心尖部可闻及舒张期隆隆样杂音，肺动脉瓣区第二音增强，最可能的诊断是

A. 二尖瓣关闭不全　　B. 二尖瓣狭窄

D. 主动脉瓣狭窄　　E. 主动脉瓣关闭不全

F. 二尖瓣狭窄伴关闭不全

40. 病人男性，51岁。行左肺上叶切除术后第3天，活动时胸腔闭式引流导管脱出，护士应首先

A. 捏紧导管　　B. 将引流导管重新放入胸腔

C. 双手捏紧放置引流导管皮肤处　　D. 更换引流导管

E. 立即缝合引流口

41. 病人男性，31岁。因血气胸行胸腔闭式引流术后，拔管指征错误的是

A. 胸部X线检查显示肺膨胀良好　　B. 病人无呼吸困难

C. 24小时引流量约250ml　　D. 无皮下气肿

E. 引流瓶内无气体溢出

42. 病人男性，51岁。诊断为左肺癌，行左肺上叶切除、纵隔淋巴结扩清术后第7天，出现支气管胸膜瘘，下列处理正确的是

A. 左侧卧位

B. 禁食水

C. 无需放置胸腔闭式引流管

D. 怀疑有支气管胸膜瘘时，应让病人口服亚甲蓝

E. 右侧卧位

43. 病人男性，32岁。右侧胸部外伤后，诉胸痛，无明显呼吸困难，胸片示右肺压缩40%，首先考虑为

A. 肋骨骨折　　B. 闭合性气胸　　C. 开放性气胸

D. 张力性气胸　　E. 进行性血胸

44. 病人女性，29岁。右胸部受伤后觉胸闷不适，听诊右肺呼吸音减弱，胸片示右肺压

缩70%，两侧肋膈角清晰，拟行胸腔闭式引流，插管位置应在

A. 腋中线第七肋间　　B. 腋中线第八肋间
C. 腋后线第七肋间　　D. 锁骨中线第二肋间
E. 锁骨中线第五肋间

45. 病人女性，30岁。行胸膜腔闭式引流后24小时，发现胸腔闭式引流装置中长玻璃管内无水柱波动，嘱病人做深呼吸后，水柱仍无波动，提示

A. 胸膜腔内负压尚未恢复　　B. 胸膜腔内负压已恢复
C. 胸膜腔内负压过大　　D. 胸膜腔内负压过小
E. 引流管阻塞

46. 病人男性，27岁。交通肇事受伤后5小时送急诊室，昏迷，左侧胸壁大面积软化，双侧肺可闻及大量痰鸣音，血气分析：PaO_2 57mmHg，$PaCO_2$ 50mmHg，首先的处理为

A. 伤侧胸壁胶布固定　　B. 伤侧胸壁牵引固定
C. 加压包扎　　D. 气管插管或气管切开
E. 开胸探查

47. 病儿男性，3岁。发热、咳脓痰2周。体温波动于39.0～39.5℃。胸穿抽出脓性液体，最常见的致病菌是

A. 链球菌　　B. 金黄色葡萄球菌　　C. 大肠杆菌
D. 结核杆菌　　E. 铜绿假单胞菌

48. 病人男性，67岁。进行性吞咽困难二月余，X线钡餐示：食管狭窄，黏膜破坏，高度怀疑食管癌，目前出现声音嘶哑，说明肿瘤侵及

A. 迷走神经　　B. 喉上神经　　C. 喉返神经
D. 声带　　E. 气管

49. 病人男性，65岁。诊断为食管癌，行食管癌根治术后第9天，肛门已排气，胸腔引流管引出小米汤样液体24小时约350ml，目前的饮食应为

A. 禁食水　　B. 普食　　C. 半流食
D. 低脂或是无脂饮食　　E. 肠外营养支持

50. 病人女性，33岁。右胸部外伤后2小时收入病房，极度呼吸困难，胸部、颈部及面部大量皮下气肿，右肺呼吸音消失，目前最主要的处理措施为

A. 吸氧　　B. 呼吸机辅助通气　　C. 胸腔闭式引流术
D. 输液　　E. 加压包扎

（三）A_3 型题

病人男性，18岁。半小时前从二楼坠下，右侧胸部着地，神志清楚，呼吸极度困难，前胸壁可触及皮下气肿，叩诊右肺呈鼓音，听诊右侧呼吸音消失。

51. 病人最可能是

A. 开放性气胸　　B. 张力性气胸　　C. 心包填塞
D. 连枷胸　　E. 肺挫伤

52. 该病人的急救措施为

A. 输液　　B. 吸氧　　C. 应用抗生素
D. 排气减压　　E. 气管插管

53. 该病人入院后的处理为

A. 输液 B. 吸氧 C. 胸腔闭式引流术
D. 排气减压 E. 气管插管

病人男性，50 岁。诊断为二尖瓣关闭不全。在体外循环下行瓣膜置换术。

54. 下列哪项不是胸膜腔闭式引流的目的
A. 排出胸膜腔内的气体 B. 排出胸膜腔内的渗液
C. 促使肺复张 D. 便于发现胸内出血
E. 保护心功能

55. 术后该病人应进高钾食物的原因是
A. 尿中排钾多，易导致低血钾 B. 有利于伤口恢复
C. 中和肝素 D. 防止出血
E. 预防肝功能损害

56. 判断该病人服用抗凝药物的量是否合适的主要检查是
A. 红细胞 B. 凝血酶原时间 C. 血小板
D. 鱼精蛋白 E. 白细胞

病人男性，21 岁。1 小时前被车撞伤，诉右胸剧烈疼痛、胸闷、呼吸困难。查体可见伤侧胸壁反常呼吸运动。

57. 病人的初步诊断为
A. 单根单处肋骨骨折 B. 多根多处肋骨骨折 C. 开放性气胸
D. 血胸 E. 心脏挫伤

58. 现场急救方法是
A. 止痛 B. 吸氧 C. 肋骨牵引固定
D. 胸腔闭式引流 E. 加压包扎固定胸壁

病儿男性，6 岁。高热一周，体温达 39.0～39.5℃，胸部 X 线示右侧胸腔大量积液，胸腔穿刺抽出脓性液体。

59. 该患儿诊断应为
A. 脓胸 B. 肺炎 C. 支气管扩张症
D. 肺癌 E. 肺结核

60. 目前处于哪一期
A. 急性期 B. 慢性期 C. 亚急性期
D. 纤维化期 E. 早期

（四）A_4 型题

病人男性，37 岁。右胸被刀刺伤后 5 分钟，病人有明显呼吸困难，右胸伤口处随呼吸可有气体进出。

61. 病人的现场急救为
A. 迅速排气减压 B. 迅速封闭伤口 C. 输血、补液
D. 清创缝合 E. 手术

62. 该病人发生呼吸循环功能紊乱的主要病理机制为
A. 肺受压萎陷 B. 出血 C. 感染
D. 纵隔扑动 E. 疼痛

63. 入院后行胸腔闭式引流术，其护理措施正确的是

A. 水封瓶长管应置于液面下 8～10cm
B. 正常水柱波动 4～6cm
C. 术后初期每 30～60 分钟需向胸腔方向挤压引流管 1 次
D. 更换引流瓶时用一把止血钳夹闭胸引流管
E. 胸膜腔闭式引流装置中水封瓶内放置清水即可

64. 当下列哪种情况时，不可拔除胸腔闭式引流管
A. 胸片示肺复张良好　B. 听诊肺呼吸音好
C. 24 小时无气体引出　D. 24 小时引出血性液体 150ml
E. 无呼吸困难

病人男性，65 岁。吸烟史近 40 年，咳嗽、痰中带血 1 个月，无发热，胸部 CT 示左肺上叶近肺门处可见一肿块影，呈分叶状，边缘毛糙。

65. 该病人高度怀疑为
A. 肺结核　B. 支气管扩张　C. 肺癌
D. 肺不张　E. 肺炎

66. 入院后完善检查，拟行左肺上叶或左全肺切除术，术前护理正确的是
A. 术前无需戒烟　B. 最大通气量只要＞30％即可手术
C. 肺手术时口腔卫生无关紧要　D. 心衰病人，纠正心衰 1 周后手术
E. 术前戒烟至少 2 周

67. 病人行左全肺切除术后，其输液速度应控制在
A. 6～8 滴/分钟　B. 20～30 滴/分钟　C. 40～60 滴/分钟
D. 60～80 滴/分钟　E. 因术中失血失液较多，应加快输液速度

68. 其术后护理措施正确的是
A. 始终保持胸腔闭式引流管通畅
B. 24 小时输液量应控制在 3000ml 以内
C. 输液速度不超过 60 滴/分钟
D. 尽量经静脉补液
E. 经常检查颈部气管的位置有无变化

69. 关于术后有效咳痰的方法，错误的是
A. 先嘱病人轻咳几声，使痰液松动
B. 嘱病人深吸气使胸廓扩张，屏气 3～5 秒，再使胸廓骤然收缩
C. 有效咳嗽的声音是低调、深沉
D. 有效咳嗽的声音是高调
E. 咳嗽时切忌只有呼吸道内的气体流动，而无胸廓的扩张与收缩

病人男性，57 岁。因吞咽困难 1 个月前来就诊，诊断为食管癌。

70. 该病好发于
A. 颈段食管　B. 胸上段食管　C. 胸中段食管
D. 胸下段食管　E. 腹段食管

71. 其术前护理措施错误的是
A. 术前应纠正营养不良　B. 因食管手术，无需戒烟
C. 每日刷牙、漱口，保持口腔清洁　D. 嘱病人术前练习深呼吸

E. 教会病人有效咳痰方法

72. 拟行结肠代食管手术，其术前胃肠道准备错误的是

A. 有梗阻和炎症者，术前 1 周口服抗生素

B. 术前 2 天进流质饮食

C. 结肠代食管手术，术前 3～5 日口服肠道抗生素

D. 结肠代食管手术，术前日晚及术日晨清洁灌肠

E. 术日晨放置胃管，如遇梗阻可试行强行插管

73. 术后的进食原则为

A. 术后 3～4 天排气后，即可进全量流质饮食

B. 病人进食后就可停止补液

C. 贲门切除术后，进食后应平卧

D. 停止胃肠减压 24 小时后，无不适可进清流食

E. 肛门排气后可进普食

74. 术后 8 天后，病人出现高热、胸痛、呼吸困难，胸腔引流引出褐色液体，有臭味，胸片示液气胸，高度怀疑病人

A. 吻合口瘘　　B. 肺不张　　C. 吻合口狭窄

D. 乳糜胸　　E. 肺栓塞

（五）填空题

75. 肺癌各类型中预后最差的是________。

76. 胸外伤肋骨骨折中，第________肋较长且固定，最易骨折。

77. 气胸行胸膜腔闭式引流时，引流部位常选择________。

78. 反常呼吸是指多根多处肋骨骨折时，胸壁的软化区吸气时________，呼气时________。

79. 开放性气胸的急救处理是将开放性气胸转变为________气胸。

80. 中央型肺癌常见的病理组织学类型是________。

81. 肺癌按病理组织学可分为________、________、________、________四种类型。

82. 全肺切除术后行鼻导管吸痰，导管进入气管长度以________为宜。

83. 食管癌主要经________途径转移。

84. 胸段食管可分为________、________、________三段。

85. 食管癌术后吻合口瘘多发生于手术后________天。

86. 全肺切除术后输液速度应控制在________。

87. 食管癌按病理形态可分为________、________、________、________四种类型。

88. 张力性气胸的紧急处理是________。

89. 风湿性瓣膜病病人替换机械瓣膜者需终生________治疗。

90. 胸腔闭式引流装置中水封瓶长管应没入水中________并直立。

91. 行胸腔闭式引流时水封瓶中长管内正常水柱上下波动约________。

92. 体外循环多与低温结合，即在开始转流时将血液降温至________。

93. 心胸外科临床上当心排血指数低至________才出现临床症状。

94. 动脉导管是胎儿期______________和______________的正常通道。
95. 成人二尖瓣瓣口面积<____________，即可产生血流障碍出现临床症状。
96. 室间隔缺损以________________缺损最常见。

（六）名词解释

97. 反常呼吸
98. 纵隔扑动
99. 体外循环

（七）简答题

100. 胸腔闭式引流管放置的原则(插管部位)是什么？
101. 胸腔闭式引流管的拔管指征是什么？
102. 胸腔闭式引流的适应证是什么？
103. 发生损伤性血胸后，如何判定胸腔是否有进行性出血？
104. 食管癌切除术后进食原则及注意事项有哪些？
105. 简述体外循环的病理生理变化。
106. 简述有创血压监测时的注意事项。

（八）病案讨论题

107. 病人男性，43 岁。刀刺伤左胸部 2 小时急诊入院，体格检查：神志清楚，BP 100/60mmHg，P 104 次/分，R 23 次/分，胸片示左胸大量胸腔积液，胸膜腔穿刺抽出血性液体。请问如何判断病人有无胸膜腔进行性出血？如病人无胸膜腔进行性出血，请提出下一步治疗方案、主要的护理诊断/问题及护理措施。

测试题答案

1. E	2. D	3. B	4. D	5. A	6. A	7. C	8. B	9. A
10. D	11. C	12. A	13. D	14. D	15. E	16. C	17. D	18. A
19. D	20. C	21. A	22. D	23. A	24. A	25. C	26. D	27. B
28. B	29. C	30. A	31. D	32. E	33. D	34. B	35. B	36. B
37. D	38. B	39. B	40. C	41. C	42. A	43. B	44. D	45. E
46. D	47. B	48. C	49. D	50. C	51. B	52. D	53. C	54. E
55. A	56. B	57. B	58. E	59. A	60. A	61. B	62. D	63. B
64. D	65. C	66. E	67. B	68. E	69. D	70. C	71. B	72. E
73. D	74. A							

75～107. 略

（李晓波）

第十八章　急性化脓性腹膜炎与腹部损伤病人的护理

第一节　急性化脓性腹膜炎病人的护理

复习测试题

(一) A_1 型题

1. 胃穿孔致弥漫性腹膜炎，最重要的护理措施是
   A. 禁饮食　B. 胃肠减压　C. 静脉输液
   D. 使用抗生素　E. 半卧位
2. 原发性腹膜炎与继发性腹膜炎最主要的区别点是
   A. 病人年龄　B. 发病次数　C. 致病菌的种类
   D. 腹腔有无原发病灶　E. 病人全身抵抗力的高低
3. 急性腹膜炎最主要的表现是
   A. 发热　B. 恶心、呕吐　C. 腹痛
   D. 腹胀　E. 脉快
4. 腹膜炎术后半卧位的目的，错误的是
   A. 有利于渗液引流至盆腔　B. 使腹肌松弛，减轻疼痛
   C. 减少毒素吸收　D. 预防压疮
   E. 有利于呼吸和循环
5. 急性腹膜炎手术后血压平稳，最适宜的卧位是
   A. 平卧位　B. 半卧位　C. 侧卧位
   D. 头高斜坡位　E. 头低斜坡位
6. 急性腹膜炎的突出体征是
   A. 腹胀　B. 腹膜刺激征　C. 肝浊音界消失
   D. 肠鸣音减弱　E. 移动性浊音
7. 急性腹膜炎适宜非手术继续观察的情况是
   A. 原发病灶病变严重　B. 腹胀加重，肠鸣音消失
   C. 腹膜炎体征局限　D. 体温下降，脉搏加快
   E. 脉搏、体温和血象持续升高

（二）A_2 型题

8. 病人男性，35 岁。因急性阑尾炎合并弥漫性腹膜炎行阑尾切除术。手术后第 4 天体温再度升高，下腹胀痛，排黏液便，有里急后重感。最可能发生了

A. 右髂窝脓肿　　B. 痢疾　　C. 肠间隙脓肿
D. 盆腔脓肿　　E. 肠粘连

9. 急性腹膜炎手术后 5 天，下腹痛加重，腹泻，里急后重。体温记录 38.8℃。最有意义的检查是

A. 粪常规检验　　B. 直肠指检　　C. 腹部 X 线片
D. 腹腔穿刺　　E. 血常规检验

10. 病人男性，40 岁。因急性阑尾炎行阑尾切除术，术后 4 天出现下腹坠胀、尿频、里急后重，可能的诊断为

A. 膈下脓肿　　B. 切口感染　　C. 肠间隙脓肿
D. 盆腔脓肿　　E. 肠粘连

11. 病人男性，20 岁。因车祸撞伤右上腹部，其表现有腹腔内出血症状，同时伴有明显的腹膜刺激征，应首先考虑

A. 脾破裂　　B. 肝破裂　　C. 肾破裂
D. 胃破裂　　E. 胆囊破裂

12. 病人男性，26 岁。上腹部被汽车撞伤 4 小时，查体：面色苍白，四肢湿冷，血压 60/40mmHg，脉率 140 次/分。全腹轻度压痛和反跳痛，腹肌紧张，肠鸣音较弱，首先应考虑

A. 胆囊破裂，胆汁性腹膜炎　　B. 小肠破裂，弥漫性腹膜炎
C. 严重腹壁软组织挫伤　　D. 肝、脾破裂合并弥漫性腹膜炎
E. 胰、十二指肠破裂，腹膜炎

13. 病人男性，高处坠落 2 小时，着地时碰伤左季肋部，当时神志清，四肢活动正常，感腹痛明显来院急诊。查体：BP 80/50mmHg，P 110 次/分，神志清，面色苍白，全腹压痛且左上腹为著。当时处理错误的是

A. 去枕平卧位　　B. 禁食，胃肠减压　　C. 抗休克治疗
D. 准备行急诊手术　　E. 术前灌肠

（三）A_3 型题

病人男性，25 岁。转移性右下腹痛 2 天，伴呕吐。腹部检查全腹肌紧张、压痛、反跳痛，以右下腹为著，肠鸣音消失。

14. 该病人目前情况是

A. 阑尾炎合并右下腹局限性腹膜炎
B. 阑尾炎合并全腹弥漫性腹膜炎
C. 胃穿孔合并右下腹局限性腹膜炎
D. 胃穿孔合并全腹弥漫性腹膜炎
E. 胆囊炎合并全腹弥漫性腹膜炎

15. 该病人目前最重要的护理是

A. 急症手术前准备　　B. 疼痛护理　　C. 安置半卧位
D. 输液　　E. 胃肠减压

16. 该病人目前甚为重要的护理诊断/问题应是

A. 恐惧 B. 不舒适:疼痛

C. 体温过高 D. 营养失调:低于机体需要量

E. 潜在并发症:休克

(四) A_4 型题

病人男性,20 岁。转移性右下腹痛 2 天,伴呕吐。腹部检查全腹肌紧张,压痛,反跳痛,以右下腹为著,肠鸣音消失。

17. 这位病人的初步诊断是

A. 急性胃肠炎 B. 急性阑尾炎合并弥漫性腹膜炎

C. 胆囊炎 D. 胆道蛔虫病

E. 溃疡病穿孔合并弥漫性腹膜炎

18. 如果腹胀明显,腹部移动性浊音可疑,诊断性腹腔穿刺可能抽出液体为

A. 黄绿色无臭味混浊液 B. 稀薄略带臭味的脓液

C. 气味腥臭的血性液体 D. 抽出无臭味的稀薄脓液

E. 草绿色透明液体

(五) 填空题

19. 急性腹膜炎最主要症状是______,最重要的腹部体征是______。

20. 急性腹膜炎按其病变范围分为______、______2 类。

21. 最常见的腹腔脓肿是______;全身中毒症状最重的腹腔脓肿常是______;表现为不全性肠梗阻的腹腔脓肿常是______。

(六) 名词解释

22. 原发性腹膜炎

23. 弥漫性腹膜炎

24. 腹膜刺激征

25. 膈下游离气体

26. 腹腔灌洗

27. 腹腔脓肿

(七) 简答题

28. 急性腹膜炎病人潜在并发症有哪些?

29. 急性腹膜炎病人非手术治疗期间应如何观察病情?

30. 说明急性腹膜炎病人非手术治疗期间的疼痛护理要点。

31. 急性腹膜炎病情观察中,出现哪些情况须及时报告医生,考虑中转手术?

(八) 病案讨论题

32. 病人男性,20 岁。以“急性阑尾炎?”急诊入院。病人持续性脐周疼痛 6 小时,伴恶心,曾呕吐 4 次为胃内容物。查体见脐右侧明显压痛,且有肌紧张和反跳痛,肠鸣音存在。病人不愿手术,目前按非手术治疗进行观察。请你提出该病人主要的护理诊断/问题,并拟出护理措施要点。

测试题答案

1. B 2. D 3. C 4. D 5. B 6. B 7. C 8. D 9. B
10. D 11. B 12. D 13. E 14. B 15. A 16. E 17. B 18. B
19~32. 略

(陈玉喜)

第二节　腹部损伤病人的护理

复习测试题

(一) A_1 型题

1. 腹腔内实质性器官损伤最可靠的依据是
   A. 腹式呼吸消失　B. 腹肌紧张　C. 肝浊音界缩小
   D. 移动性浊音阳性　E. 腹穿抽出不凝固血液
2. 关于腹腔内器官损伤的叙述,以下错误的是
   A. 实质性器官以内出血表现为主
   B. 中空器官破裂以腹膜炎表现为主
   C. 膈下无游离气体可排除中空器官破裂
   D. 胰腺和肝脏破裂有明显腹膜刺激征
   E. 腹腔穿刺无结果可考虑腹腔灌洗
3. 腹部实质性器官破裂最主要的临床表现是
   A. 肠麻痹　B. 胃肠道症状　C. 全身感染症状
   D. 内出血征象　E. 腹膜刺激征
4. 关于肝破裂的认识,不正确的是
   A. 腹膜刺激征轻微　B. 失血性休克重　C. 可出现黑便
   D. 可有呕血　E. 常需手术治疗
5. 可作为自体输血的腹腔内出血是
   A. 肝破裂　B. 肾破裂　C. 胰腺破裂
   D. 结肠破裂　E. 脾破裂
6. 腹部损伤病人,观察期间错误的做法是
   A. 卧床休息,切忌行走和随意搬动　B. 禁饮食,输液
   C. 使用吗啡类止痛药　D. 使用抗生素
   E. 连续观察生命体征和腹部情况
7. 腹部损伤合并腹腔内出血的处理原则是
   A. 快速补充液体　B. 主要输血以补充血容量
   C. 给予大量镇静药物　D. 应用大量抗生素控制感染
   E. 防治休克同时手术探查
8. 无论是开放性还是闭合性腹部损伤,疾病诊断中关键的问题是
   A. 确定有否内脏损伤　B. 确定哪个器官损伤
   C. 是否为多发性损伤　D. 什么性质的器官受到损伤
   E. 是开放性还是闭合性损伤
9. 疑有胃肠道损伤者,住院观察期间应禁忌
   A. 针刺止痛　B. 半卧位　C. 腹胀便秘时灌肠
   D. 胃肠减压　E. 使用抗生素

(二) A_2 型题

10. 病人男性,21 岁。车祸致腹部伤半小时。腹痛,面色苍白,行腹腔穿刺抽到不凝血液 5ml,应考虑为

A. 中空器官破裂　B. 实质性器官破裂　C. 后腹膜血肿
D. 误穿入腹腔血管　E. 前腹壁血肿

11. 病人女性,51 岁。腹部撞伤、腹痛 1 小时。查体:脉搏 100 次/分,血压 130/90mmHg,一般状况良好。腹部平坦,右上腹腹壁皮肤有擦伤,局部压痛,伴肌紧张,无反跳痛。腹腔穿刺及 B 型超声检查阴性。此时的处理原则主要是

A. 腹壁局部涂外用药　B. 入院急诊行剖腹探查术
C. 注射吗啡止痛　D. 禁饮食,输液并留院观察
E. 应用抗生素

12. 病人男性,26 岁。腹部撞伤 3 小时,左上腹疼痛伴恶心、呕吐、心慌、出冷汗。查体:脉搏 120 次/分,血压 80/60mmHg。全腹压痛、反跳痛、腹肌紧张,以左上腹为重,可叩及移动性浊音。腹腔穿刺抽出不凝血液 7ml。该病人最可能的情况是

A. 肝破裂　B. 脾破裂　C. 胰腺破裂
D. 胃穿孔　E. 肠破裂

13. 病人男性,24 岁。腹部开放性损伤,见少量肠管脱出。现场紧急处理措施是

A. 用清洁碗覆盖后再包扎　B. 用塑料袋覆盖后加压包扎
C. 用清洁水冲洗后敷料包扎　D. 迅速还纳肠管入腹腔再包扎
E. 用清洁毛巾遮盖并急送医院

14. 病人男性,35 岁。1 小时多前骑自行车不慎被汽车撞伤,喊腹痛。20 分钟前渐昏迷不醒。送来急诊室时查脉搏 136 次/分,血压 60/40mmHg。面色苍白,四肢湿冷,全腹肌紧张,可叩及移动性浊音。首先考虑

A. 胃破裂　B. 十二指肠破裂　C. 肝脾破裂
D. 严重腹壁软组织挫伤　E. 腹膜后血肿

15. 病人男性,18 岁。汽车撞伤半小时,腹痛,有明显的休克表现。临床诊断"脾破裂、失血性休克"。对该病人的处理措施为

A. 立即剖腹探查　B. 抗休克,密切观察
C. 抗休克,好转后再手术　D. 先抗休克,无好转再手术
E. 抗休克的同时剖腹探查

16. 病人男性,腹部刀刺伤后考虑肠破裂,该病人手术前护理中最重要的是

A. 应用抗生素　B. 输液　C. 留置导尿
D. 胃肠减压　E. 输血

17. 病人男性,30 岁。3 天前左上腹受外力撞击,感腹痛及局部压痛。今日晨起时喷嚏两次,突感头晕眼花,腹痛加重,呈持续性全腹痛。面色苍白,脉细速。最可能是

A. 心肌梗死　B. 脑出血　C. 肝破裂
D. 肾破裂　E. 脾破裂

18. 病人男性,42 岁,腹部挤压伤后 6 小时。查体:体温 38.2℃,脉率 88 次/分,血压 110/80mmHg,腹部有压痛,无反跳痛,肠鸣音可闻及,以下处理措施中不妥的是

A. 腹部 B 型超声检查　B. 腹部穿刺检查

C. 密切观察腹部体征变化　　D. 禁食及输液
E. 尽快剖腹探查

19. 病人女性，36 岁，半小时前骑车摔倒，车把撞击左胸部及腹部，X 线片示左肋骨骨折。病人感腹部疼痛，胸闷，急诊入院，腹腔穿刺抽出不凝血。最可能是
A. 肠破裂　　B. 脾破裂　　C. 肝破裂
D. 肺破裂　　E. 肾破裂

20. 病人男性，35 岁，司机。3 小时前车祸中被驾驶盘撞击右上腹，自觉上腹部疼痛剧烈，向右肩及腰部放射。右上腹明显的固定性压痛。X 线平片示腹膜后花斑状(积气)改变。可能发生了
A. 胃破裂　　B. 十二指肠破裂　　C. 肝破裂
D. 右肾损伤　　E. 胆囊破裂

21. 病人男性，32 岁。右下胸部撞击伤 1 小时。意识模糊，心率 124 次/分，血压 76/54mmHg。右侧腹部压痛明显，有肌紧张及反跳痛。护士所做处理中最重要的是
A. 输液并观察　　B. 静脉滴注抗生素
C. 配血与输血　　D. 紧急通知手术室剖腹探查
E. 留置尿管胃管

(三) A_3 型题

病人男性，40 岁。因车祸撞伤腹部，病人诉腹痛难忍，伴恶心、呕吐。查体见全腹腹膜刺激征。X 线检查见膈下游离气体。拟诊为“肠破裂”。

22. 以下哪项对明确伤情最有意义
A. 腹膜刺激征　　B. 肠鸣音消失　　C. 腹腔穿刺抽出混浊液体
D. 血白细胞计数高　　E. 发热、脉快、口渴等

23. 最重要的护理是
A. 静脉输液　　B. 插置胃管行胃肠减压　　C. 留置尿管
D. 静脉滴注抗生素　　E. 肌内注射哌替啶

24. 目前取哪项体位较合适
A. 平卧位　　B. 侧卧位　　C. 俯卧位
D. 半卧位　　E. 头低斜坡位

病人女性，38 岁。左上腹撞伤半小时，腹痛。查体：神志清楚，面色苍白，脉搏 110 次/分，血压 90/70mmHg。全腹压痛、反跳痛、肌紧张。

25. 如果你在急诊科接诊了该病人，认为最可能的是
A. 脾破裂　　B. 胰腺破裂　　C. 肝破裂
D. 肾破裂　　E. 肠破裂

26. 你认为目前应做的最简单最有意义的检查是
A. 急查血常规　　B. B 型超声检查　　C. X 线检查
D. CT 检查　　E. 腹腔穿刺

27. 你首先应采取的护理措施是
A. 留置尿管　　B. 静脉输血　　C. 静脉输液
D. 心理护理　　E. 腹部备皮

(四) A_4 型题

病人男性,20岁。半小时前在车祸中致肝破裂。P 120次/分,BP 80/60mmHg。神志尚清,面色苍白,四肢湿冷。腹部压痛明显,有肌紧张。留置导尿管后见尿量减少。

28. 目前考虑病人的情况主要是

A. 失血性休克　　B. 创伤性休克　　C. 神经源性休克
D. 感染性休克　　E. 心源性休克

29. 目前的处理原则应是

A. 输血输液,血压正常后手术　　B. 给予止血药,不手术
C. 立即手术　　D. 先纠正休克,无好转再手术
E. 边抗休克边手术

30. 为迅速扩容,接诊病人后应立即静脉输给

A. 血浆　　B. 全血　　C. 右旋糖酐
D. 0.9%氯化钠溶液　　E. 10%葡萄糖溶液

31. 病人经手术修补肝裂伤,腹腔吸出血液约1500ml。术后10小时发生呼吸困难,进行性加重,发绀。经吸氧不见好转。P 110次/分,BP 92/70mmHg。此时应考虑

A. 肺不张　　B. 肺部感染　　C. 急性呼吸窘迫综合征
D. 肺水肿　　E. 急性心衰竭

(五) 填空题

32. 腹壁损伤可分为__________损伤和__________损伤。

33. 腹部实质器官破裂临床表现特征以__________为主,中空器官破裂临床表现特征以__________为主。

34. 胃肠破裂常呈气腹征,腹部叩诊见________________缩小或消失,X线检查显示______________。

(六) 名词解释

35. 闭合性腹部损伤　　37. 自体输血

36. 板状腹

(七) 简答题

38. 说明腹部闭合性损伤病人病情观察的具体要求。

39. 试归纳外伤性肝破裂修补术后的护理措施要点。

(八) 病案讨论题

40. 病人男性,41岁。车祸致伤1小时,胸痛腹痛,气短。查体见R 36次/分,P 116次/分,BP 90/70mmHg;意识清楚,面色苍白;左季肋区皮肤擦伤,局部压痛明显,双肺呼吸音清;全腹轻度压痛、反跳痛及肌紧张,可叩及移动性浊音,肠鸣音减弱;腹腔抽出不凝固血液5ml;X线见左第8、9肋骨骨折。①你认为该病人的主要伤情(可能的临床诊断)是什么?②请提出目前的主要护理诊断/问题。③如需手术,请拟定术前主要护理措施(要点)。

测试题答案

1.E　2.C　3.D　4.A　5.E　6.C　7.E　8.A　9.C
10.B　11.D　12.B　13.A　14.C　15.E　16.D　17.E　18.E
19.B　20.B　21.D　22.C　23.B　24.D　25.A　26.E　27.C

28. A　　29. E　　30. D　　31. C

32～39. 略

40. (1)主要伤情(临床诊断):①脾破裂,失血性休克;②左8、9肋骨骨折。

(2)主要护理诊断/问题:①心输出量减少;②低效性呼吸状态;③疼痛(腹痛胸痛);④潜在并发症:腹腔感染、多器官功能障碍综合征。

(3)术前护理措施要点:略

(张维杰)

第三节 胃肠减压及护理

复习测试题

(一) A_1 型题

1. 停止胃肠减压最主要的指征是
   A. 肛门排气　　B. 腹胀减轻　　C. 腹痛消失
   D. 胃肠减压3日以上　　E. 肠鸣音开始恢复
2. 关于胃肠减压的目的,错误的是
   A. 改善肠壁血液循环　　B. 促进胃肠吻合口的愈合
   C. 抑制胃肠蠕动的恢复　　D. 减轻胃肠道内压力
   E. 减少胃穿孔时胃内容物漏出
3. 对需要长期胃肠减压的病人应特别注意护理的是
   A. 预防压疮的发生　　B. 适当增加活动量　　C. 及时倒掉引流液
   D. 注意口腔护理　　E. 注意无菌操作
4. 胃肠减压的护理,下列错误的是
   A. 禁饮食　　B. 口腔护理　　C. 务必保持导管通畅
   D. 胃管堵塞可行冲洗　　E. 禁忌一切口服药物

(二) A_2 型题

5. 病人女性,47岁。胃大部切除术后1天,发现胃肠减压管内有较大凝血块堵塞,最有效处理方法是
   A. 更换胃管　　B. 加大负压吸引　　C. 停止负压吸引
   D. 生理盐水冲洗胃管　　E. 挤捏引流管
6. 病人男性,60岁。小肠切除吻合术后2天,肛门尚未排气,腹胀明显。下列护理措施最重要的是
   A. 针刺穴位　　B. 禁食　　C. 半卧位
   D. 胃肠减压　　E. 肛管排气
7. 病人男性,58岁。胃穿孔术后第1天,对应用胃肠减压的作用不理解,护士的下列解释中错误的是
   A. 可以预防胃出血　　B. 有利于胃肠功能恢复
   C. 可以减轻腹胀　　D. 避免胃肠内液体漏入腹腔

E. 有利于胃肠吻合口的愈合

8. 病人男性，40 岁。肠扭转术后，应用胃肠减压，由胃管内注药时，护士采取了夹管措施，并嘱咐病人多长时间内不得自行松夹

A. 30 分钟　　B. 1 小时　　C. 2 小时
D. 3 小时　　E. 4 小时

9. 病人女性，16 岁。肠梗阻应用胃肠减压治疗，病情好转后急于拔管，护士进行健康指导，告知其拔管的主要依据是

A. 肛门排气　　B. 腹胀减轻　　C. 腹痛消失
D. 胃肠减压 3 日以上　　E. 肠鸣音开始恢复

10. 病人男性，47 岁。胃溃疡病史 2 年，2 小时前饮酒及饱餐后发生急性穿孔，术前准备最基础的措施是

A. 取半卧位　　B. 静脉输液　　C. 镇静止痛
D. 应用抗生素　　E. 禁食、胃肠减压

（三）填空题

11. 停止胃肠减压拔除胃管时将________分离，捏闭________，嘱病人________后拔管。

12. 持续胃肠减压要求有效负压在________。如为电动胃肠减压器，负压不应超过________，以免引起消化道________或胃管________。

13. 胃肠减压期间禁________，一般应停用________。若需胃管内注药时，应夹管并暂停减压________小时。

14. 胃肠减压时米-艾管多用于________部位的减压。

（四）简答题

15. 胃肠减压的目的(作用)是什么？

（五）病案讨论题

16. 病人女性，47 岁。胃大部切除术后 1 天，发现胃肠减压管内有堵塞，最有效的处理方法是什么？留置胃管期间如何护理？何时可拔除胃管？

测试题答案

1. A　2. C　3. D　4. E　5. D　6. D　7. A　8. B　9. A
10. E

11～16. 略

（杨　环）

第十九章　胃肠疾病病人的护理

第一节　腹外疝病人的护理

复习测试题

(一) A_1 型题

1. 哪种腹外疝必须紧急手术治疗
A. 易复性疝　B. 难复性疝　C. 滑动性疝
D. 绞窄性疝　E. 嵌顿性疝
2. 腹外疝的疝囊是由哪种组织形成
A. 脏腹膜　B. 壁腹膜　C. 腹壁肌肉
D. 腹壁筋膜　E. 腹壁皮下组织
3. 多见于老年男性的腹外疝是
A. 腹股沟斜疝　B. 股疝　C. 腹股沟直疝
D. 脐疝　E. 切口疝
4. 腹外疝手术后护理,哪项不妥
A. 仰卧位　B. 切口置沙袋压迫　C. 及时处理便秘
D. 鼓励早下床活动　E. 控制咳嗽
5. 腹外疝最常见的疝内容物是
A. 小肠和大网膜　B. 盲肠和大网膜　C. 盲肠和阑尾
D. 乙状结肠　E. 膀胱
6. 多发生于中年妇女的腹外疝是
A. 腹股沟斜疝　B. 腹股沟直疝　C. 股疝
D. 脐疝　E. 切口疝
7. 单纯疝囊高位结扎术主要用于哪个年龄段的腹外疝病人
A. 老年男性　B. 青壮年男性　C. 半岁以下婴幼儿
D. 少年儿童　E. 中年妇女
8. 绞窄性疝是指
A. 疝内容与疝囊有粘连　B. 疝内容物脱出后不易回纳
C. 疝嵌顿后内容物血循环障碍　D. 疝内容由腹壁瘢痕处突出
E. 压迫内环后疝内容不再突出

9. 直疝的特点是

A. 多见于中年妇女　B. 疝囊狭小，容易嵌顿

C. 外观呈小的半球形　D. 不会进入阴囊

E. 疝块可位于腹股沟韧带下方

10. 多见于男性青少年、儿童的疝是

A. 腹股沟斜疝　B. 腹股沟直疝　C. 股疝

D. 脐疝　E. 切口疝

11. 嵌顿性疝与绞窄性疝的区别要点是

A. 疝块的大小　B. 触痛的严重程度　C. 有无肠梗阻症状

D. 脱出时间的长短　E. 疝内容物有无血液循环障碍

(二) A_2 型题

12. 病人男性，17 岁。右侧腹股沟斜疝，嵌顿 8 小时就诊，检查见右腹股沟内侧包块，有明显压痛，右下腹局部呈轻度肌紧张及反跳痛，此时最适宜的处理是

A. 选用非手术疗法，佩带疝带　B. 择期手术治疗

C. 试行手法还纳　D. 不可还纳，应紧急手术

E. 以上处理都不对

13. 病人男性，76 岁。站立或用力时腹股沟区突出肿块，卧位时或用手轻推时肿块消失，推送时能听到咕噜声，诊断为腹股沟疝。区别其为斜疝或直疝最有意义的依据是

A. 病人的年龄　B. 回纳疝块压迫深环　C. 疝块的大小

D. 疝块的形状　E. 嵌顿的机会

14. 8 个月婴儿出现腹股沟包块，随腹压增高而发生变化。诊断为腹股沟斜疝，治疗原则是

A. 紧急手术　B. 择期手术　C. 早期手术

D. 暂不手术　E. 禁忌手术

15. 病儿 9 岁，疝内容物可达阴囊处，其消失或出现与指压腹股沟管内环有关。诊断应考虑

A. 腹股沟斜疝　B. 腹股沟直疝　C. 股疝

D. 脐疝　E. 切口疝

16. 病人女性，40 岁。体重 86 公斤。因咳嗽后突然发生腹痛、腹胀、呕吐 1 小时，首先应注意有无为

A. 急性阑尾炎　B. 急性肠梗阻　C. 股疝嵌顿

D. 斜疝　E. 直疝

17. 病人男性，47 岁。腹股沟部出现肿物 2 天，伴明显疼痛，不能回纳。1 小时前疼痛突然缓解，但渐出现腹痛。可能的情况是

A. 易复性斜疝　B. 难复性斜疝　C. 嵌顿性疝

D. 绞窄性疝　E. 腹股沟直疝

(三) A_3 型题

病人男性，53 岁。有慢性便秘多年，每次排便必须十分用力。近半年来发现，站立时阴囊右侧出现肿块，呈梨形；平卧时可还纳。局部触诊发现右腹股沟管外环扩大，嘱病人咳嗽指尖有明显冲击感；手指压迫内环处，站立咳嗽，肿块不再出现。拟诊腹外疝，准备手术治疗。

18. 本病例属于

A. 脐疝　　B. 腹股沟直疝　　C. 股疝
D. 腹股沟斜疝　　E. 切口疝

19. 可避免术后疝复发的术前处理是
A. 麻醉前用药　　B. 备皮　　C. 排尿
D. 灌肠　　E. 治疗便秘

20. 术后预防阴囊血肿的措施是
A. 仰卧位　　B. 保持敷料清洁、干燥
C. 托起阴囊、伤口压沙袋　　D. 不可过早下床活动
E. 应用抗生素

（四）A_4 型题

病人男性，46 岁。便秘多年，出现右侧腹股沟可复性肿块 1 年。10 小时前搬举重物时肿块突然增大，腹痛难忍，呕吐数次；伴发热、全身不适。查体：右腹股沟及阴囊肿块，张力高，明显触痛，皮肤红肿；血白细胞计数增高。入院后准备急症手术治疗。

21. 该病人的临床诊断应是
A. 腹外疝、难复性疝　　B. 腹外疝、嵌顿性疝
C. 腹股沟斜疝、绞窄性疝　　D. 腹股沟直疝、绞窄性疝
E. 股疝、难复性疝

22. 手术前护理措施哪项错误
A. 禁饮食　　B. 备皮　　C. 排空膀胱
D. 灌肠　　E. 给镇痛药

23. 硬外麻下行肠切除吻合术及疝囊高位结扎术，术后第 1 天饮食护理最重要的是
A. 术后应禁食　　B. 术后应静脉供给营养
C. 可进普通饮食　　D. 术后 24 小时可进流食
E. 手术后 24 小时进软食

24. 手术后护理措施应除外哪项
A. 仰卧位，腘部垫枕　　B. 保持排便通畅　　C. 应用抗生素
D. 托起阴囊，切口压沙袋　　E. 术后第 2 日鼓励下床活动

（五）填空题

25. 典型的腹外疝解剖结构包括____、____、____和______4 部分。
26. 棉束带压迫治疗腹股沟斜疝主要适用于________（年龄）病人。
27. 腹外疝的致病因素包括____和____，但最关键的（主要的）是____。
28. 腹股沟斜疝的突出径路为____→____→____→____。

（六）名词解释

29. 嵌顿性疝
30. 绞窄性疝
31. 腹外疝
32. 无张力疝修补术
33. 易复性疝

（七）简答题

34. 如何对腹外疝的病人进行健康指导？
35. 如何区别腹股沟斜疝与直疝？
36. 腹股沟嵌顿疝手法复位后的护理要点是什么？

(八) 病案讨论题

37. 病人男性，农民，56 岁。6 年前右下腹有一包块，开始为板栗大小，渐增大。在站立行走、劳动及咳嗽等增加腹压时出现，平卧休息或用手可还纳。参加劳动后，右下腹包块逐渐增大，并进入右侧阴囊，最大如鹅蛋大小，下坠感及疼痛逐渐加重，并出现还纳困难。近半年以来伴有消化不良、便秘等症状，因而住院治疗。查体：站立可见右腹股沟区一肿物，能进入阴囊，平卧或用手可部分还纳，用手指通过阴囊皮肤伸入浅环，可触及浅环扩大，嘱病人咳嗽时指尖有冲击感。还纳肿物后，压住腹股沟深环，让病人咳嗽，肿物并未增大，肿物质地软，叩诊呈鼓音，可听到肠鸣音。

(1)其疾病诊断是什么？诊断依据是什么？

(2)应采取的治疗方法是什么？

(3)列出护理诊断/问题和护理措施。

(4)对病人进行健康教育的主要内容是什么？

测试题答案

1. D　2. B　3. C　4. D　5. A　6. C　7. D　8. C　9. D
10. A　11. E　12. D　13. B　14. D　15. A　16. C　17. D　18. D
19. E　20. C　21. C　22. D　23. A　24. E
25～37. 略

（王燕秋）

第二节　胃十二指肠溃疡外科治疗病人的护理

复习测试题

(一) A_1 型题

1. 胃十二指肠溃疡穿孔最有意义的依据是
   A. 上腹部压痛　B. 上腹部反跳痛　C. 板状腹
   D. 腹式呼吸消失　E. 膈下游离气体
2. 胃十二指肠溃疡急性穿孔非手术护理中哪项最重要
   A. 安静卧床，取半卧位　B. 静脉输液　C. 静脉滴注抗生素
   D. 禁饮食、胃肠减压　E. 镇静止痛
3. 毕罗Ⅱ式胃大部切除术后，最严重的并发症是
   A. 十二指肠残端瘘　B. 吻合口出血　C. 吻合口梗阻
   D. 倾倒综合征　E. 碱性反流性胃炎
4. 胃大部切除术后，最早出现的并发症常是
   A. 倾倒综合征　B. 吻合口瘘　C. 吻合口出血
   D. 吻合口梗阻　E. 十二指肠残端破裂
5. 下列哪项并发症与胃十二指肠溃疡无关
   A. 急性腹膜炎　B. 失血性休克　C. 低钾、低氯性碱中毒
   D. 营养不良　E. 肠梗阻

6. 胃大部切除术后吻合口梗阻的呕吐物常为
A. 食物和胆汁 B. 仅有食物无胆汁 C. 粪性呕吐物
D. 血性呕吐物 E. 大量胆汁
7. 胃大部切除术后 24 小时内的护理措施不包括
A. 监测生命体征 B. 胃管护理 C. 静脉输液
D. 处理切口疼痛 E. 检查肠鸣音

(二) A_2 型题

8. 病人男性,毕罗Ⅱ式胃大部切除术后 3 周,进食后 10～20 分钟出现上腹饱胀、心悸、出汗、头晕、呕吐、腹泻。护理错误的是
A. 少食多餐 B. 增加甜食摄入 C. 进食后平卧 30 分钟
D. 进较干食物 E. 增加蛋白质摄入
9. 病人男性,50 岁,胃大部切除术后 2 天,护理措施错误的是
A. 宜取半卧位 B. 持续胃肠减压
C. 禁饮食,输液 D. 肠鸣音恢复给半流质饮食
E. 鼓励早期下床活动
10. 病人男性,毕罗Ⅱ式胃大部切除术后 1 周,出现上腹胀痛,恶心呕吐,呕吐物为胆汁,不含食物,呕吐后症状减轻。首先应考虑
A. 胃潴留 B. 吻合口梗阻 C. 倾倒综合征
D. 输出段肠袢梗阻 E. 输入段肠袢梗阻
11. 病人男性,毕罗Ⅱ式胃大部切除术后 3 周,进食后 10～20 分钟出现上腹饱胀、心悸、出汗、头晕、呕吐、腹泻。以下处理正确的是
A. 禁食、输液 B. 胃肠减压 C. 流质饮食
D. 餐后平卧 20～30 分钟 E. 使用镇静剂

(三) A_3 型题

病人女性,35 岁,十二指肠溃疡病史 8 年。近 2 周出现上腹饱胀、恶心、呕吐,呕吐物为酸臭味宿食,不含胆汁。查体:可见上腹部膨隆、胃型及胃蠕动波,有震水音。

12. 该病人可能发生了
A. 粘连性肠梗阻 B. 胃癌 C. 瘢痕性幽门梗阻
D. 肠套叠 E. 急性胃炎
13. 该病人最可能发生的体液失衡是
A. 低钠、高钾性酸中毒 B. 低钠、低钾性碱中毒
C. 低钠、高钾性碱中毒 D. 低氯、低钾性碱中毒
E. 低氯、高钾性酸中毒
14. 该病人最佳的治疗方法是
A. 非手术治疗 B. 毕罗Ⅰ式胃大部切除术
C. 毕罗Ⅱ式胃大部切除术 D. 全胃切除术
E. 肠切除术

病人男性,因十二指肠溃疡并发瘢痕性幽门梗阻,反复呕吐宿食,消瘦,皮肤干燥,弹性减退。入院后经充分术前准备,行胃大部切除术。

15. 该病人入院时主要护理诊断是

A. 心输出量减少　　B. 体液不足　　C. 组织灌注量改变
D. 活动无耐力　　E. 知识缺乏

16. 术前 2～3 日应做好的特别护理是
A. 心理护理　　B. 皮肤准备　　C. 每晚洗胃
D. 呼吸道准备　　E. 术前用药

17. 手术后若发生胃肠吻合口出血,最早出现的临床表现是
A. 脉搏细速,血压下降　　B. 烦躁不安,面色苍白
C. 尿量减少,四肢湿冷　　D. 头晕,心悸,出冷汗
E. 胃管内吸出大量血液

(四) 填空题

18. 胃大部切除术包括________、________两种术式。

19. 胃、十二指肠溃疡病的手术治疗方法有________和________两大类。

20. 溃疡病穿孔的主要表现特征是__________;溃疡病大出血的主要表现是______和______;瘢痕性幽门梗阻的突出症状是______。

21. 胃大部切除术后"潜在并发症:手术后梗阻"包括____梗阻、____梗阻、______梗阻。

(五) 名词解释

22. 毕Ⅱ式胃大部切除术

23. 高选择性胃迷走神经切断术

24. 十二指肠残端破裂

25. 倾倒综合征

26. 碱性反流性胃炎

(六) 简答题

27. 溃疡病外科治疗的适应证包括哪些情况?

28. 胃大部切除术后的饮食应如何管理?

29. 简述瘢痕性幽门梗阻手术前护理要点。

30. 简述溃疡病行胃大部切除术的理论根据。

31. 胃大部切除术后、迷走神经切断术后常见"潜在并发症"各有哪些?

32. 对胃手术后的病人如何进行康复指导?

(七) 病案讨论题

33. 病人男性,45 岁。2 小时前突发上腹部刀割样剧痛,后波及右下腹和全腹,伴恶心呕吐。有十二指肠溃疡病史 6 年。入院查体:P 100 次/分,BP 120/80mmHg,板状腹,全腹压痛、反跳痛,肠鸣音明显减弱,肝浊音界消失。

(1)如果你是急诊科护士,试估计该病人发生了什么情况?

(2)该病人的治疗原则是什么?

(3)如需急诊手术,你目前应做哪些护理工作?

测试题答案

1.E　2.D　3.A　4.C　5.E　6.B　7.E　8.B　9.D
10.E　11.D　12.C　13.D　14.C　15.B　16.C　17.E
18～33. 略

(刘庆国)

第三节　胃癌病人的护理

复习测试题

(一) A_1 型题

1. 胃癌最好发于

A. 贲门　B. 胃后壁　C. 胃大弯　D. 胃小弯　E. 胃窦部

2. 确诊胃癌可靠的方法是

A. 消化道钡餐　B. 粪便隐血试验　C. 胃 B 型超声　D. 纤维胃镜　E. 胃 CT 检查

3. 早期胃癌诊断最有效的方法是

A. B 型超声　B. CT　C. X 线钡餐检查　D. 纤维胃镜检查　E. 胃液细胞学检查

4. 早期胃癌是指

A. 癌肿块小于 2cm　B. 癌肿仅限于浆肌层内　C. 癌肿仅限于黏膜或黏膜下层内　D. 无淋巴结转移　E. 以上都不对

5. 胃癌最主要的转移途径

A. 直接蔓延　B. 腹腔种植转移　C. 淋巴转移　D. 远处转移　E. 血运转移

(二) A_2 型题

6. 病人女性，60 岁。胃癌。血压 130/90mmHg，中度贫血，消瘦，术前准备项目错误的是

A. 纠正贫血　B. 每日洗胃　C. 改善营养状态　D. 心理护理　E. 术前各项常规检查

7. 病人男性，50 岁。半年来反复出现上腹隐痛，食欲减退，消瘦，粪便隐血检查持续阳性。为确诊应采用的最佳检查方法是

A. 癌胚抗原检查　B. 纤维胃镜检查　C. 胃液细胞学检查　D. 粪便隐血检查　E. X 线钡餐检查

8. 病人女性，56 岁。行胃癌根治术后 4 天，体温 38.5℃，切口疼痛，应考虑

A. 外科热　B. 切口感染　C. 腹腔感染　D. 肺部感染　E. 膈下脓肿

9. 病人男性，45 岁。胃溃疡病史 10 年，最近 3 个月胃痛加重，上腹胀满，时有呕吐宿食。食欲减退，体重下降 3kg。粪便隐血检查数次阳性。应用抗酸剂治疗效果不好。首先考虑该病人是

A. 胃溃疡恶变　B. 胃溃疡穿孔　C. 复合溃疡　D. 顽固性溃疡　E. 胃后壁溃疡

10. 病人男性，60 岁。3 个月以来上腹部疼痛、饱胀，食欲减退，进行性消瘦。近 1 周呕吐多次，排黑便。门诊胃镜检查确诊胃窦部癌。实施手术治疗，术后处理中错误的是

A. 禁饮食，胃肠减压　B. 可用镇痛药　C. 进行饮食指导
D. 加强营养支持　E. 大量用抗生素，预防感染

（三）A_3 型题

病人男性，45 岁。一个月前觉上腹隐痛，食欲减退，并有返酸、嗳气，服抗酸药未见好转。3 天前出现黑便。近 1 个月来体重下降 4kg。

11. 高度考虑最可能是
A. 胃溃疡　B. 胃出血　C. 胃癌
D. 胃息肉　E. 萎缩性胃炎

12. 为尽快明确诊断，首选下列哪项检查
A. 胃酸测定　B. 胃镜检查　C. X线钡餐
D. B型超声　E. 粪便隐血试验

13. 该病的发生与下列哪项因素无关
A. 进食腌制食物　B. 胃溃疡　C. 遗传
D. 内分泌紊乱　E. 幽门螺杆菌感染

14. 若发生血行转移，最常见的转移部位是
A. 肝　B. 肺　C. 胰
D. 肾　E. 骨骼

15. 若行手术治疗，术前准备错误的是
A. 备皮　B. 配血　C. 洗胃
D. 肠道清洁　E. 口服肠道不吸收的抗菌药

病人男性，45 岁。胃溃疡病史 8 年。喜食腌制食品。近 1 个月来上腹疼痛、返酸、嗳气等症状明显加重，体重下降 3kg。经胃镜检查确诊为胃癌，拟行胃癌根治术

16. 该病人胃癌的发病与下列哪个癌前疾病关系密切
A. 肠息肉　B. 萎缩性胃炎　C. 胃息肉
D. 胃溃疡　E. 十二指肠溃疡

17. 腌制食品中含有的哪种物质与胃癌的发生密切相关
A. 脂肪含量高　B. 氯化钠的含量高　C. 亚硝酸盐
D. 含防腐剂　E. 含添加剂

18. 胃癌的早期表现是
A. 上腹部不适　B. 上腹部绞痛　C. 黑便
D. 呕血　E. 体重明显下降

19. 若行手术治疗，术前不予洗胃的原因是
A. 避免引起胃出血　B. 避免引起急性胃扩张
C. 避免引起胃穿孔　D. 避免癌细胞的转移
E. 避免病人出现虚脱

20. 术后胃管的护理，下列错误的是
A. 妥善固定和防止滑脱
B. 保持通畅
C. 观察引流液的颜色、性质和量
D. 若胃管堵塞可用大量生理盐水冲洗

E. 胃肠蠕动恢复后可拔胃管

病人男性，50 岁。以上腹部疼痛、食欲不振、体重减轻就诊。胃镜检查示胃窦部小弯侧一直径 4mm 肿块。

21. 考虑最可能是

A. 胃癌　B. 胃息肉　C. 胃溃疡　D. 萎缩性胃炎　E. 胃平滑肌瘤

22. 该病人护理诊断“营养失调”的相关因素可除外

A. 食欲不振　B. 营养摄入不足　C. 呕吐　D. 肿瘤生长消耗能量　E. 营养知识缺乏

23. 该病人治疗方法宜选

A. 口服助消化药　B. 口服止痛药　C. 静脉补充营养　D. 放射治疗　E. 手术治疗

(四) 填空题

24. 胃癌的主要转移方式是____________。

25. 进展期胃癌按 Borrmann 分类法，Ⅰ型即________________________、Ⅱ型即________________、Ⅲ型即______________、Ⅳ型即________。

(五) 简答题

26. 胃癌术后如何指导病人饮食？

27. 如何对社会人群进行胃癌预防知识的宣传教育？

测试题答案

1. E　2. D　3. D　4. C　5. C　6. B　7. B　8. B　9. A
10. E　11. C　12. B　13. D　14. A　15. C　16. D　17. C　18. A
19. D　20. D　21. A　22. E　23. E
24～27. 略

(杨　环)

第四节　阑尾炎病人的护理

复习测试题

(一) A_1 型题

1. 居外科急腹症首位的疾病是

A. 急性肠梗阻　B. 嵌顿性腹外疝　C. 急性胆囊炎　D. 溃疡病急性穿孔　E. 急性阑尾炎

2. 急性阑尾炎病理转归中，属于感染扩散的是

A. 慢性阑尾炎　B. 阑尾周围脓肿　C. 单纯性阑尾炎　D. 化脓性阑尾炎　E. 化脓性门静脉炎

3. 急性阑尾炎典型的症状是

A. 腹泻　B. 便秘　C. 恶心呕吐
D. 转移性右下腹痛　E. 发热

4. 急性阑尾炎最重要的体征是
A. 右下腹固定性压痛　B. 右下腹肌紧张　C. 发热、白细胞增高
D. 右下腹反跳痛　E. 右下腹包块

5. 关于小儿急性阑尾炎临床特点的描述，不正确的是
A. 常伴高热　B. 右下腹症状体征很典型
C. 极易穿孔　D. 呕吐早而重
E. 宜及早手术

6. 急性化脓性阑尾炎的治疗最好采取
A. 中药治疗　B. 大剂量使用抗生素　C. 手术切除阑尾
D. 理疗　E. 镇静、止痛、输血

7. 引起急性阑尾炎的最重要病因是
A. 胃肠道功能紊乱　B. 细菌感染　C. 阑尾腔梗阻
D. 阑尾发育不良　E. 感冒

8. 盲肠后位急性阑尾炎的特殊体征常为
A. 闭孔内肌试验阳性　B. 右下腹反跳痛　C. 腰大肌试验阳性
D. 右下腹压痛与肌紧张　E. 直肠指检直肠右侧壁触痛明显

9. 急性阑尾炎病人不宜手术治疗的是
A. 老年病人　B. 小儿病人
C. 妊娠中期病人　D. 有局限倾向的阑尾周围脓肿
E. 坏疽性阑尾炎

10. 有关特殊类型阑尾炎的叙述，哪项不正确
A. 老年人急性阑尾炎宜保守治疗　B. 小儿急性阑尾炎易发生坏死穿孔
C. 妊娠期急性阑尾炎压痛点可上移　D. 小儿急性阑尾炎应及早手术
E. 妊娠期阑尾穿孔后炎症不易局限

11. 阑尾切除术后应鼓励病人
A. 卧床休息　B. 取平卧位　C. 早期下床活动
D. 取侧卧位　E. 取中凹位

12. 小儿急性阑尾炎需要及早手术的主要原因是
A. 病史述说不清　B. 全身中毒症状重　C. 体征不典型
D. 阑尾易坏死穿孔　E. 容易发生脱水

13. 急性阑尾炎出现右下腹反跳痛和肌紧张，提示炎症已波及
A. 阑尾黏膜　B. 阑尾黏膜下层　C. 壁腹膜
D. 脏腹膜　E. 阑尾肌层

14. 急性阑尾炎手术前后都存在的护理诊断是
A. 体液不足　B. 疼痛　C. 潜在并发症：内出血
D. 恐惧　E. 组织灌流不足

(二) A_2 型题

15. 病人男性，34 岁。急性化脓性阑尾炎行阑尾切除术后 6 天，体温又升高至 39.5℃，

并有下腹痛、腹泻，排出黏液便，感里急后重，最可能是

A. 膈下脓肿　　B. 肠间脓肿　　C. 盆腔脓肿

D. 切口感染　　E. 术后内出血

16. 病人女性，30 岁。昨日因“右下腹痛 2 天”，拟诊为“急性单纯性阑尾炎”，急诊留观并给予抗生素等非手术治疗。今晨(4 小时前)腹痛逐渐加重，检查体温 39.5℃，右下腹明显腹膜刺激征。请估计该病人的病情是

A. 急性阑尾炎合并局限性腹膜炎　　B. 急性阑尾炎合并弥漫性腹膜炎

C. 化脓性门静脉炎　　D. 盆腔脓肿

E. 阑尾周围脓肿

17. 病人男性，52 岁。因急性阑尾炎在腰麻下行阑尾切除术。术后 8 小时病人诉头晕、眼前发黑，检查见面色苍白，P 110 次/分，BP 70/50mmHg。下列护理措施哪项不妥

A. 加快静脉输液　　B. 紧急报告医生　　C. 急配血

D. 安置半卧位　　E. 进行术前准备

18. 病人女性，40 岁。因急性化脓性阑尾炎行阑尾切除手术后 2 天，病人出现寒战，高热，黄疸，肝大，可能是

A. 并发胆道感染　　B. 急性胰腺炎　　C. 门静脉炎

D. 传染性肝炎　　E. 脓毒症

19. 病人女性，20 岁。上腹部疼痛数小时后转为右下腹痛。恶心，呕吐。T 38℃，右下腹有固定压痛点，有腹肌紧张及反跳痛。WBC 15×10^9/L，首先考虑诊断是

A. 急性胆囊炎　　B. 急性化脓性胆管炎　　C. 胃、十二指肠穿孔

D. 弥漫性腹膜炎　　E. 急性阑尾炎

20. 病人男性，20 岁。急性阑尾炎发病已 4 天，腹痛稍减轻但仍发热，右下腹可触及有压痛的肿块，治疗应

A. 立即手术，切除阑尾　　B. 立即手术，切除肿块

C. 立即手术，腹腔引流　　D. 不需手术，用广谱抗生素治疗

E. 暂不手术，用广谱抗生素治疗

21. 病人女性，30 岁，脐周痛 7 小时，伴恶心，呕吐，体温 38.5℃，右下腹有压痛及腹肌紧张，血白细胞数为 15×10^9/L，最可能为

A. 急性化脓性阑尾炎　　B. 右侧输尿管结石　　C. 急性坏疽性阑尾炎

D. 胃十二指肠溃疡穿孔　　E. 急性胆囊炎

22. 病人女性，40 岁。坏疽性阑尾炎行阑尾切除术后 4 天，体温升高，血白细胞增高，右季肋部压痛和叩痛，持续呃逆，应首先考虑为

A. 肝脏脓肿　　B. 肠间脓肿　　C. 膈下脓肿

D. 盆腔脓肿　　E. 右下叶肺炎

(三) A_3 型题

病人男性，36 岁。转移性右下腹痛 6 小时，右下腹有明显固定的压痛点，疾病诊断为急性阑尾炎，准备手术治疗。

23. 怀疑阑尾位置盲肠后位时的特殊检查是

A. 直肠指检　　B. 闭孔内肌试验　　C. 结肠充气试验

D. 右下腹触诊　　E. 腰大肌试验

24. 急症手术前护理，正确的是
A. 可肌注哌替啶止痛
B. 肥皂水灌肠通便
C. 禁食12小时后再手术
D. 使用抗生素后3小时再手术
E. 指导病人平卧位
25. 手术后24小时内，最常见的并发症是
A. 盆腔脓肿
B. 切口感染
C. 腹腔内出血
D. 门静脉炎
E. 切口裂开

(四) A_4 型题

病人男性，30岁。早餐后出现脐周疼痛，伴恶心、呕吐。曾腹泻2次，稀糊状便。6小时后右下腹痛。T 38.8℃，P 100次/分，右下腹部有压痛和腹肌紧张。以“急性阑尾炎”收住院准备手术治疗。

26. 该病人急性阑尾炎病理类型是
A. 慢性阑尾炎
B. 阑尾周围脓肿
C. 坏疽性阑尾炎
D. 化脓性阑尾炎
E. 单纯性阑尾炎
27. 对该病人进行直肠指检时直肠右侧有局限性触痛提示阑尾位置
A. 位于盲肠后近腰大肌
B. 靠近闭孔内肌
C. 位于盆腔
D. 位于腹腔
E. 位于麦氏点
28. 护士对该病人进行手术前准备，下列哪项不妥
A. 皮肤准备
B. 禁食、禁水
C. 灌肠
D. 抗生素皮肤试验
E. 麻醉前用药
29. 下列哪项不是该病人的护理诊断/问题
A. 疼痛
B. 体液不足
C. 体温过高
D. 绝望
E. 潜在并发症

(五) 填空题

30. 急性阑尾炎典型症状为________，主要体征为__________；急性阑尾炎病人术后生命体征平稳后宜取________位；慢性阑尾炎主要以________治疗为主；老年人急性阑尾炎临床表现似乎较轻而___________已比较严重。

(六) 名词解释

31. 结肠充气试验
32. 麦氏点
33. 阑尾周围脓肿

(七) 简答题

34. 急性阑尾炎病人术前病情观察中腹痛突然缓解，是否意味着病情好转？为什么？
35. 急性阑尾炎术后病人高热不退或下降后又升高，可能发生哪些并发症？

(八) 病案讨论题

36. 病人男性，31岁。餐后上腹疼痛3小时，伴恶心呕吐。既往有溃疡病史数年。体温38.2℃，麦氏点内下方3cm处有明显压痛，但无反跳痛和腹肌紧张。血白细胞计数为$15\times10^9/L$。请问：

(1)目前最可能的疾病诊断是什么？还需要进一步做哪些检查？

(2)如果目前初步排除了溃疡病穿孔的可能，请列出主要护理诊断/问题及护理措施。

测试题答案

1. E	2. E	3. D	4. A	5. B	6. C	7. C	8. C	9. D
10. A	11. C	12. D	13. C	14. B	15. C	16. A	17. D	18. C
19. E	20. E	21. A	22. C	23. E	24. A	25. C	26. D	27. C
28. C	29. D							

30～36. 略

（王燕秋）

第五节　肠梗阻病人的护理

复习测试题

（一）A_1 型题

1. 粘连性肠梗阻最常见的原因是
   A. 先天性肠管发育异常　B. 胎粪性腹膜炎　C. 腹部损伤
   D. 腹腔手术　E. 腹腔内肿瘤
2. 腹膜炎引起的急性肠梗阻属于
   A. 机械性绞窄性肠梗阻　B. 机械性单纯性肠梗阻
   C. 麻痹性肠梗阻　D. 血运性肠梗阻
   E. 痉挛性肠梗阻
3. 各类肠梗阻中，最常见的类型是
   A. 机械性肠梗阻　B. 麻痹性肠梗阻　C. 痉挛性肠梗阻
   D. 血运性肠梗阻　E. 动力性肠梗阻
4. 单纯性机械性肠梗阻时，梗阻以上肠管的病理生理变化，错误的是
   A. 肠蠕动增强　B. 肠腔内积气、积液
   C. 肠腔内压力不断增高　D. 肠壁大量液体渗出
   E. 肠管缺血、坏死
5. 单纯性机械性肠梗阻的临床特点是
   A. 阵发性腹痛伴肠鸣音亢进　B. 持续性绞痛，频繁呕吐
   C. 持续性剧痛，腹胀不对称　D. 持续性胀痛，肠鸣音消失
   E. 腹胀明显，肛门停止排气
6. 高位小肠梗阻除腹痛外最主要症状是
   A. 腹胀明显　B. 呕吐频繁　C. 叩诊呈鼓音
   D. 停止排便排气　E. 腹部包块
7. 绞窄性肠梗阻的表现不包括
   A. 持续性剧烈腹痛　B. 早期出现休克　C. 腹膜刺激征
   D. 肠鸣音活跃　E. 腹腔穿刺抽出血性液
8. 有关肠梗阻的叙述，哪项错误

A. 单纯性肠梗阻为阵发性腹痛　　B. 麻痹性肠梗阻腹痛不剧烈
C. 高位小肠梗阻腹胀不明显　　D. 低位小肠梗阻呕吐较早
E. 绞窄性肠梗阻呕吐物可呈血性

9. 单纯性肠梗阻非手术治疗的主要措施是
A. 应用解痉剂解除肠痉挛　　B. 应用抗生素预防感染
C. 灌肠　　D. 胃肠减压与纠正体液失衡
E. 口服缓泻剂

(二) A_2 型题

10. 病人男性，79 岁。近 1 周来未曾排便，感腹胀，轻度腹痛，自用开塞露无效，来院就诊。以往有便秘史约 25 年。查体：腹部膨隆，有肠型和蠕动波，全腹无明显压痛，左下腹可扪及条块状物，质硬，可推动，无移动性浊音，肠鸣音亢进。最可能的诊断是
A. 乙状结肠扭转　　B. 肠蛔虫堵塞　　C. 肠粪块堵塞
D. 乙状结肠癌　　E. 肠套叠

11. 病人男性，18 岁。饭后剧烈运动后突然出现剧烈腹痛，向腰背部放射，呕吐，应考虑为
A. 肠扭转　　B. 肠套叠　　C. 肠粘连
D. 肠肿瘤　　E. 肠系膜动脉栓塞

12. 病人女性，急性腹痛、呕吐 1 天来院急诊。查体：腹稍胀，未见肠型及蠕动波，腹式呼吸减弱，下腹部轻度压痛，叩诊鼓音，移动性浊音阴性，听诊肠鸣音亢进。查血白细胞计数轻度升高，X 线检查示肠袢胀气及多个气液平面。首先考虑的疾病是
A. 急性胃穿孔　　B. 急性胆囊炎　　C. 急性肠梗阻
D. 急性胰腺炎　　E. 急性阑尾炎

13. 病儿，10 个月。阵发性哭闹伴果酱样血便 20 小时，体检一般情况好，于右侧腹部可扪及腊肠型肿块，该病儿首先考虑的重要处理措施是
A. 禁食　　B. 胃肠减压　　C. 空气灌肠复位
D. 手法复位　　E. 手术复位

14. 病人男性，45 岁。5 小时前出现脐周阵发性疼痛，并伴有腹胀，恶心呕吐，呕吐物为胃内容物，停止肛门排气。查体：腹胀，见肠型，右下腹有一陈旧性麦氏切口(瘢痕)；腹软，轻度压痛，肠鸣音亢进。首先考虑肠梗阻的类型是
A. 麻痹性肠梗阻　　B. 痉挛性肠梗阻　　C. 单纯性肠梗阻
D. 绞窄性肠梗阻　　E. 血运性肠梗阻

15. 病人男性，30 岁。今晨突然出现腹部阵发性绞痛，疼痛不向他处放射，伴有腹胀，恶心呕吐，呕吐物为胃内容物，停止肛门排气。病人半年前曾做阑尾切除术。查体：腹胀，见肠型、肠蠕动波；右下腹有轻度压痛，肠鸣音亢进。下列哪项检查对判断肠管绞窄有帮助
A. 血红蛋白测定　　B. 血白细胞计数
C. 血细胞比容　　D. 血清钾、钠、氯和碳酸氢盐测定
E. 呕吐物和粪便隐血试验

16. 病人男性，25 岁。暴饮暴食后出现腹部阵发性疼痛，并伴有腹胀，恶心呕吐，呕吐物为胃内容物，停止肛门排气。病人半年前曾行阑尾切除术。目前发病的主要原因可能是
A. 暴饮暴食　　B. 手术　　C. 肠肿瘤
D. 肠蛔虫　　E. 肠系膜血栓形成

17. 病儿女性，1岁。阵发性哭闹半天；1小时前排果酱样粪便一次，考虑该病儿可能的诊断是

A. 急性阑尾炎　B. 肠蛔虫症　C. 肠套叠
D. 肠扭转　E. 肠道畸形

18. 病人女性，54岁。4小时前出现上腹阵发性疼痛，频繁呕吐，呕吐物为胃内容物。2年前曾做胆囊切除术。查体：腹胀不明显，腹软，上腹部有压痛，肠鸣音亢进。你考虑肠梗阻的类型是

A. 小肠扭转　B. 结肠癌　C. 盲肠扭转
D. 低位小肠梗阻　E. 高位小肠梗阻

19. 病人男性，20岁。1小时前午餐后打篮球时出现腹部剧烈疼痛，呈持续性。呕吐胃内容物。口渴，烦躁不安。中腹部可扪及压痛包块。肠鸣音减弱。腹部X线检查可见多个阶梯状气液面。血常规：WBC $13.4\times10^9/L$。发病以来未排便排气。该病人可能是

A. 急性胃炎　B. 急性阑尾炎　C. 乙状结肠扭转
D. 小肠扭转　E. 肠套叠

20. 病人男性，63岁，腹痛腹胀，呕吐胃内容物及胆汁3小时。近4个月来时有腹胀，粪便带黏液，排便次数增加，每日2～3次。患病来体重减轻5kg。无外伤手术史。查体：T 36℃，P 90次/分钟，BP 115/70mmHg；腹膨隆，未见肠型，腹软，右下腹可触及一斜行肿块，质韧，有轻压痛。临床考虑为肠梗阻，造成肠梗阻的原因是

A. 乙状结肠扭转　B. 肠套叠　C. 肠粘连
D. 肠肿瘤　E. 肠系膜血栓形成

（三）A_3 型题

病人男性，38岁。腹痛、腹胀20小时，伴恶心、呕吐，肛门停止排气排便。1年前曾行“阑尾切除术”。查体：右下腹手术瘢痕处明显隆起，可见肠型；右下腹压痛、反跳痛、肌紧张，并触及压痛性肿块；无移动性浊音，肠鸣音减弱。血白细胞计数 $12.8\times10^9/L$，中性粒细胞0.85。腹部X线透视：肠管扩张明显，右下腹有假肿瘤阴影。入院诊断“绞窄性肠梗阻”。

21. 该病人绞窄性肠梗阻的主要依据是

A. 腹痛腹胀　B. 肛门停止排气排便
C. 右下腹压痛反跳痛肌紧张　D. 血白细胞及中性粒细胞升高
E. 腹部有手术瘢痕

22. 最重要的处理措施是

A. 给予胃肠减压，抗感染治疗　B. 严密观察，必要时手术
C. 急诊手术治疗　D. 立即肌内注射哌替啶止痛
E. 输液输血，纠正体液平衡失调

病人男性，38岁。4小时前因午餐后挑担劳动突感脐周剧烈绞痛，并延及腰部，伴恶心、呕吐。T 38℃，P 110次/分，R 28次/分，BP 92/72mmHg。急性痛苦病容，腹部膨隆，全腹有压痛、反跳痛、肌紧张，移动性浊音阳性，肠鸣音减弱。

23. 请估计该病人病情可能是

A. 急性胃炎　B. 小肠扭转　C. 乙状结肠扭转
D. 肠套叠　E. 急性阑尾炎

24. 该病人首先应检查

A. 肝、肾功检查　B. 血电解质检查　C. 腹部X线检查
D. B型超声检查　E. CT检查

25. 此时最主要的护理工作是
A. 密切观察病情　B. 胃肠减压　C. 手术前准备
D. 输液、输血　E. 静脉滴注抗生素

病人男性，70岁，有长期便秘史。突然腹痛、腹胀2天，未吐，少量黏液便1次，无肛门排气。2年前曾有类似发作。查体可见全腹高度膨胀，左下腹可见巨大肠型，有轻度压痛、反跳痛，肠鸣音亢进。

26. 该病人的疾病诊断可能为
A. 直肠癌　B. 乙状结肠癌　C. 麻痹性肠梗阻
D. 乙状结肠扭转　E. 小肠扭转

27. 下列针对病人的处理措施不正确的是
A. 禁食　B. 胃肠减压　C. 应用抗生素
D. 补液　E. 大量生理盐水灌肠

28. 在护理该病人时，最重要的观察内容是
A. 腹痛　B. 腹胀　C. 肠绞窄征象
D. 呕吐　E. 排便

病人男性，40岁。两天来阵发性脐周疼痛，恶心，伴频繁呕吐，有明显口渴，尿少。查体：P 96次/分，BP 100/70mmHg。轻度腹胀，但见肠型，脐右侧有轻压痛，肠鸣音亢进。五年前曾行阑尾切除术。诊断为粘连性肠梗阻，采用禁食、胃肠减压、输液及应用抗生素等非手术治疗。

29. 首先应输入的液体是
A. 50%葡萄糖溶液　B. 0.9%氯化钠溶液　C. 平衡盐溶液
D. 右旋糖酐　E. 10%葡萄糖溶液

30. 病人的体位应取
A. 平卧位　B. 半坐卧位　C. 侧卧位
D. 去枕平卧位　E. 头低足高位

31. 非手术治疗最重要的护理措施是
A. 密切观察病情　B. 应用解痉剂
C. 保持有效的胃肠减压　D. 输液、应用抗生素
E. 详细记录出入液量

32. 停止胃肠减压最主要的指征是
A. 腹痛减轻　B. 腹胀解除　C. 呕吐停止
D. 肛门排气　E. 未见肠型

(四) A_4 型题

病人男性，65岁。因腹痛、腹胀、呕吐、停止排气排便18小时来诊。查体：T 37℃，P 78次/分，R 19次/分，BP 106/86mmHg。急性病容，唇舌干燥，眼窝凹陷，皮肤弹性差。全腹膨隆，可见肠型和蠕动波，中腹部压痛，但无腹肌紧张和反跳痛，肠鸣音亢进，有气过水声。实验室检查：血红蛋白、红细胞计数和血细胞比容均升高，血清钾2.6mmol/L。1年前曾因胃穿孔做过胃大部切除术。

33. 从该病人的病情可判定为
  A. 粘连性肠梗阻，单纯性 B. 血运性肠梗阻、单纯性
  C. 低钾血症、麻痹性肠梗阻 D. 绞窄性肠梗阻并脱水、低钾血症
  E. 胃大部切除后输入段肠梗阻
34. 与上述诊断相符的体征是
  A. 腹式呼吸消失 B. 不对称性腹胀 C. 肠鸣音亢进
  D. 移动性浊音阳性 E. 全腹压痛和肌紧张
35. 以下措施作为最后考虑的是
  A. 禁饮食 B. 胃肠减压 C. 应用抗生素
  D. 纠正水电解质失衡 E. 手术治疗
36. 经治疗后，肠梗阻解除的主要标志是
  A. 腹痛减轻 B. 呕吐减少 C. 腹胀减轻
  D. 肛门排便、排气 E. 肠鸣音减弱

病儿男性，9个月。阵发性哭闹24小时，伴进乳后呕吐。查体：右上腹扪及5cm×3cm压痛性肿块。

37. 你考虑该病儿最可能是
  A. 先天性胆管囊性扩张症 B. 原发性肠套叠
  C. 先天性肥厚性幽门狭窄 D. 先天性巨结肠
  E. 急性胃肠炎
38. 住院后行X线空气灌肠检查与复位，下列护理措施哪项错误
  A. 复位前遵医嘱使用镇静催眠药，避免躁动
  B. 应用解痉剂，解除肠痉挛
  C. 复位时协助医师将气囊肛管插入直肠内
  D. 复位后密切注意观察病儿情况
  E. 复位后仍有腹痛及时使用吗啡止痛

（五）填空题

39. 肠梗阻共同的表现是__________、__________、__________、__________；急性原发性肠套叠的临床特点是__________、__________、__________；肠梗阻的治疗原则是__________及__________。

（六）名词解释

40. 动力性肠梗阻
41. 血运性肠梗阻
42. 绞窄性肠梗阻
43. 肠扭转
44. 肠套叠

（七）简答题

45. 肠梗阻病人病情观察中，发现哪些表现即考虑有肠绞窄可能？
46. 在肠梗阻病人出院时应做哪些健康指导？

（八）病案讨论题

47. 病人男性，25岁。腹痛腹胀6小时急诊入院。腹痛呈阵发性，逐渐加重。伴呕吐多次，呕吐胃内容物，吐后腹痛无明显缓解。4小时前肛门曾排气1次，未排便。一年前因“急性阑尾炎”行阑尾切除术，术后常感腹痛腹胀，经休息多可缓解。入院查体：T

37.2℃,P 90 次/分,R 20 次/分,BP 110/74mmHg。腹部隆起,可见肠蠕动波;脐周有明显压痛,无反跳痛和肌紧张;肠鸣音亢进。腹部 X 线检查见多个气液平面。你认为该病人目前发生了什么情况?现在的治疗原则如何?你应采取哪些护理措施?并说明最重要的护理措施是什么?

测试题答案

1. D	2. C	3. A	4. E	5. A	6. B	7. D	8. D	9. D
10. C	11. A	12. C	13. C	14. C	15. E	16. B	17. C	18. E
19. D	20. D	21. C	22. C	23. B	24. C	25. C	26. D	27. E
28. C	29. C	30. B	31. C	32. D	33. A	34. C	35. E	36. D
37. B	38. E							

39～47. 略

第六节 大肠癌病人的护理

复习测试题

(一) A_1 型题

1. 与结肠癌发生有着密切关系的是
   A. 结肠腺瘤　B. 结肠息肉病　C. 溃疡性结肠炎
   D. 结肠血吸虫病肉芽肿　E. 以上都是
2. 大肠癌 Dukes 分期中,B 期说明肿瘤已侵及
   A. 黏膜下层　B. 肠壁全层,无淋巴结转移
   C. 肠壁全层,有淋巴结转移　D. 肌层,有淋巴结转移
   E. 肠壁全层,伴肝转移
3. 大肠癌最好发的部位是
   A. 盲肠　B. 升结肠　C. 横结肠
   D. 乙状结肠　E. 直肠
4. 直肠癌沿肠壁向远端蔓延的距离一般不超过
   A. 1cm　B. 2～3cm　C. 4～5cm
   D. 5～6cm　E. 6cm 以上
5. 结肠癌发生血行转移,多转移至
   A. 肺　B. 脑　C. 肝
   D. 肾　E. 脊椎
6. 下列哪项不是大肠癌的早期表现
   A. 肠梗阻症状　B. 腹泻与便秘　C. 黏液血便
   D. 脓血便　E. 腹部隐痛不适
7. 左半结肠癌的主要症状常是
   A. 腹痛　B. 腹部包块　C. 肠梗阻
   D. 恶心、呕吐　E. 贫血

8. 直肠癌根治术前的特殊护理是

A. 心理护理　B. 肠道准备　C. 清洁皮肤

D. 补充营养　E. 留置尿管

9. 关于人工肛门的护理，以下不正确的是

A. 保持造口袋粘贴牢固、无渗漏　B. 及时更换造瘘口敷料

C. 观察造口及排泄物性状　D. 尽量穿紧身衣裤

E. 避免进食产气食物

10. 结肠癌病人术前需几日开始服用肠道抗菌药

A. 1日　B. 2日　C. 3日

D. 4日　E. 5日

（二）A_2 型题

11. 病人女性，48岁。因患直肠癌入院准备手术治疗，术中能否保留肛门主要取决于

A. 病人的年龄　B. 肿瘤距肛门的距离

C. 肿瘤有无远处转移　D. 肿瘤是否侵及肠管周围组织

E. 乙状结肠的长度

12. 病人男性，50岁。患直肠癌拟行 Miles 手术，咨询结肠造口的管理，下列解释哪项错误

A. 造瘘口周围皮肤涂氧化锌软膏　B. 造瘘口开放后取右侧卧位

C. 备有3～4个肛袋交替使用　D. 粪便成形后可不用肛袋

E. 排便规律后可不用肛袋

13. 病人男性，63岁。反复发生黏液稀便、腹泻或便秘4个月，脐周及下腹部隐痛不适。腹平软，脐右侧扪及一质硬、表面高低不平的肿块，无压痛。粪便隐血试验阳性。发病以来体重下降5kg。该病人最应该考虑

A. 左半结肠癌　B. 右半结肠癌　C. 肠息肉

D. 肠结核　E. 直肠癌

14. 病人男性，45岁。近3个月来排便次数增多，每天3～4次，黏液脓血便，有里急后重感。直肠指检未见异常。首选的有助于确诊的检查方法是

A. B型超声　B. X线钡剂灌肠　C. 肛门镜

D. 纤维结肠镜　E. 血清癌胚抗原

15. 病人女性，48岁，反复发生黏液稀便、腹泻或便秘4个月，脐周及下腹部隐痛不适。腹平软，脐右侧扪及一质硬、表面高低不平的肿块，粪便隐血试验阳性。入院准备手术治疗，手术前肠道准备，不妥的是

A. 手术前3日起进少渣半流质饮食　B. 手术前2日起进流质饮食

C. 手术前3日起口服肠道抗菌药物　D. 手术前3日起口服维生素K

E. 手术前3日起口服缓泻剂

16. 病人男性，59岁。黏液血便3月余，腹泻、便秘交替出现，近一个月来明显消瘦。应高度警惕的疾病是

A. 菌痢　B. 溃疡性结肠炎　C. 直肠癌

D. 直肠息肉　E. 内痔

17. 病人女性，56岁。黏液血便4月余伴明显消瘦。该病人首选的检查方法是

A. 粪便隐血检查　　B. 癌胚抗原检查　　C. 直肠指检
D. 内镜检查　　E. X线钡剂灌肠检查

18. 病人女性，40岁，6个月前无明显诱因出现黏液血便，粪便次数增多，体重下降6kg。入院后确诊直肠癌准备行Dixon手术，术前护理正确的是

A. 术前2～3日半流质饮食　　B. 术前2～3日清洁灌肠
C. 术前2～3日口服土霉素　　D. 术日晨口服缓泻剂
E. 术前2～3日肛门坐浴

19. 病人男性，56岁，3个月前出现黏液血便，粪便次数增多，体重下降4kg。入院后确诊直肠癌在全麻下行Miles手术，术后护理不妥的是

A. 指导病人学会人工肛门护理
B. 保护腹部切口不使其污染
C. 用氧化锌软膏保护瘘口周围皮肤
D. 必要时定期以手指扩张瘘口，以防狭窄
E. 应坚持长期使用肛袋

20. 病人男性，47岁，因直肠癌行Miles手术，术后人工肛门开放初期，病人宜采取的体位是

A. 左侧卧位　　B. 右侧卧位　　C. 平卧位
D. 俯卧位　　E. 仰卧中凹位

（三）A_3 型题

病人男性，58岁，进行性贫血、消瘦、乏力半年，有时右腹有隐痛。查体：贫血貌，右中腹可触及肿块，肠鸣音活跃。

21. 护理评估时，要重点询问

A. 有无恶心、呕吐　　B. 排便情况　　C. 有无胆囊炎病史
D. 有无家族史　　E. 有无转移性右下腹痛

22. 考虑该病人可能为

A. 胆囊肿瘤　　B. 结肠癌　　C. 阑尾周围脓肿
D. 克罗恩病　　E. 溃疡性结肠炎

23. 为明确诊断，应进行的检查是

A. 纤维结肠镜检查　　B. 乙状结肠镜检查　　C. CT检查
D. B型超声检查　　E. X线钡剂灌肠检查

（四）A_4 型题

病人女性，45岁，近半年来无明显诱因出现黏液、脓血便，粪便次数增多，每日4～5次，时有排便不尽感，但无腹痛。曾于当地医院按“慢性菌痢”治疗无效。发病以来体重下降3kg。

24. 该病人应高度怀疑为

A. 右半结肠癌　　B. 直肠癌　　C. 结肠炎
D. 慢性痢疾　　E. 直肠息肉

25. 经肛门镜检查，距肛缘约10cm处有一菜花样肿块。应考虑采取何种术式

A. Miles手术　　B. 直肠息肉摘除术　　C. Dixon手术
D. 乙状结肠造口术　　E. 右半结肠切除术

26. 对该病人术前作肠道准备的方法中错误的是

A. 术前 3 日内皆进少渣半流质饮食
B. 术前 3 日内口服肠道抗生素
C. 术前 3 日内口服维生素 K
D. 术前 1 日口服缓泻药
E. 术前 1 日晚及术日晨清洁灌肠

27. 术后 5 天,病人仍无排便,以下措施错误的是

A. 口服缓泻剂　B. 鼓励病人多饮水
C. 轻轻顺时针按摩腹部　D. 低压灌肠
E. 增加饮食中的膳食纤维含量

28. 若病人术后 7 天出现下腹痛,体温升高达 38.9℃,下腹部中度压痛、反跳痛,应高度怀疑术后出现了哪种并发症

A. 切口感染　B. 吻合口瘘　C. 吻合口狭窄
D. 尿潴留　E. 肠粘连

病人男性,53 岁,腹痛腹胀,呕吐胃内容物及胆汁 3 小时。近 4 个月来时有腹胀,粪便稀,排便次数增加,每日 2～3 次,无排便不尽及里急后重感。体检:T 36℃,P 90 次/分钟,BP 115/70mmHg;腹膨隆,未见肠型,腹软,右下腹可触及鸡蛋大小肿块,质韧压痛。腹部透视见多个气液平面。血 WBC 9×10^9/L,中性粒细胞比例 0.75。发病以来,病人体重减轻 5kg,睡眠欠佳。

29. 根据该病人的症状,初步考虑为

A. 幽门梗阻　B. 胆道梗阻　C. 急性胃肠炎
D. 肠梗阻　E. 急性胰腺炎

30. 该病人的症状最可能是由于以下何种原因引起的

A. 阑尾周围脓肿　B. 结肠结核　C. 结肠肿瘤
D. 回盲部肠套叠　E. 肠扭转

31. 该患者目前不存在的护理诊断是

A. 有体液不足的危险　B. 疼痛
C. 自我形象紊乱　D. 营养失调:低于机体需要量
E. 睡眠型态紊乱

32. 针对该患者的术前准备,错误的是

A. 生命体征平稳可取半坐卧位　B. 合理输液并记录出入量
C. 禁食　D. 胃肠减压
E. 从胃管注入平衡盐溶液清洁肠道

33. 若在术后 8 天拔除腹腔引流管,2 天后患者出现腹部持续性疼痛,体温升高达 39℃,肠鸣音减弱。应考虑患者并发了

A. 肠麻痹　B. 肠痉挛　C. 吻合口瘘
D. 粘连性肠梗阻　E. 肿瘤转移

(五) 填空题

34. 结肠癌最早出现的症状常是__________与__________的改变;直肠癌最早的表现是__________、__________________。

35. 大肠手术前肠道准备的目的是使结肠__________，尽量减少肠腔内__________，防止手术后__________，一般通过控制__________、口服__________、多次灌肠等方法来完成。

36. 直肠癌病人 Miles 手术后 1 周或造口处伤口愈合后，每日应__________ 1 次，防止造口狭窄。如经肠造口作灌肠，橡胶导管插入造口不超过__________ cm。

37. 根据肿瘤的大体形态，大肠癌病理类型分__________、__________及__________ 3 型。

（六）名词解释

38. Miles 手术

39. 全肠道灌洗

40. 人工肛门

（七）简答题

41. 简述大肠癌病人手术前肠道准备方法。

42. 简述结肠造口手术后病人的护理要点。

（八）病案讨论题

43. 病人男性，38 岁。直肠癌 Miles 手术后第 3 天，肠功能已恢复，人工肛门开放。请说明该病人的人工肛门有关护理诊断/问题及护理措施。

测试题答案

1. E	2. B	3. E	4. B	5. C	6. A	7. C	8. B	9. D
10. C	11. B	12. B	13. B	14. D	15. E	16. C	17. C	18. E
19. E	20. A	21. B	22. B	23. A	24. B	25. C	26. A	27. D
28. B	29. D	30. C	31. C	32. E	33. C			

34～43. 略

（庄一平）

第七节 直肠肛管良性疾病病人的护理

复习测试题

（一）A_1 型题

1. 下列哪项是痔发生的主要病因

A. 习惯性便秘　B. 营养不良　C. 排尿困难

D. 长期饮酒　E. 腹内压增高

2. 血栓性外痔的最佳治疗是

A. 胶圈套扎法　B. 手术清除血栓，创面不缝合

C. 硬化剂注射疗法　D. 红外线凝固疗法

E. 抗生素疗法

3. 内痔的好发部位是

A. 右侧、左前、左后　B. 右前、左前、左后

C. 左侧、右前、右后　　D. 右后、左前、左后
E. 左前、右后、右前

4. 截石位3点钟处的内痔，膝胸位应记录为
A. 1点　　B. 3点　　C. 7点
D. 9点　　E. 11点

5. 便血时，作直肠指检的主要目的是
A. 直肠肛门部有无炎性病变　　B. 是否痔
C. 有无肛裂　　D. 是否直肠脱垂
E. 排除肿瘤

6. 直肠肛管疾病常用、简单有效的检查方法是
A. 肛门视诊　　B. 直肠指检　　C. 直肠镜
D. 纤维结肠镜　　E. 乙状结肠镜

7. 混合痔是指
A. 内痔与前哨痔并发　　B. 外痔与前哨痔同时存在
C. 内痔、外痔及前哨痔同时存在　　D. 内痔、外痔在不同位置同时存在
E. 直肠上、下静脉丛扩张、迂曲、融合而形成的痔

8. 直肠肛管疾病手术常用的体位是
A. 侧卧位　　B. 膝胸位　　C. 截石位
D. 蹲位　　E. 平卧位

9. 有关肛裂下述哪项正确
A. 多发于肛管后正中线　　B. 手术治疗为主
C. 长期腹泻病人易发　　D. 身体状况以大出血为主
E. 绝大多数见于老年人

10. 肛裂“三联征”是指
A. 疼痛、便秘、出血　　B. 肛裂、出血、前哨痔
C. 疼痛、出血、前哨痔　　D. 便秘、出血、前哨痔
E. 肛裂、前哨痔、肛乳头肥大

11. 急性肛裂病人的主要护理诊断/问题是
A. 疼痛　　B. 排便异常　　C. 排尿异常
D. 肛周瘙痒　　E. 知识缺乏

12. 肛裂病人最重要的护理措施是
A. 保持排便通畅　　B. 止痛　　C. 抗感染
D. 肛门坐浴　　E. 创面敷用药物

13. 不宜作直肠指检的疾病是
A. 直肠息肉　　B. 内痔　　C. 外痔
D. 肛裂　　E. 肛瘘

14. 直肠肛管周围脓肿常继发于
A. 肛瘘　　B. 血栓性外痔　　C. 前哨痔
D. 肛窦炎　　E. 肛乳头肥大

15. 直肠肛管周围脓肿自行破溃后可形成

A. 肛裂　B. 肛瘘　C. 前哨痔
D. 肛窦炎　E. 外痔

16. 关于肛瘘的叙述，下列哪项是错误的
A. 肛瘘病人绝大多数有直肠肛管周围脓肿的病史
B. 少数肛瘘为结核分枝杆菌或损伤引起
C. 低位肛瘘可行瘘管切除术
D. 挂线疗法术后 24～48 小时内不要排便
E. 肛瘘难以自愈，多须手术治疗

17. 挂线疗法适用于
A. 内痔　B. 肛裂　C. 肛瘘
D. 直肠息肉病　E. 外痔

18. 幼年性息肉的好发年龄是
A. 1～3 岁　B. 3～5 岁　C. 5～7 岁
D. 5～10 岁　E. 10～12 岁

19. 直肠肛管疾病中有恶变倾向的是
A. 内痔　B. 肛裂　C. 肛瘘
D. 直肠息肉病　E. 混合痔

20. 直肠肛管疾病手术后 2～3 天内宜给饮食是
A. 普食　B. 流食　C. 半流食
D. 少渣饮食　E. 高蛋白高脂肪饮食

（二）A_2 型题

21. 病人男性，50 岁。患痔多年，昨日进食麻辣火锅后突感肛门剧痛，行走、排便及咳嗽时疼痛加剧。检查：肛门左前方有一暗紫色圆形肿块，与周围分界清楚。有触痛。疾病诊断可能是
A. 血栓性外痔　B. 内痔合并感染　C. 内痔嵌顿
D. 肛旁皮下脓肿　E. 混合痔

22. 病人男性，43 岁。肛门外经常潮湿不洁，分泌物有恶臭，肛周肿痛瘙痒。检查见肛门左侧距肛门约 3cm 处有一瘢痕隆起，触诊有索状物与肛门相连，轻压痛。以下哪项处理比较正确
A. 外痔可等待观察　B. 内痔行痔核切除
C. 单纯性肛瘘行挂线疗法　D. 慢性肛裂采取肛裂切除术
E. 血栓性外痔行血栓取出术

23. 病人男性，72 岁。患内痔多年，病情时好时坏，今日上午排便后痔核脱出于肛门外，不能还纳，剧痛，行走不便。当前该病人最主要的护理诊断/问题是
A. 疼痛　B. 排便异常
C. 行走不便　D. 潜在并发症：感染
E. 潜在并发症：肛门狭窄

24. 病人女性，32 岁。习惯性便秘，今晨排便时自感肛门内剧痛，便后缓解，但不久再度持续剧痛。手纸染血。可能是
A. 急性肛裂　B. 慢性肛裂　C. 肛瘘

D. 内痔合并感染　　E. 肛周皮下脓肿

25. 病人女性，78 岁。1 年前因三期内痔行痔环切术，今晨排便时粪便干结、排便不畅，便后滴血。家属将其送往医院诊治，检查时最佳体位是

A. 弯腰前俯卧位　　B. 蹲位　　C. 截石位
D. 膝胸位　　E. 侧卧位

26. 病人男性，26 岁。近两日因肛门处潮湿、瘙痒、刺痛而反复搔抓，今日感肛周持续性跳痛而来院就诊。检查：膝胸位 9 点见肛门旁皮肤有一直径约 1.5cm 大小的肿块，有触痛，波动感阳性，可能是

A. 肛周皮下脓肿　　B. 急性肛裂
C. 坐骨肛管间隙脓肿　　D. 血栓性外痔
E. 骨盆直肠间隙脓肿

27. 病人女性，32 岁。2 年前因肛周脓肿行切开引流术，术后伤口时好时坏，有时流出灰白色脓液或粪便样分泌物，肛周潮湿、瘙痒，直肠指检可扪及一条索状肿物，挤压伤口有少量脓液排出，可能是

A. 坐骨肛管间隙脓肿　　B. 肛瘘　　C. 肛管癌
D. 肛门湿疹　　E. 慢性肛裂

28. 病儿 6 岁，家属发现其排便时有一鲜红色、如樱桃大小的球形肿块脱出于肛门外，便后自行还纳，粪便表面带血，生活学习正常。可能是

A. 直肠息肉　　B. 直肠癌　　C. 肛管癌
D. 内痔　　E. 慢性直肠炎

29. 病人男性，39 岁。肛周肿痛伴黏液脓血便 3 天，直肠指检在其左侧壁可触及痛性包快，波动感明显，为了进一步确诊还需要做哪一项辅助检查

A. 诊断性穿刺　　B. B 型超声　　C. 直肠镜
D. 肛门镜　　E. CT

30. 病人女性，45 岁。无痛性便血，便时痔核脱出于肛门外，便后可自行还纳，肛门镜检查在截石位 7 点发现一较大痔块，护理评估为

A. 内痔一期　　B. 内痔二期　　C. 内痔三期
D. 内痔四期　　E. 血栓性外痔

（三）A_3 型题

病人女性，38 岁。习惯性便秘，近 2 周来排便时发生肛门内剧烈疼痛、便后短时缓解，但不久再度加剧，同时粪便表面带血。1 年来曾有类似病史两次。肛门视诊在肛管后正中线见一溃疡裂隙及前哨痔。

31. 该病人所患疾病为

A. 内痔　　B. 急性细菌性痢疾　　C. 直肠癌并感染
D. 肛裂　　E. 肛周脓肿

32. 当前最主要的护理诊断/问题是

A. 疼痛　　B. 潜在并发症：感染
C. 潜在并发症：肛门狭窄　　D. 排便异常
E. 知识缺乏

33. 最重要的护理措施是

A. 加强体育锻炼　　B. 缓解便秘，肛门坐浴
C. 指导病人练习肛门舒缩活动　　D. 按时治止痛药物
E. 使用抗生素

病人男性，38 岁。间断性血便 5 个月，纤维全结肠镜检查报告距肛门 13cm 见一直径约 1.6cm 大小带蒂之结肠息肉。

34. 该病人的首选治疗方法是
A. 肠切除并肠吻合术　　B. 电灼切除送病检
C. 局部冷冻　　D. 消炎、止血、对症治疗
E. 继续观察

35. 病理证实为炎性息肉，健康教育内容是
A. 通便，口服肠道抗生素　　B. 处理肠道原发疾病观察
C. 治止血药　　D. 高蛋白高脂肪饮食
E. 随诊，定期复查

（四）A_4 型题

病人男性，47 岁。无痛性便血 1 年，加重伴肛门处瘙痒 3 天。P80 次/分，R18 次/分，BP110/70mmg；肛门镜检查见膝胸位 5 点、9 点各有一曲张的静脉团。

36. 目前病人最可能的疾病诊断是
A. 直肠息肉　　B. 内痔　　C. 肛裂
D. 直肠癌　　E. 直肠脱垂

37. 主要治疗方法是
A. 输液，肌注止血药　　B. 清洗肛门，外涂百多邦软膏
C. 痔核注射疗法　　D. 肛门坐浴
E. 静滴抗生素

38. 如果手术治疗，术后 1～2 天内正确的护理是
A. 给普食　　B. 坐浴 3 次/日
C. 平卧位　　D. 吸氧和输血
E. 便秘即灌肠

39. 手术后常见的并发症是
A. 肛门狭窄　　B. 缺铁性贫血　　C. 伤口感染
D. 手术后出血　　E. 粪便失禁

病人女性，68 岁。近两个月来粪便中带脓血或黏液，每日排便 3～4 次，肛门坠胀不适。

40. 目前首要的检查是
A. 粪便常规　　B. 直肠指检　　C. B 型超声
D. 肛门镜检查　　E. MRI

41. 如果以上检查阴性，还需要做哪一项辅助检查
A. 纤维结肠镜　　B. 胃镜　　C. 腹部 CT
D. 钡剂灌肠　　E. 腹腔镜

42. 以上所进行的检查，最宜取体位是
A. 左侧卧位　　B. 右侧卧位　　C. 截石位
D. 膝胸位　　E. 蹲位

（五）填空题

43. 内痔的主要身体状况是__________和__________。

44. 直肠肛管周围脓肿按所在部位分为__________、__________、__________3种。

45. 肛瘘发生的常见原因是__________。

46. 预防肛裂的主要护理措施是__________。

47. 一般直肠肛管手术后不宜灌肠的时间期限为__________。

48. 肛门坐浴的水温通常是__________℃，维持坐浴时间约__________分钟，对年老体弱病人要注意陪伴，以免发生__________。

（六）名词解释

49. 齿状线

50. 肛管直肠环

51. 血栓性外痔

52. 肛裂三联征

53. 痔

54. 复杂性肛瘘

55. 挂线疗法

（七）简答题

56. 内痔如何分期？

57. 肛裂病人的身体状况特点是什么？

58. 怎样指导病人做肛门坐浴？

59. 直肠肛管疾病病人常见的护理诊断/问题及其相关因素是什么？

60. 简述直肠肛管检查时常用体位及意义。

测试题答案

1. E	2. B	3. C	4. D	5. E	6. B	7. E	8. C	9. A
10. E	11. A	12. A	13. D	14. D	15. B	16. D	17. C	18. D
19. D	20. D	21. A	22. C	23. A	24. A	25. E	26. A	27. B
28. A	29. A	30. B	31. D	32. A	33. B	34. B	35. B	36. B
37. D	38. C	39. D	40. B	41. A	42. A			

43～60. 略

（李新潮）

第二十章　肝、胆、胰疾病病人的护理

第一节　门静脉高压症外科治疗病人的护理

复习测试题

(一) A_1 型题

1. 门静脉高压症常见的病因是
   A. 肝癌　　B. 肝炎后肝硬化　　C. 肝血管瘤
   D. 门脉主干阻塞　　E. 肝静脉阻塞
2. 属于门静脉高压症表现特征的是
   A. 蜘蛛痣　　B. 黄疸　　C. 肢体水肿
   D. 肝掌　　E. 食管胃底静脉曲张
3. 不属于门静脉高压症手术适应证的是
   A. 内痔形成　　B. 急性食管胃底曲张静脉大出血
   C. 脾大伴明显脾功能亢进　　D. 反复的食管下段曲张静脉破裂出血
   E. 肝硬化所致的顽固性腹水
4. 关于门静脉高压症分流术正确的是
   A. 通过某些血管吻合,使门静脉血分流入肝静脉
   B. 食管胃底曲张静脉出血,须立即行分流术
   C. 分流术有效降低门静脉压,可改善肝硬化
   D. 门静脉血径直流入体循环,易致肝性脑病
   E. 分流术后半坐卧位卧床 2 天
5. 肝硬化合并食管静脉曲张,手术前不妥的护理是
   A. 卧床休息,控制咳嗽　　B. 避免粗硬食物　　C. 饮食温度不过热
   D. 口服药片事先研成粉状　　E. 术前常规放置胃管,动作轻柔

(二) A_2 型题

6. 病人男性,48 岁。突然呕血约 800ml。既往有肝炎病史。体检贫血貌,肝肋下未及,脾肋下 2cm。血红蛋白 80g/L,血白细胞数 3.0×10^9/L,血小板数 60×10^9/L。目前考虑最可能的情况是
   A. 胃癌　　B. 胃溃疡　　C. 急性出血性胃炎
   D. 肝癌　　E. 门静脉高压症

7. 病人女性,51 岁。突然呕吐鲜血约 600ml,有肝炎病史 4 年,痔 2 年。体检见病人嗜睡,巩膜黄染可疑,肝、脾大,腹部叩及移动性浊音。目前护理诊断/问题有"潜在并发症:休克",其主要的相关因素应是

A. 腹水形成　　B. 痔的出血　　C. 食管胃底静脉破裂出血
D. 感染　　E. 肝性脑病

8. 病人男性,47 岁。呕血黑便 2 天。有慢性肝炎病史 10 年。体检一般情况尚好,肝、脾大,腹部可叩及移动性浊音。经积极准备后择期手术治疗,手术前护理正确的是

A. 口服维生素 K、肌苷等　　B. 低脂低糖高蛋白饮食
C. 手术前给药氯丙嗪　　D. 手术前静脉滴注 GIK 液
E. 手术前常规吸氧

9. 病人女性,32 岁。因肝硬化门静脉高压症行贲门周围血管离断术。手术后第 2 天,T38.5℃,膈下引流管仍见较多血性渗出液排出。正确的护理是

A. 常规卧床 2 周　　B. 常规使用维生素 K 及其他止血药
C. 常规低脂高蛋白饮食　　D. 常规使用抗生素至体温正常
E. 常规膈下引流 1 周

10. 病人男性,50 岁。因肝硬化门静脉高压症行脾-肾静脉分流术后 1 个月。不妥的护理指导是

A. 避免体力活动　　B. 有足够的休息　　C. 必须戒烟戒酒
D. 制订饮食管理计划　　E. 定期高压氧治疗

11. 病人男性,40 岁。因门静脉高压症行脾切除贲门周围血管离断术。手术后第 4 天感左上腹胀痛明显。次日即有显著的局部压痛叩痛,T39.2℃,X 线透视示膈肌左部抬高、运动受限、左侧胸腔积液,血白细胞数 18×10^9/L。目前可能情况是

A. 左肺感染　　B. 左肺不张　　C. 左侧胸膜炎
D. 左膈下感染　　E. 左膈下积血

12. 病人女性,33 岁。肝硬化门静脉高压症行分流术后第 4 天,不妥的饮食是

A. 高糖饮食　　B. 高蛋白质饮食　　C. 高维生素饮食
D. 低脂饮食　　E. 低盐饮食

13. 病人女性,32 岁。因门静脉高压症准备行断流术而住院。住院 2 日来见其少言寡语,目光呆滞。你能帮助她的最有效的方法是

A. 鼓励她谈论心中的忧愁　　B. 给她解释手术前后的并发症
C. 让她了解手术方法和步骤　　D. 向她介绍缓解疼痛的方法
E. 为她提供舒适的病室环境

(三) A_3 型题

病人男性,35 岁。以反复呕血黑便 3 月余之主诉入院,有慢性肝炎病史 5 年。体检肝肋下未及,脾肋下 5cm。肝功能检验尚正常。X 线食管胃底钡餐检查示食管下段静脉曲张。以"门静脉高压症"准备择期行手术治疗。

14. 该病人最合适的手术方式是

A. 胃镜下曲张静脉套扎术　　B. 单纯脾切除术
C. 脾-肾静脉分流术　　D. 贲门周围血管离断术
E. 门-腔静脉分流术

15. 目前主要的护理诊断/问题是

A. 焦虑　B. 恐惧

C. 知识缺乏　D. 营养失调:低于机体需要量

E. 潜在并发症:食管曲张静脉再出血甚至休克

16. 手术前最重要的护理措施是

A. 心理护理　B. 采取保肝措施　C. 皮肤准备

D. 安置胃管　E. 遵医嘱用抗生素

(四) A_4 型题

病人女性,38 岁。以突然呕血急诊。来院前呕血 2 次,约 1000ml 以上,血色鲜红。病人否认既往肝炎等急、慢性病史。

17. 为明确疾病诊断,待生命体征平稳后应首选的检查是

A. 肝脾 B 型超声检查　B. 纤维胃镜检查

C. X 线上消化道钡餐摄片　D. 选择性腹腔动脉造影

E. 试用三腔管判断出血原因

18. 经多项检查明确是肝硬化、食管静脉曲张,并决定手术治疗。手术治疗的主要目的是

A. 保护肝功能　B. 预防腹水形成　C. 消除脾功亢进

D. 预防肝性脑病　E. 控制食管胃底曲张静脉出血

19. 病人得知手术治疗计划后,当晚诉说心慌心烦,不能入睡。且表示“很怕手术”。语声发颤,流泪。测血压较高。目前最合适的护理诊断/问题是

A. 睡眠型态紊乱:失眠　B. 悲伤　C. 焦虑

D. 恐惧　E. 绝望

20. 手术前不宜采取的护理措施是

A. 预防性使用抗生素　B. 低脂低蛋白饮食　C. 保持卧床休息

D. 安置胃管　E. 安置尿管

(五) 填空题

21. 门静脉高压症病人手术前后一般应给________饮食;肝功能不良病人补充维生素 K 时,给药途径应是______或______;脾切除病人手术后复查血小板计数如超过________/L 时,考虑给抗凝处理。

(六) 名词解释

22. 断流术　23. 分流术

(七) 简答题

24. 门静脉高压症手术前后采取的保肝措施是什么?

25. 门静脉高压症手术前后如何防止食管胃底曲张静脉破裂出血?

(八) 病案讨论题

26. 病人女性,45 岁。1 周前因呕血黑便急诊住院。既往有乙型肝炎病史多年。体检见肝肋下 2cm,质硬;脾肋下 6cm。实验室检查血白细胞和血小板计数明显降低;血清清蛋白与球蛋白比例倒置。X 线食管钡餐摄片见食管下段静脉曲张。疾病诊断为肝硬化合并门静脉高压症。请分析临床疾病诊断的诊断依据是什么?现在还需做哪些检查?请说明目前的治疗原则、主要的护理诊断/问题及相应的护理措施。

测试题答案

1. B　2. E　3. A　4. D　5. E　6. E　7. C　8. D　9. D
10. E　11. D　12. B　13. A　14. D　15. E　16. B　17. B　18. E
19. D　20. D
21～25. 略

26. ①临床疾病诊断依据(略);②现在还需做肝、肾功检验,血清胆红素测定,凝血酶原时间,B型超声检查等;③治疗原则是手术治疗(断流术或分流术),加强保肝措施;④主要护理诊断/问题是“潜在并发症:食管胃底曲张静脉破裂出血,甚至休克和肝功能衰竭”;⑤护理措施(略)。

(党世民)

第二节　原发性肝癌病人的护理

复习测试题

(一) A_1 型题

1. “小肝癌”是指其直径小于
   A. 1cm　B. 2cm　C. 3cm
   D. 4cm　E. 5cm
2. 多数原发性肝癌病人的首发症状是
   A. 黄疸　B. 腹水　C. 肝掌
   D. 蜘蛛痣　E. 肝区疼痛
3. 与原发性肝癌发病的关系最密切的是
   A. 胆道感染　B. 血吸虫性肝硬化　C. 肝炎后肝硬化
   D. 酒精中毒性肝硬化　E. 肝脏良性肿瘤
4. 肝癌的临床表现中,下列哪项是属晚期的
   A. 腹胀、乏力　B. 食欲不振　C. 肝区疼痛
   D. 体重下降　E. 肝区肿块
5. 原发性肝癌最常见的转移方式是
   A. 淋巴转移　B. 肝外血行转移
   C. 直接转移　D. 经门静脉分支形成肝内播散
   E. 种植转移
6. 肝癌行肝叶切除术后,下列哪项不妥
   A. 继续保肝治疗　B. 鼓励早期下床活动　C. 术后取半卧位
   D. 常规吸氧　E. 观察腹腔引流液的量和性质
7. 对诊断原发性肝癌具有较高特异性的检查是
   A. 放射性核素肝扫描　B. B型超声　C. CT
   D. 选择性肝动脉造影术　E. 血清甲胎蛋白测定

(二) A_2 型题

8. 病人男性,45 岁。已确诊为原发性肝癌晚期,无明显诱因突发右上腹痛,面色苍白,大汗。应首先考虑

A. 胃溃疡穿孔　B. 十二指肠穿孔　C. 肝癌破裂
D. 胆绞痛　E. 肾绞痛

9. 女性病人,52 岁。B 型超声检查发现肝占位性病变 1 周,查肝功能正常。下列哪项阳性最有助于诊断原发性肝癌

A. CEA　B. AFP　C. MRI
D. CT　E. r-GT

10. 病人男性,42 岁。体检发现肝大,有触痛,B 型超声证实有一 5cm×9cm 之肿块。甲胎蛋白 400μg/L。其预后最危险的是

A. 肝癌继发感染　B. 肝癌破裂出血　C. 肺转移
D. 肝性脑病　E. 大量腹水形成

11. 病人男性,54 岁。肝硬化病史 7 年。近 1 个月出现肝脏进行性肿大及持续性肝区疼痛,腹水呈血性。该患者最可能的并发症为

A. 上消化道出血　B. 感染　C. 活动性肝炎
D. 原发性肝癌　E. 肝脓肿

12. 病人男性,48 岁。肝癌行肝叶切除术后 3 天。病人出现嗜睡、烦躁不安、扑翼样震颤。应考虑出现

A. 胆瘘　B. 肝性脑病　C. 内出血
D. 胰瘘　E. 膈下脓肿

13. 女性病人,48 岁。肝癌拟行根治性肝切除手术。术前护理中下列哪项是不妥的

A. 贫血者,输血　B. 低蛋白血症者,输清蛋白
C. 肌注维生素 K_1　D. 测量腹围
E. 给予高脂、高蛋白、高维生素饮食

14. 病人男性,42 岁。全麻下行肝癌肝叶切除手术后 8 小时,能正确回答问题。现护士应如何指导其卧位

A. 尽量活动,有利于胃肠道功能恢复　B. 高半卧位,有利于引流
C. 低半卧位,有利于血液回流　D. 绝对平卧休息 24 小时以上
E. 鼓励咳嗽,有利于保持呼吸通畅

15. 女性病人,60 岁。近 2 个月来右上腹部不适,经检查诊断为肝癌,行肝动脉插管化疗,为防止导管堵塞应

A. 持续性滴注化疗药　B. 化疗后给予生理盐水维持
C. 全身性抗凝　D. 注药后应用肝素液冲管
E. 没有必要行特殊处理

16. 病人男性,65 岁。原有肝炎病史 20 余年,经检查诊断为巨块型肝癌行非手术治疗,不正确的护理措施为

A. 给予多纤维素饮食,防止便秘
B. 避免剧烈活动
C. 给予化痰止咳剂,避免剧烈咳嗽

D. 避免腹压突然增加因素
E. 预防性给予止血剂

17. 病人男性，36 岁。B 型超声发现肝右叶约 3cm 实性肿块，AFP500μg/L，肝功正常，有 10 年肝炎病史。最佳处理方法为

A. 肝叶切除术　B. 肝移植　C. 化疗
D. 肝动脉栓塞治疗　E. 放射治疗

（三）A_3 型题

病人男性，46 岁。慢性肝炎 11 年，普查发现 AFP＞400μg/L，肝肾功能正常，经检查诊断为早期肝癌。

18. 癌肿定位检查常用

A. 肝动脉造影　B. 肝核素扫描　C. 腹部平片
D. B 型超声　E. 腹腔镜

19. 最理想的治疗措施

A. 手术切除　B. 局部外放射治疗　C. 联合化学治疗
D. 免疫治疗　E. 中医治疗

病人男性，52 岁。原有肝硬化病史，经检查诊断为原发性肝癌，行肝叶切除加肝动脉插管化疗。

20. 术后 4～6 小时内病人应采取的体位为

A. 高半卧位　B. 半卧位　C. 低半卧位
D. 平卧位　E. 不限制

21. 下列哪项护理措施不妥

A. 妥善固定各种导管
B. 导管消毒后可直接注药
C. 导管消毒后先注入生理盐水，再注药
D. 注射化疗药物前消毒导管，注药后行无菌包扎
E. 为防止导管堵塞，注药后用肝素溶液冲洗导管

22. 为预防术后肝性脑病发生应

A. 体温升高给予水杨酸类药　B. 睡眠差给巴比妥类药
C. 粪便干结时给肥皂水灌肠　D. 口服抗生素抑制肠道细菌
E. 给予高脂肪、高蛋白、富含纤维素饮食

（四）填空题

23. 原发性肝癌的病因尚未明确，普查和临床资料提示与＿＿＿＿＿＿＿＿及肝硬化、＿＿＿＿＿＿、饮水污染等有关。

24. ＿＿＿＿＿＿＿＿是目前治疗原发性肝癌首选和最有效的方法。

25. 肝叶切除术后观察腹腔引流管有无＿＿＿＿＿＿＿＿漏出及腹痛、腹胀和＿＿＿＿＿＿，以判断有无胆漏发生。

26. 原发性肝癌病人术前晚及术日晨给予生理盐水清洁灌肠，以减少＿＿＿＿＿＿来源，以避免诱发＿＿＿＿＿＿肝性脑病。

（五）简答题

27. 简述介入治疗的护理措施。

(六) 病案讨论题

28. 病人男性,49 岁。乙肝病史 20 年,肝区隐痛 6 个月。查体无特殊发现,反复检查 AFP 阳性。疾病的初步诊断是什么?进一步确诊首选何种检查方法?目前应做哪些护理工作?

测试题答案

1. E	2. E	3. C	4. E	5. D	6. B	7. E	8. C	9. B
10. B	11. D	12. B	13. E	14. D	15. D	16. E	17. A	18. D
19. A	20. D	21. B	22. D					

23～28. 略

第三节 肝脓肿病人的护理

复习测试题

(一) A_1 型题

1. 细菌性肝脓肿主要的表现是
   A. 局部皮肤凹陷性水肿　B. 黄疸　C. 上腹肌紧张
   D. 寒战、高热,肝区疼痛,肝大　E. 恶心、呕吐
2. 细菌性肝脓肿最常见的致病菌是
   A. 溶血性链球菌　B. 铜绿假单胞菌　C. 大肠埃希菌
   D. 金黄色葡萄球菌　E. 脆弱杆菌
3. 阿米巴肝脓肿的主要传染途径是
   A. 阿米巴原虫从胆道上行进入肝脏
   B. 阿米巴原虫从穿孔的肠腔进入腹腔和肝脏
   C. 阿米巴原虫从淋巴系统进入肝脏
   D. 阿米巴原虫从肝动脉进入肝脏
   E. 阿米巴原虫从结肠经门静脉进入肝脏
4. 细菌性肝脓肿病人最常见的原因是
   A. 坏疽性阑尾炎　B. 溃疡性结肠炎
   C. 细菌性心内膜炎　D. 胃十二指肠溃疡穿孔
   E. 胆道感染

(二) A_2 型题

5. 病人女性,45 岁。肝区痛伴高热、畏寒 3 天,巩膜轻度黄染,右季肋区饱满有叩痛,肝右肋下 2cm,CT 示右肝后叶低密度灶,边界清,6cm×5cm×4cm 大小。你认为该病人所患疾病是
   A. 原发性肝癌　B. 细菌性肝脓肿　C. 阿米巴肝脓肿
   D. 肝包虫病　E. 肝囊肿

6. 病人男性,33 岁。高热,右上腹痛 7 天,B 型超声和 CT 检查提示肝脓肿,曾有胆道感染病史。引起该疾病最可能的原因是
   A. 胆道化脓性感染　B. 坏疽性阑尾炎　C. 肝包虫病

D. 右侧膈下脓肿　　E. 开放性肝损伤

7. 病人男性，36 岁。因急性阑尾炎入院，入院后拒绝手术，予以抗感染治疗。2 日后出现寒战、高热，右上腹痛。体格检查：急性病容，巩膜黄染，右上腹压痛，肝大，肝区叩击痛明显。实验室检查白细胞数 20×10^9/L，中性粒细胞比例 0.9。B 型超声波检查提示肝占位病变。该病人可能的诊断是

A. 原发性肝癌　　B. 继发性肝癌　　C. 阿米巴性肝脓肿
D. 肝囊肿　　E. 细菌性肝脓肿

8. 病人女性，40 岁。阿米巴痢疾 2 个月，近 1 周轻度发热，体温 37.5℃，无寒战，黄疸。B 型超声检查提示肝内单个较大液性暗区。若诊断明确为阿米巴性肝脓肿，脓肿感染途径主要是

A. 阿米巴原虫从胆道入肝　　B. 阿米巴原虫透肠壁入肝
C. 阿米巴原虫从淋巴道入肝　　D. 阿米巴原虫经门静脉入肝
E. 阿米巴原虫从肝动脉入肝脏

(三) A_3 型题

病人女性，65 岁。体形肥胖。1 周来出现畏寒、发热、右上腹痛、乏力。住院后 CT 检查见肝内多发性小的低密度区。22 岁时曾患“肺结核”，一年后治愈；糖尿病病史 19 年，日常坚持服药；近 3 个月来，面、颈等处多次发生疖，已愈。

9. 你认为该病人所患疾病是

A. 原发性肝癌　　B. 细菌性肝脓肿　　C. 阿米巴肝脓肿
D. 继发性肝癌　　E. 胆道感染

10. 该病人抵抗力弱相关因素中应该得到重视的是

A. 结核病　　B. 年龄较大　　C. 肥胖
D. 女性　　E. 糖尿病控制情况

11. 目前针对感染最适合的治疗是

A. 切开引流　　B. 大剂量联合应用抗生素
C. 抗癌药物　　D. 反复穿刺抽脓
E. 肝叶切除

12. 最重要的护理是

A. 指导病人用抗阿米巴药　　B. 观察化疗、放疗并发症
C. 静脉滴注抗生素　　D. 高糖高维生素饮食
E. 发热的护理

病人男性，35 岁。近日来寒战发热，右上腹痛伴恶心呕吐，乏力。查体：肝肋下可及，质中，右下胸 9～10 肋间隙饱满，压痛。血常规检查：WBC 12×10^9/L，中性粒细胞 0.86。X 线胸透示膈肌右侧升高，活动受限。

13. 应首先考虑该病人所患疾病是

A. 阿米巴肝脓肿　　B. 细菌性肝脓肿　　C. 肝癌
D. 肝包虫囊肿并感染　　E. 胆道感染

14. 为明确病情应首选下列哪项检查

A. B 型超声　　B. CT　　C. 肝核素扫描
D. 腹部 X 线摄片　　E. 肝穿刺

(四)填空题

15. 肝脓肿常见的有＿＿＿＿＿＿＿＿和＿＿＿＿＿＿＿＿两种;细菌性肝脓肿最常见的致病菌是＿＿＿＿＿＿＿＿和＿＿＿＿＿＿＿＿。

测试题答案

1. D 2. C 3. E 4. E 5. B 6. A 7. E 8. D 9. B
10. E 11. B 12. C 13. B 14. A
15. 略

第四节 肝棘球蚴病病人的护理

复习测试题

(一)A_1 型题

1. 细粒棘球绦虫的终末宿主主要是
A. 狗 B. 羊 C. 马
D. 牛 E. 骆驼

2. 细粒棘球绦虫蚴虫进入门静脉后约有70%停留在
A. 肺 B. 肾 C. 肝
D. 脑 E. 肌肉

3. 肝包虫病早期,其表现常是
A. 上腹部肿块 B. 上腹痛 C. 包虫囊肿震颤征
D. 黄疸 E. 不明显

(二)A_2 型题

4. 病人男性,52岁。西北牧区某地质队干部。肝区不适半年,常有皮肤瘙痒。近1周有巩膜黄染,剑突下可扪及拳头大小肿块,边界清楚,叩诊有包囊震颤征。CT示左肝内叶低密度灶,大小10cm×8cm×6cm,边界清。最可能是
A. 原发性肝癌 B. 细菌性肝脓肿 C. 阿米巴性肝脓肿
D. 肝包虫病 E. 肝囊肿

5. 女性病人,50岁。既往有牛、羊接触史。1年前发现肝大,不痛。B型超声探查肝内有多个大小不等的"双层壁"囊肿结构病变。应考虑
A. 肝包虫病 B. 肝囊肿 C. 阿米巴肝脓肿
D. 细菌性肝脓肿 E. 肝癌中心性坏死

6. 女性病人,45岁,牧民。有饱胀感1年余,右上腹隆起,常发作荨麻疹,最可能是
A. 细菌性肝脓肿 B. 阿米巴性肝脓肿 C. 肝癌
D. 脂肪肝 E. 肝棘球蚴病

7. 病人男性,49岁。牧民。常有皮肤瘙痒,近1周有巩膜黄染,剑突下扪及拳头大小肿块,叩诊有包囊震颤征。怀疑肝包虫病。为明确诊断,如下哪种检查方法不可用
A. B型超声 B. X线 C. 酶联免疫吸附试验
D. 包虫囊液皮内试验 E. 诊断性穿刺

（三）填空题

8. 包虫囊肿又称内囊，囊壁分________两层，外层是________，内层是________；内囊的周围是宿主组织形成的纤维性包膜，称为________。

（四）简答题

9. 包虫囊肿对机体的主要影响包括哪些？

测试题答案

1. A　2. C　3. E　4. D　5. A　6. E　7. E

8～9. 略

（杨　环）

第五节　胆道疾病病人的护理

复习测试题

（一）A_1 型题

1. 胆总管结石与胰头癌的身体情况，其主要差别在于
   A. 血淀粉酶值的变化　B. 肝功能损害情况　C. 皮肤瘙痒情况
   D. 胆囊肿大情况　E. 腹痛及黄疸情况
2. 胆道感染最常见的致病菌是
   A. 大肠埃希菌　B. 铜绿假单胞菌　C. 变形杆菌
   D. 金黄色葡萄球菌　E. 化脓性链球菌
3. 肝外胆管结石发生下列哪一项表现时，应立即完成急症手术前的准备
   A. 黄疸进行性加深　B. 脉压差减小，意识不清
   C. 胆囊肿大，有压痛　D. 体温升高，脉速
   E. 血白细胞计数增高
4. 胆道 T 型管的护理，不妥的是
   A. 用胶布固定引流管于腹壁　B. 经常挤捏引流管防其堵塞
   C. 每日按时做引流管加压冲洗　D. 每日更换引流接管和引流袋
   E. 每日记录引流液量和性质
5. 出现 Charcot 三联症的胆道疾病常是
   A. 急性胆囊炎　B. 胆囊结石
   C. 胆总管结石合并胆管炎　D. 肝内胆管结石
   E. 胆囊积液
6. 胆道 T 形引流管和腹腔一般引流管的护理，其不同的是
   A. 每天由近及远挤捏引流管　B. 每天更换引流袋
   C. 每天记录引流量和性状　D. 引流袋位置勿高于床面水平
   E. 拔管前夹管观察

7. 需事先做好剖腹手术准备的检查是
A. ERCP B. MRCP C. PTC
D. 胆道镜 E. 经T管胆道造影

8. 胆绞痛常发生在
A. 甜食后 B. 脂餐后 C. 早餐后
D. 晚餐后 E. 运动后

9. 一般认为胆囊内形成胆固醇结石的最主要因素是
A. 胆道梗阻因素 B. 胆道感染因素 C. 饮食与代谢因素
D. 胆道蛔虫病 E. 胆囊功能紊乱

10. 一般认为胆管内胆色素结石的形成,非主要成因是
A. 胆汁中胆固醇含量增高 B. 胆道感染
C. 胆汁淤滞 D. 胆道功能紊乱
E. 胆道寄生虫病

11. Charcot三联症表现的顺序常是
A. 寒战高热、黄疸、腹痛 B. 腹痛、寒战高热、黄疸
C. 黄疸、寒战高热、腹痛 D. 寒战高热、腹痛、黄疸
E. 腹痛、黄疸、寒战高热

12. 胆道蛔虫病的典型表现,不妥叙述是
A. 上腹部“钻顶样”剧烈绞痛 B. 腹痛常突然发作、突然缓解
C. 常伴恶心及呕吐 D. 常出现上腹肌紧张及反跳痛
E. 症状与体征不符合

13. 急性结石性胆囊炎的身体状况,不妥叙述是
A. 右上腹持续性疼痛、阵发性加重
B. 疼痛可向右肩胛部放射
C. 墨菲征阳性
D. 可触及肿大胆囊
E. 多有明显黄疸

14. 胆道T形管护理中有错的是
A. 必须记录胆汁引流量 B. 必须记录引流胆汁的颜色
C. 必须保证引流通畅 D. 必须保证引流系统无菌
E. T管留置2周必须拔除

15. 胆道T形管拔管前,哪项护理措施必不可少
A. B型超声检查 B. 抗菌药物应用 C. 检查血胆红素
D. 无菌盐水冲洗 E. 试验性夹管

(二) A_2 型题

16. 病人男性,42岁。右上腹胀痛不适4个月,全身皮肤黄染1周。食欲缺乏,粪便呈陶土色,尿呈茶色。查体:肝大、胆囊肿大。为明确疾病诊断首选检查是
A. B型超声 B. CT C. MRCP
D. PTC E. 肝功能检查

17. 病人女性,40岁。右上腹痛6小时,阵发性加重。T39℃,巩膜黄染。右上腹有明

显压痛、反跳痛及肌紧张。B型超声检查示胆囊内有较多大小不等结石，肝功能检验正常。应准备的手术是

A. 腹腔镜胆囊切除术　　B. 开腹胆囊切除术

C. 胆囊造瘘术　　D. 胆囊切除并胆总管探查术

E. oddi括约肌切开术

18. 病人男性，51岁。以胆总管结石并急性重症胆管炎急诊入院，烦躁不安、面色苍白、血压低。最重要的处理是

A. 吸氧、镇静、输液输血　　B. 迅速扩容　　C. 向家属解释病情

D. 应用大量抗生素　　E. 抗休克同时作胆总管切开引流术

19. 病人男性，38岁。2日前突然出现剑突下阵发性绞痛，近1日来腹痛呈持续性，阵发性加剧，伴寒战、高热。体检：T39℃，巩膜黄染，剑突下偏右明显压痛。最可能的疾病是

A. 胆总管结石并发胆管炎　　B. 胆道蛔虫病　　C. 胆囊结石

D. 急性胰腺炎　　E. 急性胆囊炎

20. 病儿男性，7岁。突发剑突下阵发性“钻顶样”绞痛4小时，发作时病儿辗转哭闹，恶心呕吐，吐为胃内容物；发作间歇期病儿如常，无发热及其他不适。最可能的疾病是

A. 急性胃肠炎　　B. 胆道蛔虫病　　C. 急性胆囊炎

D. 肠套叠　　E. 蛔虫性肠梗阻

21. 病人女性，35岁。右上腹持续性疼痛、阵发性加重1天，疼痛可向右肩背部放射。查体：T39℃，巩膜黄染，B型超声示胆总管结石。为警惕急性梗阻性化脓性胆管炎。护士应特别注意观察

A. 腹部体征　　B. 体温变化　　C. 血压、神志

D. 尿量、尿色　　E. 血白细胞计数

22. 病人男性，43岁。胆囊切除、胆总管切开探查并T形管引流术后，不妥的护理措施是

A. 记录引流胆汁的量和性状　　B. T管一般留置2周

C. 拔管前经T管胆道造影　　D. 拔管前夹管观察1～2天

E. 每日用生理盐水冲洗T管

23. 病人女性，45岁。胆道手术T形管引流术后16天，准备拔出T形管。拔管前先行夹管1～2天，夹管期间护士应重点观察

A. 生命体征　　B. 饮食、睡眠　　C. 腹痛、发热、黄疸

D. 粪便颜色　　E. 引流口有无渗液

24. 病人女性，39岁。以“胆总管结石并急性胆管炎”住院。全身皮肤黄染及瘙痒，不妥的护理是

A. 温水擦浴　　B. 外用止痒药物　　C. 应用镇静剂

D. 轻柔拍打按摩皮肤　　E. 搔抓揉搓皮肤

25. 病人男性，47岁。半年来反复发作右上腹绞痛4次，B型超声检查示胆囊结石影像，住院准备行腹腔镜胆囊切除术。护士应告知病人忌食

A. 高蛋白食物　　B. 油腻性食物　　C. 高纤维素食物

D. 高维生素食物　　E. 高热量食物

26. 病人男性，14岁。右上腹部阵发性钻顶样疼痛5小时，疼痛发作时大汗淋漓，辗转

不安，疼痛间歇期又平息如常。体检：剑突偏右方有深压痛，无腹肌紧张及反跳痛。目前宜采取的简单的检查方法是

A. B型超声　B. 右上腹X线平片　C. 测定血清淀粉酶
D. 十二指肠引流液检查　E. ERCP

27. 病人女性，45岁。数月来常感上腹部胀痛不适。6小时前吃炒鸡蛋后，发生右上腹部阵发性绞痛，后渐呈持续性腹痛阵发性加剧。曾呕吐2次为胃内容物。T38.5℃，上腹及右上腹压痛明显，有肌紧张，肠鸣音减弱。WBC18×10^9/L，血清淀粉酶值正常（Somogyi法128U/dl）。X线腹部透视阴性。B型超声见胆囊壁增厚，未见结石影像。最可能的情况是

A. 急性阑尾炎　B. 急性胰腺炎
C. 胃十二指肠溃疡穿孔　D. 急性化脓性胆囊炎
E. 胆道蛔虫病

（三）A_3 型题

病人女性，38岁。午宴后突然发作右上腹疼痛3小时。腹痛呈持续性，阵发性加重，并向右肩背放射。伴恶心呕吐，吐两次为胃内容物。查体：T39℃，P110次/分，BP100/60mmHg。右上腹压痛，轻度肌紧张，胆囊区可触及核桃大小肿块并有明显触痛。B型超声检查见胆囊内有多个结石影像。

28. 你认为该病人可能是

A. 急性胆囊炎　B. 急性胆管炎　C. 急性重症胆管炎
D. 急性胰腺炎　E. 急性胃炎

29. 当前最主要的护理诊断/问题是

A. 体液不足　B. 疼痛　C. 体温过高
D. 知识缺乏　E. 潜在的并发症：胆囊穿孔

30. 缓解疼痛的护理措施主要是

A. 禁饮食　B. 针灸　C. 注射哌替啶和阿托品
D. 半卧位　E. 穴位封闭

31. 目前最好采取的治疗方法是

A. 胆囊切除术　B. 胆囊造瘘术　C. 胆总管切开探查术
D. 胆肠吻合术　E. 非手术治疗

（四）A_4 型题

病人男性，49岁。3天前进食油腻食物后右上腹阵发性绞痛发作，后渐转为持续性痛阵发性加重。巩膜轻度黄染。既往患"胆囊结石"多年。

32. 为了进一步确诊，应首选的辅助检查是

A. B型超声　B. MRCP　C. ERCP
D. CT　E. PTC

33. 病情观察中见腹痛加重，T39℃，巩膜黄染明显。应考虑有

A. 胆道蛔虫病　B. 胆总管结石及胆管炎
C. 急性胰腺炎　D. 胰腺癌
E. 十二指肠溃疡穿孔

34. 病情观察中如疑有急性重症胆管炎发生，其表现多是

A. 腹痛、恶心、呕吐及脉搏增快、血压下降

B. 腹痛、发热、黄疸及脉搏增快、呼吸浅快
C. 腹痛、发热、黄疸及意识障碍、血压下降
D. 恶心、呕吐、黄疸及意识障碍、血压下降
E. 腹痛、呕吐、黄疸及烦躁不安、脉压差小

病人女性，40 岁。昨日午夜突发上腹部阵发性绞痛，向右肩背部放射，伴恶心呕吐。3 小时前腹痛持续性，阵发性加重。出现寒战。急诊转入院，查体 T 39.4℃，P 118 次/分，BP 80/60mmHg。面色苍白，神志淡漠，巩膜轻度黄染。上腹部有压痛和轻度反跳痛、肌紧张，肠鸣音减弱。血白细胞计数 22×10^9/L。

35. 该病人的初步疾病诊断是
A. 急性胰腺炎　B. 胆道蛔虫病　C. 急性结石性胆囊炎
D. 胆总管结石　E. 急性梗阻性化脓性胆管炎

36. 该病人目前最重要的护理诊断是
A. 腹痛　B. 体温过高　C. 心输出量减少
D. 潜在并发症：感染性休克　E. 体液不足

37. 病人住院后行急症手术，并行胆道 T 管引流。正确的护理措施是
A. 若 T 管阻塞应及时加压冲洗　B. 鼓励术后当日早期下床活动
C. 下床时引流袋应高于腹部引流管出口　D. 夹管 2 天无异常时立即拔管
E. T 管造影示胆道通畅可考虑拔管

38. 手术后病情观察要特别注意
A. 黄疸　B. 伤口情况　C. 胆汁引流量
D. 腹膜刺激征　E. 神志及生命体征

（五）填空题

39. 经皮肝穿刺胆道造影(PTC)可有__________、__________等并发症。

40. 胆结石按其化学成分可以分为________、________和__________。

41. B 型超声检查前，应常规禁食____小时，禁饮____小时。

42. 肝外胆管结石所致急性胆管炎的病情发展，会形成胆管壁糜烂、坏死，胆管内充满__________，表现为中毒性休克，即称为__________或称为__________。

43. 胆道 T 形管引流，一般留置____周左右；拔管前需要夹管____天，确认无异常反应方考虑拔管。

（六）名词解释

44. Murphy 征
45. Charcot 三联症
46. Reynolds 五联症
47. ACST
48. 胆绞痛

（七）简答题

49. 胆囊结石常见有哪些并发症？
50. 简述急性结石性胆囊炎的身体状况特点。
51. 简述急性梗阻性化脓性胆管炎的主要护理诊断/问题及护理措施。
52. 简述胆道蛔虫病非手术治疗的措施。
53. 胆道蛔虫病潜在的并发症是什么？
54. 胆道探查及 T 管引流术后，如存在胆总管远端梗阻，护理观察中可能发现哪些

情况？

（八）病案讨论题

55. 病人男性，54岁。昨日晚餐后突发右上腹阵发性绞痛，向右肩胛区放射。曾呕吐胃内容物2次。在当地医院给输液、抗感染、止痛等处理，腹痛未缓解而转院。今晨查体见T 38.5℃，右上腹压痛明显，有肌紧张。血白细胞计数15×10^9/L，中性粒细胞89%。B型超声示胆囊结石。请问：

(1)你认为该病人所患什么疾病？

(2)请写出当前主要的护理诊断及护理措施。

(3)病人经非手术治疗6小时后中转手术，术后留置胆道T形管引流。如果你是病房护士，如何做好T形管护理？

(4)术后恢复顺利，病人出院时应作何健康指导？

测试题答案

1. E	2. A	3. B	4. C	5. C	6. E	7. C	8. B	9. C
10. A	11. B	12. D	13. E	14. E	15. E	16. A	17. D	18. E
19. A	20. B	21. C	22. E	23. C	24. E	25. B	26. A	27. D
28. A	29. B	30. C	31. A	32. A	33. B	34. C	35. E	36. C
37. E	38. E							

39～55. 略

第六节　胰腺癌和壶腹部癌病人的护理

复习测试题

（一）A_1型题

1. 胰腺癌的最早症状是
   A. 上腹部痛及饱胀不适　B. 上腹部包块　C. 黄疸
   D. 发热、消瘦乏力　E. 肝脏及胆囊肿大
2. 胰腺癌的好发部位是
   A. 胰头部　B. 胰体部　C. 胰尾部
   D. 胰体尾部　E. 全胰腺
3. 壶腹部癌较胰头癌预后好的原因是
   A. 恶性程度低　B. 多为腺癌　C. 发病年龄大
   D. 手术创伤小、操作简单　E. 症状出现较早而且就诊率较高
4. 胰头癌的主要或突出表现是
   A. 发热　B. 黄疸　C. 腹痛腹泻、腹部不适
   D. 消瘦、乏力　E. 血糖升高
5. 无痛性梗阻性黄疸伴胆囊增大最可能是
   A. 硬化性胆管炎　B. 胆囊结石　C. 壶腹部癌
   D. 胆道结石　E. 十二指肠乳头炎

6. 对壶腹部癌有重要诊断与鉴别作用的检查是

A. B型超声　　B. CT　　C. 低张十二指肠造影
D. PTC　　E. ERCP

7. 壶腹部癌的早期表现常是

A. 绞痛　　B. 黑便　　C. 呕血
D. 贫血　　E. 黄疸

（二）A_2 型题

8. 病人女性，40岁。全身皮肤发黄伴食欲缺乏2个月。查体：巩膜及皮肤黄染，肝大，胆囊可扪及。血清胆红素171μmol/L，碱性磷酸酶30U（金氏法），免疫学检查未发现异常。疾病诊断可能为

A. 溶血性黄疸　　B. 急性病毒性肝炎　　C. 壶腹部癌
D. 肝外胆管结石　　E. 肝内胆管结石

9. 病人男性，54岁。上腹隐痛不适伴黄疸2个月，肝大。B型超声示胆总管增粗，胰头部有一3cm×4cm的肿块。拟选择

A. 胰十二指肠切除术　　B. 全胰腺切除术　　C. 胰头切除术
D. 全胰十二指肠切除术　　E. 胆囊空肠吻合术

10. 病人男性，47岁。胰头癌手术治疗后腹腔双套管引流的护理措施，下列哪项不妥

A. 妥善固定，正确连接　　B. 保持引流通畅
C. 每日及时更换引流管和引流袋　　D. 若管腔堵塞，可用肝素溶液缓慢冲洗
E. 维持引流管内有一定负压

（三）A_3 型题

病人男性，50岁。皮肤波动性发黄2周，同时伴食欲不振等消化道症状，右上腹胀痛。入院查体：巩膜及全身皮肤明显黄染，腹水征阴性，血糖正常。

11. 为了解黄疸性质，应先做下列哪项实验室检查

A. 尿淀粉酶　　B. 肝功能　　C. 肾功能
D. 粪便隐血试验　　E. 血清淀粉酶

12. 为了进一步明确病情，应首选的特殊检查是

A. CTA　　B. MRI　　C. MRCP
D. ERCP　　E. B型超声

病人男性，53岁。平素体健，无不良嗜好。2个月来自感上腹饱胀不适、乏力、消瘦。最近1周出现巩膜及全身皮肤黄染，呈进行性加重。3天前粪便呈陶土色、尿色加深、周身瘙痒。

13. 护理评估时收集病史中哪一项资料对诊断梗阻性黄疸最有意义

A. 瘙痒　　B. 尿色加深　　C. 粪便呈陶土色
D. 上腹饱胀　　E. 乏力、消瘦

14. 如果经进一步检查确诊为壶腹部癌，下列哪一项治疗最合适

A. 胰十二指肠切除术　　B. 胆肠吻合术
C. 局部切除或电灼　　D. 胆总管切开探查并T形管引流
E. 放疗或化疗

15. 术后出院健康指导时，应嘱其每隔多长时间到医院复查

A. 1～2个月　　B. 2～3个月　　C. 3～4个月
D. 3～6个月　　E. 6～8个月

(四) 填空题

16. 胰头癌与壶腹部癌最常用的根治性手术是__________；壶腹部癌早期即可出现________，而且呈________变化；胰腺癌手术后病人如出现消化功能不良、腹泻等，可能是由______不足引起，适当服用______可减轻症状。

(五) 名词解释

17. 壶腹部癌

(六) 简答题

18. 简述胰十二指肠切除术后各种引流管的护理。

19. 简述胰腺癌和壶腹部癌病人的身体状况特点。

测试题答案

1. A　2. A　3. E　4. B　5. C　6. E　7. E　8. C　9. A
10. D　11. B　12. E　13. C　14. A　15. D
16～19. 略

（李新潮）

第二十一章 外科急腹症病人的护理

复习测试题

(一) A_1 型题

1. 对急腹症病人的观察中,最能反映病变性质的是
   A. 腹痛的部位及范围　B. 腹痛时的腹部体征
   C. 腹痛的性质及过程　D. 腹痛的程度及持续时间
   E. 腹痛的伴随症状
2. 外科急腹症最突出的特点是
   A. 伴有发热　B. 腹部有肿块　C. 伴有呕吐、腹泻
   D. 突发的急性下腹痛　E. 腹痛或压痛部位较固定,程度重
3. 外科急腹症的护理措施不包括
   A. 局部药物外敷及物理疗法的护理
   B. 口腔护理
   C. 生命体征变化的观察
   D. 暂禁饮食或严格禁食
   E. 心理护理
4. 通常能说明急腹症的病变部位的是
   A. 腹部压痛的部位　B. 腹痛的部位
   C. 腹部形态的改变　D. 出现移动性浊音的部位
   E. 最早出现腹痛的部位
5. 急腹症的常见护理诊断/问题不包括
   A. 疼痛　B. 焦虑和恐惧　C. 体液不足
   D. 绝望　E. 潜在并发症:休克
6. 对诊断未明确的急腹症病人,可以用:
   A. 普食　B. 泻药　C. 灌肠
   D. 解痉类药　E. 吗啡类药物

(二) A_2 型题

7. 病儿男性,1 岁。阵发性哭闹,伴呕吐,右侧腹部触及包块,肛门排出少量血便,可能是
   A. 幽门梗阻　B. 肠扭转　C. 肠套叠
   D. 阑尾炎　E. 细菌性痢疾

8. 病人男性,30 岁。被车撞后感腹痛,胸闷。查体:P 120 次/分,BP 70/50mmHg;面色苍白、四肢发凉,出冷汗,全腹有压痛,反跳痛及肌紧张,以左上腹为著,移动性浊音阳性,肠鸣音弱。下列不妥的是

A. 可能是脾破裂　B. 可做腹腔穿刺
C. 让病人平卧位　D. 立即输液配血,送病人去手术室
E. 立即送病人去放射科检查,以明确诊断

9. 病人男性,42 岁。突发上腹剧痛,渐波及全腹,出冷汗。查体:全腹有压痛、反跳痛及腹肌紧张,肝浊音界缩小,肠鸣音消失。X 线腹部透视见膈下游离气体。最可能的是

A. 急性绞窄性肠梗阻(小肠扭转)　B. 急性坏疽性胆囊炎(胆囊穿孔)
C. 溃疡病急性穿孔　D. 急性坏疽性阑尾炎(阑尾穿孔)
E. 急性出血坏死性胰腺炎

10. 病人女性,15 岁。右上腹持续隐痛 2 小时,伴发热,咳嗽气促,食欲差。腹软,无明确压痛点。应先去就诊的科室是

A. 儿科　B. 妇科　C. 外科
D. 传染科　E. 内科

11. 病人男性,35 岁,突发脐周阵发性绞痛伴恶心呕吐 5 小时来院急诊。查体:腹稍胀,未见肠型及蠕动波,腹式呼吸减弱,下腹部轻度压痛,叩诊鼓音,移动性浊音阴性,肠鸣音亢进,X 线腹部平片可见肠袢胀气及多个气液平面。首先考虑为

A. 急性胆囊炎　B. 急性阑尾炎　C. 急性肠梗阻
D. 急性胰腺炎　E. 急性胃穿孔

12. 病人男性,46 岁。既往有胆结石,今日晚餐后(曾饮酒)突然出现中上腹痛,阵发性加剧,频繁呕吐,呕吐物含胆汁,呕吐后腹痛未减轻,检验血淀粉酶为 2500U/L。鉴于目前该病人的情况,以下处理正确的是

A. 胃肠减压　B. 供给流食　C. 应用吗啡止痛
D. 禁用生长抑素类药物　E. 禁用抑肽酶

13. 病人男性,55 岁,腹部撞伤伴腹痛 4 小时。伤后曾呕吐 1 次,为少量胃内容物,无血液。查体:神志清,血压 100/75mmHg,脉搏 86 次/分,全腹部有压痛、反跳痛及肌紧张,移动性浊音阴性,腹腔穿刺阴性。腹部 X 线平片示:两侧膈下见游离气体。考虑最可能为

A. 腹壁挫伤　B. 脾包膜下血肿　C. 胰腺损伤
D. 肝破裂　E. 腹腔内空腔器官破裂

14. 病人男性,42 岁。有胃溃疡病史 5 年,因突发腹痛 3 小时来急诊。在没有明确诊断前,应采取的护理措施是

A. 流质饮食　B. 适当镇痛　C. 腹部热敷
D. 胃肠减压　E. 针刺止痛

(三) A_3 型题

病人男性,40 岁。突发上腹刀割样疼痛,3 小时后入院,病人蜷屈卧位。查体:P 110 次/分,BP 90/70mmHg。呈板状腹,腹式呼吸减弱,移动性浊音阳性。X 线腹部平片见膈下游离气体。

15. 该病人存在的护理问题不包括

A. 营养失调　B. 疼痛:腹痛　C. 低效性呼吸形态

D. 体液不足　　E. 心输出量减少

16. 该病人属于

A. 内脏穿孔性病变　　B. 梗阻性病变　　C. 绞窄性病变

D. 炎症性病变　　E. 出血性病变

17. 对该病人护理措施不妥的是

A. 定时观测生命体征　　B. 注意腹部症状、体征

C. 胃肠减压　　D. 输液及使用抗生素

E. 暂时不考虑术前准备的问题

(四) A_4 型题

病人男性,42 岁。饱食后突发上腹刀割样剧痛 2 小时,迅速弥漫全腹,伴恶心、呕吐。既往有胃病史 1 年余

18. 首先考虑为

A. 急性胆囊炎、胆囊结石嵌顿　　B. 急性胰腺炎

C. 上消化道穿孔　　D. 肾绞痛

E. 急性阑尾炎

19. 腹部评估发现:全腹板状强直,压痛显著,肝浊音界消失,肠鸣音减弱。为明确诊断,应首先做的检查为

A. B 型超声　　B. 腹部立位 X 线平片

C. 腹腔穿刺　　D. 心电图

E. 实验室检查血、尿常规

20. 腹部摄片有诊断意义的表现为

A. 见腹中部气液平面　　B. 肠管扩张充气　　C. 膈动度减弱

D. 右肋膈角变钝　　E. 膈下游离气体

21. 对该病人护理措施不妥的是

A. 严密观察病情变化　　B. 禁用泻药及灌肠

C. 应用吗啡止痛　　D. 在观察过程中防止休克

E. 必要的手术前准备

(五) 填空题

22. 外科急腹症是指以__________为主要表现,需要__________腹部外科疾病;急腹症的病人在观察期间应慎用__________,在诊断明确的单纯性胆绞痛等可给予__________;阵发性绞痛常因____所致,而持续性钝痛常因____________所致。

(六) 名词解释

23. 外科急腹症　　24. 牵涉痛

(七) 简答题

25. 急腹症病人在未明确诊断前"四禁"的内容有哪些?

(八) 病案讨论题

26. 病人女性,49 岁。胃溃疡病史 3 年,胃痛加重 1 月余。今日午餐后突发上腹部剧烈疼痛 1 小时,并迅速向全腹蔓延。发病后曾呕吐 2 次,为胃内容物。体检:体温 38℃,脉搏 110 次/分,呼吸 28 次/分,血压 100/70mmHg;急性面容,蜷缩体位;心肺正常;腹部平坦,腹式呼吸消失,全腹腹肌紧张和明显压痛及反跳痛,肝浊音界缩小,肠鸣音消失。请问:①该病

人可能的疾病诊断是什么？②进一步确诊应作什么检查？③如需手术治疗，术前术后的主要护理诊断/问题和护理措施是什么？

测试题答案

1. C	2. E	3. A	4. A	5. D	6. D	7. C	8. E	9. C
10. E	11. C	12. A	13. E	14. E	15. C	16. A	17. E	18. C
19. B	20. E	21. C						

22～25. 略

26.(1)可能的疾病诊断是：胃溃疡并急性穿孔、弥漫性腹膜炎。

(2)进一步确诊应作：X线腹部透视或平片。

(3)术前术后护理诊断/问题及护理措施：略。

（佟玉荣）

第二十二章 小儿常见腹部外科疾病病人的护理

复习测试题

（一）A_1 型题

1. 先天性肥厚性幽门狭窄时呕吐的特点为
   A. 溢奶，吐出物为白色奶液
   B. 喷射性呕吐，吐出物为奶液、胆汁
   C. 喷射性呕吐，吐出物为奶液、奶块
   D. 喷射性呕吐，吐出物为奶液、粪便
   E. 溢奶，吐出粪性内容物
2. 先天性肥厚性幽门狭窄喂奶后给病儿拍背至胃中气体溢出，并予
   A. 抬高床头，右侧卧位　　B. 抬高床头，左侧卧位
   C. 抬高床头，仰卧位　　D. 平卧位，头侧向一边
   E. 抬高床头，俯卧位
3. 先天性巨结肠的病理学发现有
   A. 结肠黏膜下层肥厚　　B. 结肠神经节细胞增加
   C. 结肠的纵肌肥厚　　D. 结肠神经节细胞缺如
   E. 结肠的黏膜肥厚
4. 先天性巨结肠症的诊断要点为
   A. 出生后不久即有顽固性便秘　　B. 直肠指检无肿块触及
   C. 直肠肌层活检无神经节细胞　　D. 上述都是
   E. 上述都不是
5. 先天性巨结肠最特异的诊断方法是
   A. 钡剂灌肠　　B. 直肠测压检查　　C. 直肠活检
   D. 小肠检查　　E. 直肠 CT
6. 先天性胆总管囊性扩张症的临床表现为
   A. 腹痛、呕吐、肿块　　B. 腹痛、肿块、血便
   C. 腹痛、肿块、黄疸　　D. 腹痛、呕吐、黄疸
   E. 腹部肿块、血便、呕吐

（二）A_2 型题

7. 病儿男性，足月顺产，出生后 3 天不能自行排便，直肠指检后排出大量气体和粪便，

应考虑

A. 先天性直肠畸形　　B. 先天性巨结肠
C. 先天性肥厚性幽门狭窄　　D. 先天性胆总管囊性扩张症
E. 以上都不是

8. 病儿男性，出生后 1 个月，出现喷射性呕吐，吐出物为奶液、奶块，应考虑
A. 先天性直肠畸形　　B. 先天性巨结肠
C. 先天性肥厚性幽门狭窄　　D. 先天性胆总管囊性扩张症
E. 以上都不是

9. 病儿女性，出生后 1 个月发现腹痛、肿块、黄疸，应考虑
A. 先天性直肠畸形　　B. 先天性巨结肠
C. 先天性肥厚性幽门狭窄　　D. 先天性胆总管囊性扩张症
E. 以上都不是

10. 病儿女性，出生后 3 天，不能自行排便，腹胀、直肠肌层活检无神经节细胞，应考虑
A. 先天性直肠畸形　　B. 先天性巨结肠
C. 先天性肥厚性幽门狭窄　　D. 先天性胆总管囊性扩张症
E. 以上都不是

(三) A_3 型题

病儿女性，出生后 3 个月，全身皮肤黄染，阵发性哭闹，右上腹触及一囊性包块。

11. 初步诊断为
A. 胆道蛔虫病　　B. 急性胆囊炎
C. 先天性胆总管囊性扩张症　　D. 急性胰腺炎
E. 急性胃肠炎

12. 确诊应行何种检查
A. 腹部透视　　B. 腹部高位拍片　　C. MRCP
D. 血常规检查　　E. 肝功能检查

13. 手术治疗的时机为
A. 3 个月　　B. 6 个月　　C. 9 个月
D. 1 周岁　　E. 确诊后手术

(四) A_4 型题

病儿男性，出生后无排便。查体：腹胀，肠型，直肠指检后排出大量气体和粪便，应考虑

14. 初步诊断为
A. 急性肠炎　　B. 先天性肥厚性幽门狭窄
C. 先天性巨结肠　　D. 先天性胆总管囊性扩张症
E. 先天性肛门闭锁

15. 直肠肌层活检病理学发现有
A. 黏膜下层肥厚　　B. 神经节细胞增加
C. 直肠的纵肌肥厚　　D. 神经节细胞缺如
E. 直肠的黏膜肥厚

16. 先天性巨结肠普通型占
A. 75%　　B. 50%　　C. 30%

D. 20%　　　　　　　　　　E. 10%

（五）填空题

17. 先天性肥厚性幽门狭窄的病理变化主要表现是幽门壁的各层肌肉组织__________，以________为主。

18. 由于先天性巨结肠肠壁肌间神经节细胞__________，失去正常神经调节功能，肠管处于________状态，出现功能性肠梗阻，使粪便不能排出，近端结肠代偿性________而形成巨结肠；巨结肠术后要注意钳夹________，保持________位，防止过早脱落。

（六）名词解释

19. 先天性肥厚性幽门狭窄

20. 先天性巨结肠

21. 先天性胆管囊性扩张症

（七）简答题

22. 先天性胆总管囊性扩张症有哪些典型表现？

23. 巨结肠灌肠的目的是什么？

（八）病案讨论题

24. 病儿男性。出生后3天未排粪便，应用开塞露后排出气体和胎粪，并常常出现腹胀。体检：腹部膨胀，见肠型，直肠指检发现壶腹部空虚，指套退出时排出大量气体及粪便。

(1)该病儿最可能患什么疾病？

(2)病儿的主要护理诊断/问题有哪些？

(3)本病例手术前后护理措施有哪些？

测试题答案

1. C　2. A　3. D　4. D　5. C　6. C　7. B　8. C　9. D
10. B　11. C　12. C　13. E　14. C　15. D　16. A
17～24. 略

（陈玉喜）

第二十三章　周围血管疾病病人的护理

复习测试题

(一) A_1 型题

1. 关于单纯性下肢静脉曲张的表现,错误的是
   A. 下肢酸胀或疼痛　B. 小腿浅静脉隆起扩张
   C. 皮肤色素沉着、脱屑　D. 多呈间歇性跛行
   E. 晚期常合并小腿溃疡
2. Perthes 试验的目的是检查
   A. 下肢静脉有无扩张　B. 交通静脉瓣膜功能是否正常
   C. 大隐静脉瓣膜是否健全　D. 下肢深静脉有无阻塞
   E. 下肢深静脉瓣膜是否正常
3. 血栓闭塞性脉管炎的护理,错误的是
   A. 防止外伤　B. 保暖避免受寒　C. 局部热敷促进循环
   D. 足癣者宜及时治疗　E. 肢端坏疽应保持干燥
4. 哪项不是下肢深静脉血栓形成的病因
   A. 血流缓慢　B. 静脉壁内膜损伤　C. 髂静脉受压
   D. 血液高凝状态　E. 腹压升高
5. 原发性下肢深静脉瓣膜关闭不全的病因,哪项不对
   A. 胚胎发育缺陷　B. 下肢浅静脉曲张　C. 瓣膜结构变性
   D. 应力性撑扯　E. 股部损伤

(二) A_2 型题

6. 病人男性,32 岁,因左小腿持续性剧烈疼痛,不能行走,来院就诊。检查:左小腿皮肤苍白,肌萎缩,足背动脉搏动消失,诊断为血栓闭塞性脉管炎。该病人最主要的护理诊断是
   A. 潜在皮肤完整性受损　B. 疼痛　C. 焦虑
   D. 有外伤出血的危险　E. 知识缺乏
7. 病人男性,35 岁,吸烟 13 年,每天一包,近来右小腿运动时疼痛明显,休息可缓解,遂来就诊。体检:右足皮肤苍白,皮肤温度降低,足背动脉搏动减弱。该病人的诊断考虑为
   A. 血栓闭塞性脉管炎局部缺血期　B. 血栓闭塞性脉管炎营养障碍期
   C. 血栓闭塞性脉管炎坏死期　D. 下肢静脉曲张
   E. 下肢深静脉血栓形成
8. 病人男性,已诊断为下肢静脉曲张。在病人大腿中部扎止血带,松紧适度能阻断浅

静脉血流，嘱病人快速起立下蹲 20 次，如曲张静脉明显减退，说明

A. 深静脉交通支瓣膜功能不全　B. 大隐静脉入股静脉处瓣膜功能不全
C. 深静脉通畅良好　D. 大隐静脉入股静脉处瓣膜功能良好
E. 深静脉阻塞

9. 病人女性，45 岁，久站后左下肢酸胀，小腿内侧可见静脉隆起、迂曲，诊断为下肢静脉曲张。对该病人进行健康教育的内容以下哪项不正确

A. 适当进行体育锻炼　B. 坚持穿弹力袜
C. 休息时放低患肢　D. 尽量避免久站
E. 避免久坐久蹲

10. 病人女性，47 岁，下肢静脉曲张手术后第 2 天，护士嘱病人可下床活动，其意义在于预防

A. 肠粘连　B. 肺部并发症　C. 深静脉血栓形成
D. 压疮　E. 小腿肌肉萎缩

11. 病人男性，35 岁，长期吸烟。近来右小腿运动时疼痛明显，休息可缓解，遂来就诊。体检：右小腿皮肤苍白，皮肤温度降低，足背动脉搏动减弱。该病人最可能的诊断是

A. 动脉栓塞　B. 动脉硬化闭塞　C. 下肢静脉血栓
D. 血栓闭塞性脉管炎　E. 动静脉瘘

12. 病人男性，47 岁。久站后左下肢出现酸胀感，小腿内侧可见静脉突起，诊断为下肢静脉曲张。对此患者的健康教育中不正确的是

A. 尽量避免久站　B. 尽量避免患肢外伤
C. 休息时抬高患肢　D. 使用弹力袜
E. 尽量减少下肢活动

13. 病人男性，60 岁，因下肢静脉曲张行高位结扎及剥脱术后 3 小时，在站立排尿时小腿部伤口处突然出血不止，紧急处理方法是

A. 指压止血　B. 用止血带　C. 于站立位包扎
D. 钳夹止血　E. 平卧，抬高患肢，加压包扎

14. 病人男性，深静脉血栓形成急性期。护士嘱其绝对卧床休息 10～14 天，禁止按摩患肢，目的是

A. 防止血栓脱落　B. 预防出血　C. 促进静脉回流
D. 缓解疼痛　E. 防止再次血栓形成

15. 病人男性，42 岁，下肢静脉曲张手术后第 2 天，错误的护理措施是

A. 弹力绷带包扎 2 周后拆除　B. 鼓励病人下地行走
C. 卧床时抬高患肢以利静脉回流　D. 绝对卧床 1 周
E. 卧床期间指导病人作足部伸屈和旋转运动

16. 病人女性，48 岁，左踝部轻度肿胀，色素沉着，久站后出现酸胀，小腿有迂曲的静脉团，诊断为原发性(单纯性)大隐静脉曲张，Perthes 试验阴性。宜采取的治疗方案是

A. 使用弹力绷带包扎　B. 局部注射硬化剂
C. 曲张静脉与深静脉吻合　D. 大隐静脉瓣膜成形术
E. 大隐静脉高位结扎加分段剥脱术

17. 病人女性，进行下肢静脉瓣膜功能试验。先平卧，抬高患肢，待曲张静脉瘀血排空

后，在大腿根部扎止血带。病人站立后，30 秒内曲张静脉迅速充盈，说明了

A. 交通支瓣膜功能不全　B. 小隐静脉瓣膜功能不全
C. 深静脉瓣膜功能不全　D. 大隐静脉瓣膜功能不全
E. 血管内膜增生

(三) A_3 型题

病人女性，36 岁。近年来，感觉双下肢沉重酸胀、易疲乏，休息后症状减轻。就诊时可见双下肢内侧静脉明显隆起，蜿蜒成团。Trendelenburg 试验阳性。

18. 可能的疾病是
A. 下肢静脉曲张　B. 动静脉瘘　C. 深静脉血栓形成
D. 血栓闭塞性脉管炎　E. 动脉硬化闭塞症

19. 治疗的根本方法是
A. 穿弹力袜　B. 局部血管注射硬化剂
C. 中医中药治疗　D. 加强行走锻炼
E. 手术治疗

20. 若决定手术治疗，还必须做的检查是
A. Pratt 试验　B. Buerger 试验　C. Trendelenburg 试验
D. Perthes 试验　E. 腰交感神经阻滞试验

21. 目前最主要的护理诊断是
A. 焦虑　B. 自理缺陷　C. 活动无耐力
D. 潜在并发症:出血　E. 组织完整性受损

(四) A_4 型题

病人男性，56 岁，深静脉血栓溶栓治疗期间突然出现胸痛、呼吸困难、血压下降。

22. 该病人可能出现了
A. 肺栓塞　B. 冠心病　C. 出血
D. 肺部感染　E. 脑梗死

23. 目前病人最主要的护理诊断是
A. 不舒适:疼痛　B. 气体交换受损　C. 活动无耐力
D. 潜在并发症:出血　E. 自理缺陷

24. 应立即采取的护理措施是
A. 嘱病人半卧位　B. 嘱病人深呼吸
C. 给病人高浓度氧气吸入　D. 给病人测体温
E. 测出凝血时间

25. 预防此并发症的措施是
A. 鼓励急性期病人下地行走　B. 卧床期间增加床上运动
C. 密切观察神志变化　D. 急性期病人禁止按摩患肢
E. 吸氧

病人女性，48 岁，理发员。双下肢疲痛、沉重 5 年，适当活动或休息后减轻。体检见小腿内侧皮下有蚯蚓状团块，足靴区有色素沉着。

26. 可能的疾病是
A. 小隐静脉曲张　B. 大隐静脉曲张　C. 深静脉血栓形成

D. 血栓闭塞性脉管炎　　E. 动脉硬化性闭塞症

27. 该病人出现此病的主要诱因是
A. 深静脉阻塞　　B. 动脉硬化　　C. 循环血量增多
D. 长期站立工作　　E. 静脉瓣膜缺陷

28. 预防此病的措施为
A. 坐时避免双膝交叉过久　　B. 穿紧身衣裤
C. 休息时双足下垂　　D. 经常坐位或站立,减少活动
E. 尽量减少运动锻炼

29. 若采取手术治疗,必须是
A. 交通静脉试验阳性　　B. 深静脉通畅试验阳性
C. 交通静脉试验阴性　　D. 深静脉通畅试验阴性
E. 腰交感神经阻滞试验阴性

30. 目前病人最主要的护理诊断是
A. 知识缺乏　　B. 活动无耐力　　C. 疼痛
D. 潜在并发症:出血　　E. 潜在的皮肤完整性受损

31. 若对该病人行手术治疗,术后的主要护理措施有
A. 弹力绷带包扎 2 天后拆除　　B. 休息时双足下垂
C. 术后 12 小时内下地活动　　D. 绝对卧床 1 周
E. 观察患肢远端皮肤的温度、颜色及是否有肿胀

(五) 填空题

32. 目前检查下肢深静脉通畅情况和瓣膜功能的最可靠和最有效的方法是________。
33. 为预防并发症发生,下肢静脉曲张术后______小时,即应鼓励病人下地行走。
34. 血栓闭塞性脉管炎临床上可分为________、______和________期。
35. 导致深静脉血栓形成的三大危险因素是__________、____________和__________。
36. 下肢静脉曲张术后弹力绷带患肢包扎一般维持________时间。
37. 指导血栓闭塞性脉管炎病人进行肢体运动,目的是______________。

(六) 名词解释

38. Perthes 试验
39. 间歇性跛行
40. 静息痛
41. 游走性静脉炎
42. 股白肿与股青肿
43. Buerger 运动

(七) 简答题

44. 哪些因素是单纯性下肢静脉曲张的诱发因素?
45. 血栓闭塞性脉管炎的临床表现特点是什么?
46. 说出血栓闭塞性脉管炎的护理要点。

(八) 病案讨论题

47. 病人男性,46 岁,左下肢静脉曲张已 13 年,左小腿远端及踝部皮肤表现为萎缩、脱屑、色素沉着,有溃疡和湿疹。此次入院后拟行大隐静脉高位结扎加曲张静脉剥脱术,现积极手术前准备。请提出手术前必要的检查方法及意义;该病人主要的护理诊断及相应护理措施有哪些? 手术后如何为该病人做健康指导?

测试题答案

1. D	2. D	3. C	4. E	5. B	6. B	7. A	8. C	9. C
10. C	11. D	12. E	13. E	14. A	15. D	16. E	17. A	18. A
19. E	20. D	21. C	22. A	23. B	24. C	25. D	26. B	27. D
28. A	29. D	30. C	31. E					

32～47. 略

（李 平）

第二十四章　泌尿及男生殖系统疾病病人的护理

复习测试题

(一) A_1 型题

1. 关于静脉肾盂造影前的护理，下列不正确的是
   A. 检查前 1 日普食　　B. 检查前 1 日服缓泻剂
   C. 检查前排空膀胱　　D. 检查前 1 日做碘过敏试验
   E. 检查日晨禁食并排便
2. 需作碘过敏试验的检查是
   A. 泌尿系平片　　B. 逆行肾盂造影　　C. 静脉尿路造影
   D. 肾盂穿刺造影　　E. 磁共振尿路成像
3. 关于膀胱冲洗液以下哪项不对
   A. 0.02%呋喃西林　　B. 0.02%乳酸依沙吖啶　　C. 3%硼酸溶液
   D. 无菌等渗盐水　　E. 蒸馏水
4. 最常用的膀胱冲洗液
   A. 生理盐水　　B. 3%硼酸溶液
   C. 0.02%乳酸依沙吖啶(雷佛奴尔)　　D. 5%氯化钠溶液
   E. 抗生素溶液
5. 泌尿外科病人的护理应重视
   A. 更换伤口敷料　　B. 严格记录出入量　　C. 尿液引流通畅
   D. 低脂饮食　　E. 保持床单位整洁
6. 最常见的泌尿系损伤是
   A. 肾损伤　　B. 输尿管损伤　　C. 膀胱损伤
   D. 男性尿道损伤　　E. 女性尿道损伤
7. 能显示肾损伤部位和程度的检查是
   A. 尿常规　　B. 尿乳酸脱氢酶　　C. 血常规
   D. 血压　　E. B 型超声
8. 轻度肾损伤的主要身体状况为
   A. 大量肉眼血尿　　B. 严重休克
   C. 肉眼血尿、腰痛、血压下降　　D. 腰痛、血压下降
   E. 镜下血尿或轻度肉眼血尿

9. 肾修补或肾部分切除术后需卧床休息

A. 1周 B. 2周 C. 3周 D. 4周 E. 5周

10. 骨盆骨折引起膀胱破裂，首先需要处理的是

A. 修补膀胱破裂处 B. 清除外渗尿液和血液

C. 纠正休克 D. 充分引流膀胱周围尿液

E. 处理骨盆骨折

11. 膀胱破裂的急救护理哪项不妥

A. 迅速建立静脉输液通道 B. 遵医嘱给予镇静或止痛治疗

C. 严密观察 D. 稳定病人情绪

E. 鼓励病人多饮水

12. 尿道球部损伤的常见原因为

A. 会阴部刺伤 B. 会阴部切割伤 C. 会阴部撕脱伤

D. 骑跨伤 E. 击打伤

13. 骑跨伤造成的尿道破裂多表现为

A. 终末血尿 B. 全程血尿 C. 镜下血尿

D. 尿道口滴血 E. 尿道口滴脓

14. 骑跨伤造成尿道损伤的尿外渗应采取

A. 反复穿刺以抽出渗出的尿液 B. 加压包扎会阴部以阻止尿外渗

C. 留置导尿阻止尿外渗 D. 修补尿道阻止尿外渗

E. 多处切开以引流渗出的尿液

15. 在尿道损伤的处理中，要解决的重要问题是

A. 解除尿潴留 B. 引流外渗的尿液 C. 防止感染

D. 防止尿道狭窄 E. 恢复尿道的连续性

16. 严重肾损伤的主要身体状况为

A. 镜下血尿、腰痛 B. 肉眼血尿、腰痛

C. 肉眼血尿、腰痛、血压下降 D. 腰痛、呕吐

E. 腰痛、腹胀

17. 尿道损伤最易造成的并发症是

A. 尿失禁 B. 尿瘘 C. 尿道狭窄

D. 阴茎萎缩 E. 尿道周围脓肿

18. 尿道损伤急性尿潴留病人，错误的处理是

A. 镇静或止痛 B. 鼓励病人用力排尿

C. 试插导尿管导尿 D. 可行耻骨上膀胱穿刺

E. 可行耻骨上膀胱造瘘

19. 尿道修补或吻合术后，留置尿管的时间是

A. 1～2周 B. 2～3周 C. 3～4周

D. 4～5周 E. 5～6周

20. 易引起草酸盐结石的食物是

A. 菠菜、番茄、芦笋 B. 动物内脏、花生、豆类

C. 蛋黄、牛奶 D. 长期低蛋白饮食

E. 大量使用维生素 C 和维生素 D

21. 目前治疗肾、输尿管结石的最理想、最常用方法是
A. 非手术排石疗法
B. 经皮肾镜取石或碎石术
C. 体外冲击波碎石术
D. 经尿道膀胱(输尿管)碎石术
E. 开放性手术治疗

22. 泌尿系结石的护理诊断及合作性问题,哪项不妥
A. 疼痛
B. 排尿异常
C. 体液过多
D. 潜在并发症:术后出血
E. 有感染的危险

23. 临床常用于治疗含钙结石的药物是
A. 枸橼酸钾
B. 别嘌呤醇
C. 乙酰异羟肟酸
D. α-巯丙酰甘氨酸
E. 抗生素

24. 泌尿系排石疗法中最重要的护理是
A. 防治感染
B. 多饮水、适当运动
C. 注射哌替啶、阿托品
D. 碱化尿液或酸化尿液
E. 药物治疗

25. 肾结石引起肾绞痛时首先应采取的措施是
A. 给抗菌药物
B. 给镇静药物
C. 解痉止痛
D. 药物排石
E. 手术取石

26. 体外冲击波碎石术前的护理哪项错误
A. 嘱病人术前 3 日禁豆、奶等食品
B. 嘱病人碎石时勿移动体位
C. 嘱术前晚服用缓泻剂
D. 嘱病人术日晨禁食
E. 嘱病人术日晨多饮水

27. 两次体外冲击波碎石治疗的间隔时间不得小于
A. 1 周
B. 3 周
C. 5 周
D. 6 周
E. 7 周

28. 泌尿系结石有下列哪种情况不宜用体外冲击波碎石
A. 结石较大者
B. 结石下段有梗阻
C. 结石合并感染者
D. 复发性结石
E. 病人较瘦者

29. 泌尿系碎石术后的处理,不妥的是
A. 鼓励病人多饮水
B. 常规应用广谱抗生素 1 周
C. 出现血尿一般不需特殊处理
D. 过滤尿液以观察排石
E. 两次治疗的间隔不得少于 1 周

30. 泌尿系结核病人的康复指导,不妥的是
A. 嘱坚持用药 6 个月以上
B. 嘱高蛋白高热量饮食
C. 嘱定期膀胱内灌注卡介苗(BCG)预防复发
D. 嘱定期复查尿常规
E. 嘱定期复查肝肾功

31. 泌尿系肿瘤早期共有的主要症状

A. 血尿　B. 排尿异常　C. 肿块　D. 疼痛　E. 全身表现

32. 膀胱癌最重要的检查方法是

A. 实验室检查　B. X线尿路造影检查　C. B型超声　D. 膀胱镜检查　E. CT

33. 易发生电解质紊乱和高氯性酸中毒的手术是

A. 肾切除术　B. 肾盂癌手术　C. 膀胱部分切除术　D. 输尿管皮肤造口术　E. 回肠代膀胱术

34. 病人男性,因肾、输尿管结石做体外冲击波碎石,术后一般不会出现

A. 血尿、绞痛　B. 发热、恶心、呕吐　C. 皮肤损伤、咳血　D. 排尿困难　E. "石街"形成

35. 前列腺增生引起尿失禁的常见类型是

A. 真性尿失禁　B. 完全性尿失禁　C. 压力性尿失禁　D. 急迫性尿失禁　E. 充盈性尿失禁

(二) A_2 型题

36. 病人男性,58岁。近期出现间歇性无痛性肉眼血尿,为了查清病情,首选哪项检查为宜

A. 尿路平片　B. 静脉肾盂造影　C. CT　D. 膀胱镜检查　E. MRI

37. 病人男性,35岁。右腰部撞伤后1小时就诊,医生怀疑为肾损伤,嘱2日内严密观察病情变化。目前哪项观察内容暂时不必考虑

A. 血压、脉搏、呼吸　B. 血尿情况　C. 疼痛的部位及程度　D. 腰、腹部肿块大小　E. 膀胱镜检查

38. 病人男性,23岁。左侧腹部外伤,有严重的血尿和腰痛,查体左侧腰部可触及一压痛性包块,应考虑的损伤部位

A. 肾挫伤　B. 输尿管损伤　C. 膀胱损伤　D. 肾全层损伤　E. 肾蒂血管损伤

39. 病人男性,36岁。因腰部被刺后伤口持续溢出淡红色液体,血压100/70mmHg,出现休克症状。左上腹有压痛,但无肌紧张和反跳痛。该病人最可能的损伤部位

A. 左下肺　B. 膀胱　C. 降结肠　D. 左输尿管　E. 左肾

40. 病人男性,46岁。左腰部被撞1小时,左腰肿痛入院。查体:血压66/46mmHg、脉搏120次/分,神志清,面色苍白,脉细速,左腰膨隆,有压痛,腹软,无肌紧张,无移动性浊音,肠鸣音正常。经导尿引出黄色透明液约200ml,快速输液1000ml、血浆400ml、全血400ml,病情无好转,血压继续下降。哪种损伤可能性大

A. 脾破裂　B. 肠破裂　C. 肾部分裂伤　D. 肾全层裂伤　E. 肾蒂断裂伤

41. 病人女性，50 岁。下腹受到剧烈撞击后出现轻压痛，导尿有少量血尿，6 小时后尿量仅 100ml，呈血性，病人腹痛加重，并扩散至全腹，移动性浊音阳性。为进一步确定病人的损伤类型，宜进行的检查

A. B 型超声　　B. X 线腹部平片　　C. 静脉肾盂造影
D. 注水试验　　E. CT

42. 病人男性，28 岁。因车祸致骨盆骨折后，出现明显尿意，但仅有少量血尿排出，下腹部感到疼痛，其尿外渗可能波及

A. 阴囊　　B. 阴茎　　C. 会阴
D. 膀胱周围　　E. 下腹壁

43. 病人女性，28 岁。足月产一 4.5kg 男婴，分娩时发生难产。受长时间难产因素的影响，该产妇可能出现

A. 泌尿系结核　　B. 泌尿系结石　　C. 泌尿系肿瘤
D. 肾功能不全　　E. 膀胱阴道瘘

44. 病人男性，25 岁。骑车撞倒，会阴部骑跨在车杠上感会阴部疼痛，3 小时后发现内裤染血、排尿困难、阴囊有血肿形成，生命体征平稳。该病人最可能的尿道损伤部位是

A. 前列腺部　　B. 球部　　C. 膜部
D. 海绵体部　　E. 尿道外口

45. 病人男性，23 岁，下腹部外伤 5 小时，出现下腹痛伴排尿困难，试插导尿管顺利进入膀胱，注入 200ml 无菌生理盐水，而抽出不足 120ml，此时应考虑

A. 前尿道断裂　　B. 后尿道断裂　　C. 膀胱挫伤
D. 膀胱破裂　　E. 膀胱结石

46. 病人男性，36 岁，从高处跌落，骑跨在脚手架上，感到疼痛伴尿道滴血，不能排尿，损伤的部位可能是

A. 尿道阴茎部　　B. 尿道球部　　C. 尿道膜部
D. 尿道前列腺部　　E. 后尿道

47. 病人男性，30 岁，2 天前因骑跨伤出现尿道口滴血、排尿困难伴尿痛，现症状无明显减轻，此时首选的治疗方法是

A. 行尿道会师术　　B. 行尿道修补术
C. 试插导尿管并留置导尿　　D. 应用止血药
E. 应用镇静药

48. 病人男性，50 岁，经常发生肾绞痛、血尿，疑为肾结石，需作静脉肾盂造影。造影前准备下列哪项不正确

A. 常规肠道准备　　B. 当天禁止早餐　　C. 鼓励饮水
D. 检查前排尽小便　　E. 需作碘过敏试验

49. 病人男性，27 岁，运动后突然出现右上腹部剧痛，疼痛放射至右侧中下腹部，病人辗转不安，伴恶心、呕吐、大汗，尿液呈浓茶色。体格检查提示右下腹深压痛、右肾区叩击痛，病人来就诊时，应首先进行的检查是

A. 腹部 B 型超声　　B. 血常规　　C. 肝功能
D. 肾功能　　E. 尿常规

50. 病人男性，25 岁，运动后腰部绞痛，继而出现肉眼血尿，最可能的诊断是

A. 肾肿瘤　　B. 上尿路结石　　C. 膀胱肿瘤
D. 尿道肿瘤　　E. 输尿管肿瘤

51. 病人女性，37 岁。运动后突发右下腹阵发性剧痛，伴恶心、呕吐。既往有“慢性阑尾炎”史，未作特殊处理。现检查体温正常，心肺无异常，全腹软，右下腹有轻度深压痛，尿液检查：镜下红细胞（++）。应首先考虑

A. 慢性阑尾炎急性发作　　B. 右侧附件炎
C. 右输尿管结石　　D. 胃十二指肠溃疡穿孔
E. 急性胆囊炎

52. 病儿 10 岁。排尿异常 6 月余，腹部 X 线平片提示膀胱区有近 2cm 椭圆形致密影。最可能出现的症状是

A. 进行性排尿困难　　B. 膀胱刺激征
C. 腹部肿块伴发热　　D. 排尿中断
E. 腰痛及脓血尿

53. 病儿 6 岁，男性，排尿时突感疼痛，尿流中断，用手牵拉阴茎，啼哭不止，变换体位后疼痛缓解，并可继续排尿，可能是

A. 膀胱结石　　B. 尿道结石　　C. 尿道狭窄
D. 尿道损伤　　E. 输尿管结石

54. 病人男性，35 岁，突发右下腹绞痛，向会阴部放射，并出现尿频和尿痛，尿常规检查见大量红细胞，可能是

A. 膀胱结石　　B. 输尿管结石　　C. 肾结石
D. 前尿道结石　　E. 后尿道结石

55. 病人男性，突发左上腹部、腰部剧痛，呈阵发性，向同侧下腹部、外生殖器及股内侧放射，伴有恶心、呕吐、面色苍白及冷汗。2 小时后检验尿常规，每高倍镜下红细胞 5～8 个。该病人最可能为

A. 肾、输尿管结石　　B. 尿道结石　　C. 膀胱结石
D. 肾盂癌　　E. 肾癌

56. 病人男性，32 岁，近两月来腰部有隐痛，钝痛，今天上午 7 时突然发作阵发性刀割样疼痛，病人辗转不安，呻吟呼痛，面色苍白，镜下血尿，应考虑为

A. 肾肿瘤　　B. 肾结石　　C. 阑尾炎
D. 肠扭转　　E. 胆囊炎

57. 病人男性，32 岁。运动后突然出现右上腹剧痛，疼痛放射至右侧中下腹部，伴恶心、呕吐。体格检查提示腹软，右下腹部、右肾区压痛。尿常规示镜下血尿，X 线检查发现结石<0.4cm，该病人较为适宜的治疗方法

A. 保守治疗　　B. 输尿管切开取石　　C. 输尿管镜取石
D. 经皮肾镜取石　　E. 体外冲击波碎石

58. 病人男性，56 岁。因左肾结石行 ESWL 治疗，1 周内排出数枚米粒大小结石，结石成分分析证实为草酸钙及磷酸钙结石。下列预防结石再发的措施中，哪项是错误的

A. 控制尿路感染　　B. 碱化尿液　　C. 多饮水
D. 一般情况不补充钙剂　　E. 少食马铃薯、蛋黄等食物

59. 病人女性，40 岁，左肾盂结石切开取石术后，置肾盂造口管引流，其护理下列哪项

不妥

A. 注意保持瘘口周围皮肤清洁干燥
B. 引流不畅时，每次冲洗量应 5～10ml
C. 拔管前夹管观察，并造影
D. 导管留置 10 天以上
E. 拔管后患者向患侧卧约 1 周

60. 病人男性，32 岁，轻度膀胱刺激症状 1 个月就诊。尿常规检查 WBC 4～5/HP，RBC 2～3/HP，尿结核菌培养阳性，终末血尿，此时可以诊断为

A. 慢性肾盂肾炎　B. 肾结核　C. 慢性膀胱炎
D. 尿道炎　E. 前列腺炎

61. 病人男性，41 岁。因尿频、尿急、尿痛症状及尿常规白细胞 20～30/HP，诊断为“尿路感染”，给予诺氟沙星(氟哌酸)、头孢拉定等药物口服治疗，症状无好转。应首先考虑

A. 膀胱癌　B. 膀胱结石伴膀胱炎　C. 肾盂肾炎
D. 肾结核　E. 前列腺增生

62. 病人女性，63 岁，反复发作无痛性肉眼血尿月余，无其他明显症状，可能是

A. 肾结石　B. 膀胱结石　C. 膀胱肿瘤
D. 肾结核　E. 输尿管结石

63. 病人女性，58 岁，无痛性全程肉眼血尿反复发作 2 个多月，B 型超声示左肾增大，膀胱镜检查见左输尿管口喷血，最大的可能是

A. 肾结核　B. 肾癌　C. 肾结石
D. 输尿管结石　E. 肾损伤

64. 病人男性，73 岁，因间歇、全程肉眼血尿 1 周，发作性腰腹部绞痛入院，排泄性尿路造影示右肾部分充盈缺损。诊断肾肿瘤，应首先采取的治疗方法是

A. 肾部分切除　B. 止血、观察　C. 肾切除
D. 局部切除　E. 根治性肾切除

65. 病人男性，67 岁，左肾癌根治术后 5 日，生命体征平稳，护理措施中哪项需要除外

A. 给予低盐饮食　B. 给予心理护理　C. 保持尿管通畅
D. 观察引流量、色的变化　E. 加强营养提高抵抗力

66. 病人女性，45 岁，间断无痛性肉眼血尿 1 个月，终末加重，查体无异常，尿中查到癌细胞，对诊断最有意义的检查是

A. 腹部 X 线平片　B. 肾动脉造影　C. 膀胱镜检查
D. 排泄性尿路造影　E. KUB 平片

67. 病人男性，68 岁，病人间歇性、无痛性血尿半年，近两个月来出现尿频、尿急、尿痛，近几天又伴排尿困难，应首先考虑为

A. 泌尿系结核　B. 前列腺增生　C. 膀胱肿瘤
D. 膀胱结石　E. 膀胱炎症

68. 病人男性，68 岁，尿频、进行性排尿困难 3 年余，直肠指检发现前列腺增大、表面光滑、质地中等、中央沟变浅、无压痛，目前应考虑

A. 良性前列腺增生　B. 前列腺癌　C. 前列腺炎
D. 膀胱结石　E. 尿道结石

69. 病人男性，73 岁，因良性前列腺增生造成排尿困难、尿潴留，已 12 小时未排尿，目前正确的护理措施是

A. 热敷下腹部　　B. 让病人听流水声　　C. 用温水冲洗会阴部
D. 行导尿术　　E. 让病人坐起排尿

70. 病人男性，65 岁，近两个月来，排尿次数增多，尤以夜间明显，并有进行性排尿困难，应考虑是

A. 膀胱结石　　B. 泌尿系感染　　C. 膀胱肿瘤
D. 前列腺增生　　E. 膀胱结核

71. 病人男性，56 岁。进行性排尿困难 2 年，夜尿频，直肠指检发现前列腺轻度肿大，神经系统无异常，尿管可以插入膀胱，残余尿 70ml。年轻时曾患过"肺结核"，当时治愈。哪种疾病可能性大

A. 膀胱结核　　B. 膀胱结石　　C. 前列腺增生
D. 尿道狭窄　　E. 膀胱癌

72. 病人男性，70 岁，为前列腺增生，今日上午突然急性尿潴留，行耻骨上膀胱造瘘，其护理方法哪项是错误的

A. 保持引流管的通畅　　B. 按规定进行膀胱冲洗
C. 保护造瘘口周围皮肤　　D. 每日更换无菌引流袋并注意无菌操作
E. 造瘘管拔除前一天夹管观察能否自行排尿再拔管

(三) A_3 型题

病人女性，45 岁。下腹部受到剧烈撞击后出现轻压痛，导尿有少量血尿，6 小时后，尿量仅 100ml，呈血性，病人腹痛加重，并蔓延至全腹，移动性浊音阳性。

73. 应考虑该病人可能出现

A. 肾挫伤　　B. 膀胱破裂　　C. 前尿道损伤
D. 输尿管损伤　　E. 后尿道损伤

74. 为进一步确定病人的损伤类型，可做

A. B 型超声　　B. X 线腹平片　　C. 静脉肾盂造影
D. 导尿测漏试验　　E. CT

病人男性，62 岁，2 小时前不慎被汽车撞击下腹部而倒地，下腹及会阴部剧痛，不能自主排尿。入院检查：面色苍白，呼吸急促，脉搏 120 次/分，血压 80/50mmHg，下腹膨隆，会阴部青紫。X 线平片示骨盆骨折，B 型超声示膀胱内积聚大量尿液。

75. 该病人损伤的部位可能是

A. 尿道阴茎部　　B. 尿道球部　　C. 尿道膜部
D. 尿道前列腺部　　E. 膀胱

76. 该病人出现休克的主要原因是

A. 剧痛　　B. 心衰　　C. 缺水
D. 感染　　E. 骨盆骨折出血

病人女性，32 岁，突发腰部剧烈绞痛，疼痛向下腹及会阴部放射，呈阵发性，尿常规检查红细胞(＋＋)。

77. 此疼痛被称为

A. 膀胱痛　　B. 胆绞痛　　C. 肠绞痛

D. 腰绞痛　E. 肾绞痛

78. 可能的原因是

A. 膀胱结石　B. 膀胱肿瘤　C. 肾输尿管结石

D. 肾结石　E. 肾结核

79. 为进一步了解病情，首先应做的检查是

A. 膀胱镜检查　B. CT 检查　C. MRI

D. 尿路平片　E. 静脉尿路造影

80. 目前病人的主要护理诊断是

A. 急性疼痛　B. 排尿障碍　C. 焦虑

D. 有休克的危险　E. 有感染的危险

病人男性，53 岁。间歇性无痛性肉眼血尿两个月，近期常有尿频、尿急。询问病史得知病人做油漆工 20 余年。

81. 该病人最有可能是

A. 肾癌　B. 肾盂癌　C. 肾母细胞瘤

D. 膀胱癌　E. 前列腺癌

82. 为了确诊，最可靠的检查方法是

A. 实验室检查　B. X 线尿路造影检查　C. 膀胱镜检查

D. B 型超声　E. CT

83. 目前健康指导时最重要的是

A. 嘱休息　B. 嘱戒烟　C. 嘱劳动保护

D. 嘱用抗癌药　E. 嘱住院检查

（四）A_4 型题

病人男性，63 岁，上腹部隐痛 3 月余，伴肾区叩击痛，镜下血尿。B 型超声示左肾有一枚结石，直径约 0.8cm×0.9cm。肾盂静脉造影(IVP)示肾功能正常，输尿管通畅。

84. 目前适宜的治疗方法是

A. 中药排石　B. 多饮水

C. 体外冲击波碎石(ESWL)　D. 经皮肾镜取石

E. 肾切开取石

85. 术后病人应取的体位是

A. 平卧位　B. 俯卧位　C. 患侧卧位

D. 半坐卧位　E. 头低足高位

86. 治疗后当天出现血尿，且有碎石排出，次日出现肾绞痛、发热、尿闭。考虑病人出现了

A. 肾挫伤　B. 急性肾盂肾炎　C. 输尿管碎石梗阻

D. 急性肾小管坏死　E. 血块梗阻

87. 目前的处理方法是

A. 补液保证尿量　B. 利尿剂利尿　C. 中药排石

D. 解痉止痛　E. 手术

88. 若病人需要再次接受(ESWL)治疗，间隔时间至少为

A. 3 天　B. 5 天　C. 7 天　D. 10 天　E. 2 周

病人男性，72岁，进行性尿频、排尿困难5年，饮酒后出现小便不能自解6小时，急诊入院。主诉下腹部胀痛，检查见下腹膨隆，叩诊呈浊音，右侧腹股沟区有一囊性半球形包块，可以回纳入腹腔，直肠指检触及前列腺增大，表面光滑，质地中等，中央沟消失。

89. 该病人右侧腹股沟区出现囊性包块的主要原因是
A. 腹壁肿瘤　B. 腹壁肌肉萎缩
C. 腹股沟管外口扩大　D. 腹股沟管内口扩大
E. 长期腹压增加

90. 该病人小便不能自解的主要原因是
A. 腹股沟疝　B. 良性前列腺增生　C. 前列腺癌
D. 膀胱结石　E. 尿道结石

91. 急诊入院后首先应该处理的是
A. 给止痛药　B. 给解痉药　C. 给抗生素
D. 导尿　E. 疝修补术

92. 入院后第5天施行了TURP术，术后第5天病人出现便秘，不正确的处理方法是
A. 嘱病人多饮水　B. 嘱病人适当多吃水果
C. 嘱病人适当多吃蔬菜　D. 肥皂水灌肠
E. 口服缓泻剂

93. 病人出院指导不正确的是
A. 正确使用疝带　B. 预防便秘　C. 经常锻炼提肛肌
D. 多饮水　E. 可骑车长途锻炼

病人男性，65岁。进行性排尿困难3年，夜尿3～5次，肛门指检前列腺6cm×5cm，中央沟消失，无压痛。

94. 可能的诊断是
A. 膀胱结核　B. 尿道狭窄　C. 膀胱肿瘤
D. 前列腺增生　E. 膀胱结石

95. 病人有时夜间睡着后有尿液从尿道流出，此应为
A. 真性尿失禁　B. 充溢性尿失禁　C. 压力性尿失禁
D. 急迫性尿失禁　E. 尿瘘

96. 若此病人发生急性尿潴留，最常用的解决方法是
A. 留置导尿管　B. 耻骨上膀胱穿刺抽吸尿液
C. 诱导排尿　D. 膀胱造口
E. 开放手术

97. 若该病人血BUN 86mmol/L，Cr 1023μmol/L，考虑其可能并发
A. 感染　B. 肾性肾衰　C. 肾前性肾衰
D. 肾后性肾衰　E. 肾中毒

98. 治疗该病人宜选择的主要方法是
A. 5α-还原酶抑制剂　B. α-受体阻滞剂　C. 超声高能聚焦
D. 经膀胱或经耻骨后手术　E. 经尿道前列腺电切术

(五) 填空题

99. 目前最主要的膀胱冲洗方法是使用______进行______冲洗法，冲洗液瓶(袋)应距

骨盆____cm,膀胱冲洗液温度一般以____为宜,滴速不宜________。

100. 根据损伤程度不同,肾损伤分为____、____、____及____4类;男性会阴部骑跨伤多引起__________损伤;暴力引起骨盆骨折时,常可引起后尿道________撕裂或断裂。

101. 尿路结石主要由______和______组成,基质主要成分是______,由于约90%的泌尿系结石含有______,所以X线平片检查能显影。

102. ESWL最适宜于直径为________的结石,碎石后常发生的并发症主要有______、______及________。

103. 肾盂造瘘管引流不畅,每次冲洗液量不得超____ml;一般置管____日以上,应考虑拔管前夹管观察,并经造瘘管进行________检查,拔管后病人取____卧位。

104. 膀胱全切术后肠管代膀胱术者按________进行肠道准备,女病人术前____日开始冲洗阴道,每日______次。

(六)名词解释

105. 膀胱冲洗术

106. 膀胱测漏试验

107. 肾绞痛

108. ESWL

109. PCNL

110. 肾自截

111. Wilms瘤

112. 充溢性尿失禁

113. TUR综合征

(七)简答题

114. 简述膀胱破裂不同类型者身体状况评估的主要异同。

115. 简述耻骨上膀胱造瘘管的护理。

116. 简述尿道损伤不同类型者尿外渗范围及其身体状况评估的主要异同。

117. 简述ESWL前、后的主要护理。

118. 简述肾盂造瘘管护理。

119. 简述泌尿系结石病人的饮食调节。

120. 简述尿石症病人健康指导的主要内容。

121. 简述原位回肠代膀胱术后的主要护理。

(八)病案讨论题

122. 病人男性,43岁,因撞伤后“右肾损伤”于上午9:30入院,绝对卧床、补液、止血、抗生素治疗并加强观察。情境一:中午12:30,值班护士来到病人床边巡视病情。病人持续右腰痛并加重,已补液1500ml,病人血压为96/84mmHg,脉搏为106次/分。病人右上腹触及边界不清的包块,约10cm×6cm大小,明显压痛,局部轻度肌卫,无移动性浊音;右腰部稍肿胀,有叩击痛。如果你作为责任护士,请思考:①除了上述信息,还应该收集哪些护理评估资料?情境二:经进一步检查和处理,下午1:45医生决定手术探查,此时病人精神萎靡、面色苍白,血压为90/70mmHg,脉搏为112次/分。请思考:②急症术前应做哪些护理准备工作?③病人当前有哪些主要的护理问题?④病人手术顺利回病房,早期应做好哪些护理工作?

123. 病人男性,31岁。车祸致伤3小时,病人诉胸闷、心慌,下腹部疼痛,尿意强烈但不能排尿。急诊室护士检查发现病人烦躁不安,血压96/72mmHg,脉搏116次/分,面色苍白。立即通知值班医生并协同检查,发现病人下腹部有瘀血斑,压痛,局部有肌紧张。骨盆挤压疼痛明显,外生殖器外观正常。医生考虑病人可能骨盆骨折和后尿道断裂,有待进一步检查。你作为急诊室护士,请思考:①病人当前主要的护理诊断/问题有哪些?②当前应主要做好哪些工作?

124. 病人男性，69岁。1个月前出现无痛性全程肉眼血尿，经止血、抗炎治疗好转。2周后再发血尿，在当地以“肾炎”“膀胱炎”治疗1周不缓解而来本院。追述病史，近1年来自觉左腰部胀痛。检查：左腰部稍有肿胀，左腹部可触及包块，达肋下4.0cm，有轻度触痛及叩击痛。B型超声及CT均发现左肾中上部有向外突起的实质性占位病变。以左肾癌行左肾癌根治切除术。术后病人留置肾区引流管、胃管、导尿管各1根。如果你作为主管护士，请思考：①手术后24小时内，病情观察的主要内容是什么？②病人手术后主要护理诊断/问题是什么？③如何做好术后有关健康教育？

测试题答案

1. A	2. C	3. E	4. A	5. C	6. D	7. E	8. E	9. B
10. C	11. E	12. D	13. D	14. E	15. E	16. C	17. C	18. B
19. B	20. A	21. C	22. C	23. A	24. B	25. C	26. E	27. A
28. B	29. B	30. C	31. A	32. D	33. E	34. C	35. E	36. D
37. E	38. D	39. E	40. E	41. D	42. D	43. E	44. B	45. B
46. B	47. C	48. C	49. E	50. B	51. C	52. D	53. A	54. B
55. A	56. B	57. A	58. B	59. E	60. B	61. D	62. C	63. B
64. E	65. A	66. C	67. C	68. A	69. D	70. D	71. C	72. B
73. B	74. D	75. C	76. E	77. E	78. C	79. D	80. A	81. D
82. C	83. E	84. C	85. C	86. C	87. D	88. C	89. E	90. B
91. D	92. D	93. E	94. D	95. B	96. A	97. D	98. E	

99～121. 略

122. ①为更好地配合治疗与护理，还应该收集评估以下资料：精神状态；面色、肢端温度及保暖情况，口腔或腋下体温测定；呼吸情况；本次发病以来尿量、当前尿液性质（颜色）、排便情况；病人心理状况、认知能力，对诊疗护理配合情况；既往有无药敏史，有无糖尿病、慢性肝炎、高血压等病史；血尿常规、血细胞比容、出凝血时间及其他辅助检查结果等；②略；③主要护理问题（相关因素略）：潜在并发症：休克；护理诊断：疼痛；④体位安置、保暖；与手术室护送病人回病房的巡回护士、麻醉医生做好交接班，简洁了解术中情况，失血与补液、输血情况；遵医嘱连接床边心电监护仪；床边妥善固定与肾周引流管、尿管等引流管；遵医嘱必要时吸氧；遵医嘱补液、止血、抗生素等治疗；心理安慰并向病人及其家属交代有关暂时禁食禁水、适度翻身与体位调节、床上活动、预防引流管牵拉受压等注意事项。

123. ①当前主要护理诊断/问题：焦虑、疼痛、尿潴留、心输出量减少、潜在并发症感染；②心理护理减轻病人焦虑，建立静脉通道并遵医嘱补液、止血、抗生素，协助医生试行导尿，导尿失败可配合耻骨上膀胱穿刺造瘘术，配合落实血尿常规、腹部B型超声、骨盆X线等检查，初步明确诊断后指导或护送病人住院。

124. ①病人主观感觉有无不适；神志、精神（睡眠除外）；生命体征；面色肢温；肾区引流管、胃管、尿管是否通畅，引流的量与质；伤口敷料是否干燥或渗血；液体出入总量情况，是否平衡等；②术后主要护理诊断/问题：潜在并发症为术后出血、感染（切口感染等）、骨髓抑制（化疗）等，以及焦虑、营养失调、知识缺乏等；③略。

（严鹏霄）

第二十五章　骨与关节疾病病人的护理

复习测试题

（一）A₁ 型题

1. 下列叙述正确的是
   A. 踢球时股直肌收缩致髌骨骨折称直接暴力骨折
   B. 跌倒时手掌撑地致锁骨骨折是间接暴力骨折
   C. 长途行军时第二跖骨骨折是撕脱性骨折
   D. 慢性骨髓炎致局部骨折称疲劳性骨折
   E. 股骨骨肉瘤处受撞击而骨折称直接暴力骨折
2. 关于开放性骨折的叙述中有错的是
   A. 骨折处皮肤擦伤出血，此属开放性骨折
   B. 耻骨骨折合并膜部尿道断裂属开放性骨折
   C. 骶尾骨骨折刺破直肠属开放性骨折
   D. 开放性骨折的重要性在于感染的危险大
   E. 开放性骨折骨断端外露不宜现场复位
3. 不完全性骨折指
   A. 嵌插性骨折　　B. 压缩性骨折　　C. 青枝性骨折
   D. 螺旋性骨折　　E. 粉碎性骨折
4. 为避免骨折断端的移位，急救及护理中应特别注意
   A. 原暴力作用方向　　B. 肢体自身重量　　C. 肌肉牵拉作用
   D. 固定与搬运方法　　E. 局部加压包扎
5. 稳定性骨折是
   A. 横断骨折　　B. 斜行骨折　　C. 螺旋形骨折
   D. 粉碎性骨折　　E. 撕脱性骨折
6. 新鲜性骨折的时间期限是伤后
   A. 1 天内　　B. 3 天内　　C. 5 天内
   D. 2 周内　　E. 4 周内
7. 骨折表现最有诊断意义的是
   A. 局部剧痛　　B. 局部肿胀　　C. 局部皮下瘀血
   D. 肢体活动障碍　　E. 假关节活动
8. 不属于骨折专有体征的是

A. 创伤处畸形　　B. 假关节活动　　C. 功能障碍
D. 骨擦音　　E. 骨擦感

9. 一般骨折病人不可缺少的检查是
A. 血常规检查　　B. X 线摄片　　C. CT 检查
D. B 型超声检查　　E. 局部穿刺

10. 骨折的晚期并发症最可能是
A. 肱骨髁上骨折致骨化性肌炎
B. 开放性胫腓骨骨折并创伤性骨髓炎
C. 股骨干骨折致肺血管脂肪栓塞
D. 尺、桡骨双骨折致前臂骨筋膜室综合征
E. 肱骨干骨折致垂腕征

11. 骨折的早期并发症是
A. 胫腓骨骨折致小腿骨筋膜室综合征
B. 肘关节脱位合并骨折致损伤性骨化
C. 腕舟骨骨折后形成腕关节僵硬
D. 胫骨下 1/3 段双处骨折后骨不愈合
E. 肱骨髁上骨折致前臂缺血性肌挛缩

12. 骨折致缺血性肌挛缩常见的部位是
A. 臀部　　B. 股部　　C. 前臂
D. 肩三角肌处　　E. 上臂

13. 骨折后期并发关节僵硬的主要因素是
A. 营养不良　　B. 老龄人　　C. 缺少功能锻炼
D. 肌萎缩　　E. 神经损伤

14. 哪项不是骨筋膜室综合征的原因
A. 肢体骨折处血肿及软组织肿胀　　B. 肢体受伤处绷带包扎过紧
C. 肢体主要静脉损伤　　D. 肢体主要神经损伤
E. 肢体主要动脉损伤

15. 骨筋膜室综合征表现中不妥的叙述是
A. 局部剧烈疼痛　　B. 局部肿胀、严重压痛
C. 指或趾活动受限、感觉麻木　　D. 局部及远端皮色苍白
E. 早期远端动脉搏动消失

16. 不属于骨折延迟愈合的因素是
A. 全身营养状况差　　B. 骨折处血液供应差
C. 固定不当或功能锻炼不当　　D. 局部有感染
E. 血胆固醇过高

17. 开放性骨折的主要并发症是
A. 大量失血　　B. 发生感染　　C. 失用性致残
D. 畸形愈合　　E. 骨化性肌炎

18. 在某地区特大安全事故中，现场应先抢救的伤员是
A. 腰椎骨折合并截瘫　　B. 股骨干骨折

C. 腹部开放伤有肠管脱出　D. 动脉破裂大出血
E. 头部开放伤及昏迷

19. 开放性骨折最重要的治疗措施是
A. 早期彻底清创　B. 早期使用抗生素　C. 及时使用 TAT
D. 及时复位固定　E. 镇静、止痛

20. 骨折现场急救正确的是
A. 骨折都应初步复位后临时固定
B. 对骨端外露者应复位后固定，以免继续污染
C. 只是怀疑骨折，可不必固定，注意妥当搬运
D. 一般应将肢体在骨折原位固定
E. 绷带包扎即可，以免触动伤肢后加重损伤

21. 闭合性骨折转运前最重要的是
A. 使用止痛剂　B. 做好手法复位　C. 伤肢固定
D. 抬高患肢　E. 保持肢体功能位

22. 脊柱骨折急救搬运的基本原则是
A. 始终保持脊柱中立位　B. 始终卧硬板转运　C. 不可背驮运送
D. 不可抱持运送　E. 不可坐位检查和运送

23. 治疗骨折最常用的方法是
A. 切开复位与内固定　B. 手法复位与外固定　C. 手法复位与内固定
D. 经皮穿针骨外固定　E. 持续牵引

24. 股骨干骨折最适宜的外固定方法是
A. 小夹板　B. 石膏绷带　C. 支架
D. 牵引术　E. 经皮穿针外固定器

25. 正常情况下，骨折达到临床愈合一般需
A. 2 个月左右　B. 4 个月左右　C. 5 个月左右
D. 6 个月左右　E. 8 个月左右

26. 关于肱骨髁上骨折，叙述有错的是
A. 易发生骨筋膜室综合征　B. 屈曲型骨折多见
C. 可手法复位后外固定　D. 易发生骨化性肌炎
E. 易发生缺血性肌挛缩

27. 关于股骨颈骨折，叙述有错的是
A. 多见于老年人　B. 常见患肢缩短外旋畸形
C. 嵌插骨折仍可能行走　D. 易并发缺血性骨坏死或不愈合
E. 可行手法复位后石膏托固定

28. 关于脊柱骨折，叙述有错的是
A. 典型的体征是后突畸形
B. 高位截瘫可能呼吸停止
C. 截瘫者术前常需 CT 或 MRI 检查
D. 必须平卧硬板床
E. 及时指导腹肌锻炼

29. 关节脱位的特征表现是
A. 疼痛 B. 肿胀 C. 瘀血
D. 弹性固定 E. 活动受限

30. 髋关节后脱位的特征表现是
A. 活动障碍 B. 疼痛
C. 患髋屈曲内收内旋畸形 D. 肿胀及瘀血
E. 患肢缩短外旋畸形

31. 关节脱位治疗中不妥的是
A. 必要者适当麻醉 B. 合并关节内骨折需手术治疗
C. 陈旧性脱位以理疗及功能锻炼为主 D. 复位后常需固定 2~3 周
E. 固定期间仍须指导功能锻炼

32. 骨折病人功能锻炼的一般原则是
A. 早期以患肢肌肉等张收缩运动为主
B. 中期以患肢肌肉等长收缩运动为主
C. 中期以患肢持重或负重活动为主
D. 后期以重点关节为主行全面功能锻炼
E. 后期避免抗阻力运动

33. 急性血源性骨髓炎最早病灶部位多在
A. 干骺端 B. 骨骺端 C. 骨髓腔
D. 骨皮质 E. 骨膜下

34. 不符合急性血源性骨髓炎早期表现的是
A. 高热寒战 B. 局部持续性剧痛 C. 局部深压痛
D. 局部红肿热痛 E. X 线检查无异常

35. 急性血源性骨髓炎护理中不妥的是
A. 患肢必须给予固定 B. 物理降温、预防惊厥
C. 高蛋白质、高糖、高维生素饮食 D. 体温正常后，还应继续用抗生素
E. 体温正常后可下床活动

36. 不属于腰椎结核表现的是
A. 腰椎活动受限 B. 托马斯征阳性 C. 拾物试验阳性
D. 局部后突畸形 E. 股部寒性脓肿

37. 不属于髋关节结核表现的是
A. 发热等全身中毒症状 B. 病儿常表现“夜啼”
C. Thomas(托马斯)征阳性 D. 可有患侧膝部疼痛
E. 拾物试验阳性

38. 骨关节结核手术前护理中不妥的是
A. 加强全身支持性治疗 B. 使用抗结核药物至少 3 个月
C. 有窦道者使用抗生素至少 1 周 D. 有窦道者应做好周围皮肤护理
E. 有效的患肢制动

39. 骨肉瘤表现特点是
A. 病情发展缓慢 B. 无痛或轻度疼痛

C. 常以病理性骨折就诊　D. X线摄片就可确认
E. 肿块表面皮温高及浅静脉扩张

40. 骨科卧床病人一般护理诊断/问题应除外
A. 营养失调：高于机体需要量　B. 躯体活动受限
C. 排便异常：便秘　D. 有感染的危险
E. 有失用综合征的危险

41. 缺血性肌挛缩最常见于
A. 儿童肱骨髁上骨折　B. 老人股骨颈骨折　C. 青年股骨干骨折
D. 肘关节脱位　E. 肱骨干骨折

42. 骨科长期卧床病人饮食最好是
A. 低盐饮食　B. 高钙饮食　C. 高钾饮食
D. 高蛋白饮食，多饮水　E. 高糖饮食，多饮水

43. 下列哪项是正确的功能位
A. 腕背伸 30°　B. 肘屈曲 15°　C. 手指伸直位
D. 膝伸直位　E. 髋屈曲 30°

44. 截瘫病人足部用支架是为了
A. 病人舒适　B. 防止畸形　C. 防止肌萎缩
D. 防止关节僵硬　E. 防止水肿

45. 截瘫病人的排尿与排便护理中不妥的是
A. 尿潴留时留置导尿　B. 留置导尿者每周冲洗膀胱1次
C. 尿失禁者可留置导尿　D. 便秘者可服缓泻剂
E. 每日定时做肛门按摩

46. 截瘫病人的并发症可除外
A. 肺部感染　B. 泌尿系感染　C. 高血压
D. 尿路结石　E. 压疮

47. 预防骨科卧床病人尿路结石，正确方法是
A. 留置导尿　B. 使用抗生素　C. 使用溶石药
D. 多饮水　E. 使用利尿药

48. 小夹板固定者的护理中不妥的是
A. 缚夹板的带结以不能上下移动为宜
B. 注意肢体远端感觉、运动及血运
C. 抬高患肢
D. 告诉病人定时复诊
E. 可早期进行患肢功能锻炼

49. 不属于病人主动运动的锻炼方法是
A. 他人扶托并主持的患肢活动　B. 健肢适当协助下的患肢活动
C. 患病下肢的“踢腿运动”　D. 患病上肢的“爬墙运动”
E. 患臂自理性洗脸与梳头

50. 石膏绷带包扎固定技术中，错误的是
A. 包扎时禁用手指扶托石膏型

B. 包扎时宜用手掌按抚妥贴
C. 包扎时先固定远端，随后向近端缠绕
D. 包扎时松紧适宜，每周重叠 1/3
E. 包扎时应露出远端指(趾)

51. 石膏绷带固定前准备，不妥的是
A. 清洗病人患肢皮肤 B. 病人常规用止痛剂
C. 患肢伤口先予换药 D. 患肢先予包裹衬垫
E. 维持患肢一定体位

52. 护理石膏固定病人时，不妥的是
A. 初 2 天内重点注意肢体受压症状
B. 固定期间抬高患肢
C. 常练习石膏型内肌肉舒缩活动
D. 拆除石膏前应摄 X 线片
E. 拆除石膏后即可负重活动

53. 骨科牵引术的作用不包括
A. 骨折复位作用 B. 骨折固定作用 C. 防止骨质脱钙
D. 矫正畸形 E. 解除肌肉痉挛

54. 骨科病人功能锻炼的目的，不妥的是
A. 预防关节僵硬 B. 预防肌肉萎缩 C. 预防骨质疏松
D. 预防骨折畸形愈合 E. 预防呼吸循环系统并发症

55. 关于骨牵引，叙述错误的是
A. 牵引力较大 B. 牵引日期长 C. 骨感染可能小
D. 可能致牵引过度 E. 可能致血管神经受压

56. 在护理骨牵引病人时，如牵引过度可引起
A. 肌肉萎缩 B. 骨愈合障碍 C. 肢体畸形
D. 剧烈疼痛 E. 骨质脱钙

57. 能使踝反射减弱或消失的椎间盘突出常发生在
A. 腰$_{2-3}$ B. 腰$_{3-4}$ C. 腰$_{4-5}$
D. 腰$_{5}$-骶$_{1}$ E. 骶$_{1-2}$

58. 直腿抬高试验和加强试验阳性提示
A. 颈椎病 B. 慢性腰部损伤 C. 脊椎骨折
D. 腰椎结核 E. 腰椎间盘突出症

59. 腰椎间盘突出症的非手术护理，正确的首要的是
A. 绝对卧床休息，牵引
B. 卧床休息，但进食及排尿排便时可坐起
C. 给予镇静及止痛药物，必要时局部封闭
D. 推拿按摩，指导锻炼腰部肌肉
E. 解释和安慰，消除焦虑

60. 腰$_{4-5}$椎间盘突出，不可能有的表现是
A. 仅一侧腰痛及坐骨神经痛 B. 腰$_{4-5}$棘突旁压痛

C. 仅一侧小腿后方浅感觉减退　D. 双侧下肢痛或麻木
E. 膝与踝反射正常

61. 腰椎间盘突出症行骨盆水平牵引法，主要是为了
A. 固定腰椎　B. 增强脊柱稳定性
C. 减轻神经根刺激　D. 防止腰背肌萎缩
E. 解除腰背肌痉挛

62. 颈椎病发生的基本原因是
A. 年龄因素　B. 先天性因素　C. 急性损伤
D. 慢性损伤　E. 颈椎间盘退变

63. 临床症状多而客观体征少的颈椎病是
A. 神经根型　B. 脊髓型　C. 椎动脉型
D. 交感神经型　E. 复合型

64. 颈椎病手术后护理，不需采取
A. 床头备气管切开包　B. 3日内每日超声雾化吸入
C. 鼓励每日深呼吸、多咳嗽　D. 鼓励早期颈部活动锻炼
E. 鼓励早期四肢活动锻炼

65. 椎动脉型颈椎病的常见表现是
A. 腹壁反射减退或消失　B. 膝反射活跃或亢进
C. Hoffmann 征阳性　D. Babinski 征阳性
E. 眩晕、头痛、耳鸣

(二) A_2 型题

66. 病人男性，31岁。塌方事故中致骨盆骨折及胫腓骨骨折。接诊时首先应注意的并发症是
A. 休克　B. 内脏损伤　C. 骨筋膜室综合征
D. 感染　E. 愈合障碍

67. 病人男性，31岁。塌方事故中致骨盆骨折及胫腓骨骨折。P 110次/分，BP 90/70mmHg。急诊护理工作中不妥的是
A. 立即给生理盐水静脉滴注　B. 立即通知医生
C. 临时固定伤肢　D. 观察有无内脏损伤
E. 做好健康或康复教育

68. 病人男性，45岁。从地震废墟中救出时见左小腿开放性砸压伤，左胫骨骨折并暴露于伤口，现场急救应
A. 勿加处理即刻送灾区临时医院　B. 现场即刻冲洗伤口或清创
C. 现场伤口敷止血药物　D. 现场伤口敷抗感染药物
E. 现场包扎伤口固定患肢

69. 病人女性，60岁。跌倒致右股骨颈骨折，现给予持续皮牵引处理。该病人最易发生的并发症是
A. 休克　B. 右坐骨神经损伤
C. 髋关节创伤性关节炎　D. 右股骨头缺血性坏死
E. 骨化性肌炎

70. 病人男性，21 岁。从单杠上跌下致左股部肿痛，卧地不起。局部成角畸形，有假关节活动。首先应做的是

A. 给反复安慰　B. 立即去电话亭呼叫急救中心
C. 患肢临时固定　D. 立即背起病人去找医院
E. 立即用木板抬走病人

71. 病人男性。跌倒时右手掌撑地，当时右腕剧痛，渐肿胀，活动障碍，局部呈“餐叉”畸形。可能发生了

A. 桡骨远端伸直型骨折　B. 桡骨远端屈曲型骨折　C. 腕骨骨折
D. 掌骨骨折　E. 腕关节扭伤

72. 病人女性，17 岁。1 年来均因轻微外力反复发生左肩关节脱位 4 次，这属于

A. 外伤性肩关节脱位　B. 病理性肩关节脱位
C. 陈旧性肩关节脱位　D. 习惯性肩关节脱位
E. 先天性肩关节脱位

73. 病人女性，58 岁，农民。半年多来在一般性活动中反复发生右肩关节前脱位 3 次。其主要原因是

A. 没有自我保护意识　B. 年龄较大
C. 初次脱位固定 3 日　D. 体质较差
E. 右肩易习惯性脱位

74. 病人男性。右小腿骨折更换为长腿石膏管型固定后 1 天，诉右小腿外侧疼痛，足背麻木，可能压迫了

A. 腓总神经　B. 胫神经　C. 坐骨神经
D. 动脉　E. 静脉

75. 病人男性。因左胫腓骨双骨折行跟骨牵引，下列护理不妥的是

A. 常给患肢按摩　B. 常测患肢长度　C. 鼓励患肢活动
D. 每日给骨牵引针孔处滴乙醇　E. 及时清除骨牵引针孔处血痂

76. 病人女性，63 岁。胫腓骨骨折 1 周后更换为长腿石膏管型固定，约 4 小时许诉其石膏型内肢体疼痛。错误的处理是

A. 向疼痛处填塞棉花　B. 抬高肢体　C. 调整肢体体位
D. 疼痛处石膏型开窗　E. 可更换石膏

77. 病儿 7 岁。左小腿上端剧痛 1 天，高热寒战。6 天前有左膝碰伤史。查体见左小腿上端深压痛，无红肿，左下肢活动受限；T 39.5℃；血白细胞 21×10^9/L，中性粒细胞 90%。X 线片正常。可能是

A. 左膝化脓性关节炎　B. 急性血源性骨髓炎　C. 急性蜂窝织炎
D. 膝关节结核　E. 创伤性关节炎

78. 病人男性，26 岁。不明原因左髋关节疼痛月余，跛行。查体时让病人平卧，两下肢伸直，见其腰部生理前屈加大；再让病人健侧膝、髋尽量屈曲并双手抱紧健侧膝部，骨盆平置，则患侧髋与膝呈屈曲状态。此情况称为

A. 托马斯(Thomas)征阳性　B. 杜加斯(Dugas)征阳性
C. 墨菲(Murphy)征阳性　D. Rovsing 征阳性
E. Eaton 试验阳性

79. 病人男性，57 岁，农民。双下肢麻木无力 5 年余，近 2 年多行走不稳，双足踩棉花感；渐出现手部麻木，活动不灵。查体见四肢有不同程度感觉障碍和肌力减退，腱反射活跃或亢进，腹壁反射、提睾反射消失，Hoffmann 征、踝阵挛、Babinski 征阳性。X 线片示下颈椎退行性病变，CT 示颈脊髓受压。该病人可能是

A. 神经根型颈椎病　B. 脊髓型颈椎病　C. 椎动脉型颈椎病
D. 交感神经型颈椎病　E. 复合型颈椎病

80. 病人女性，22 岁。因颈椎骨折行颅骨牵引术，其对抗牵引的设置是

A. 用衣物压住牵引绳　B. 加大牵引重量
C. 加用骨盆牵引带对抗　D. 抬高床头 30cm
E. 抬高床尾 30cm

81. 病儿男性，3 岁。因左股骨干骨折行双下肢悬吊皮牵引，其对抗牵引的方法是

A. 抬高床头　B. 抬高床尾　C. 床体保持水平
D. 病儿臀部悬离床面　E. 用骨盆布兜牵引

82. 病人男性，31 岁。右股骨干骨折行股骨髁上骨牵引术后 3 周，正确的功能锻炼方法是

A. 患肢股四头肌等长收缩为主　B. 骨折处远、近侧关节活动为主
C. 骨折处远端关节活动为主　D. 骨折处近端关节活动为主
E. 患肢关节以被动活动为主

83. 病人女性，21 岁。小腿骨折行手法复位和石膏绷带外固定，固定后 0.5 小时送回所住病床，护士不应做的是

A. 用热灯烤石膏型　B. 用吹风器热吹石膏型
C. 让患肢远端置于床旁的方凳上　D. 提供一块防水布垫在床单上
E. 提供一个垫枕支持在患肢下方

84. 病人女性，29 岁。腰部疼痛，活动受限。瘦弱。脊椎腰 1 处后凸畸形。右侧腹股沟区有脓肿，穿刺抽出灰白色脓液。应考虑是

A. 脊椎肿瘤　B. 脊椎结核　C. 化脓性骨髓炎
D. 腹腔结核　E. 髋关节结核

85. 病人男性，22 岁。右髋关节结核 1 年余，经保守治疗效果不佳。目前患髋活动严重受限，局部窦道形成，住院后准备手术治疗。心理负担重，易躁易怒。不妥的护理措施是

A. 鼓励他讲话，耐心听取　B. 有窦道应指导其卫生习惯
C. 给高蛋白高糖高维生素食物　D. 采取患肢皮牵引
E. 要绝对卧床休息

86. 病人男性，51 岁。车祸中致左股骨中段开放性骨折，局部畸形，骨折端外露，伤口有活动性出血。不妥的急救措施是

A. 将外露骨折端现场整复　B. 用清洁布类加压包扎伤口
C. 就地取材固定患肢　D. 检查有无其他合并伤
E. 迅速送往医院

87. 病人女性，43 岁。车祸致右股骨远 1/3 骨折，现给予持续骨牵引处理。该病人护理中不妥的是

A. 保持有效牵引　B. 设置对抗牵引　C. 防止过度牵引

D. 避免牵引钢针左右移动 E. 避免早期进行功能锻炼

88. 病人男性，34岁。从高处跌落，卧地不起，感腰痛，双下肢麻木并活动障碍。最可能的问题是

A. 脊髓损伤 B. 血管损伤 C. 内脏损伤
D. 脂肪栓塞 E. 坐骨神经损伤

89. 病人女性，18岁。在体操(木马)比赛中跌落在地，感颈项疼痛，四肢麻木且不能活动。急救中应特别注意

A. 脂肪栓塞综合征 B. 四肢感觉情况的变化
C. 四肢活动情况的变化 D. 呼吸的变化
E. 心率的变化

90. 病人男性，37岁。从建筑施工的高架上坠落致胸腰椎骨折并不全截瘫，MRI示脊髓受压，最重要处理是

A. 卧硬板床 B. 卧石膏床
C. 及早手术行脊髓减压 D. 手法复位并石膏背心固定
E. 坚持腰背肌锻炼活动

91. 病人男性，41岁，从3米高的树上坠落于地。腰痛，腰1棘突处后凸畸形，双下肢麻木，尿失禁。现场急救的正确方法是

A. 让病人坐位，先检查是否有脊柱骨折
B. 由1人背起病人尽快送往医院
C. 由3人抱持病人尽快送往医院
D. 寻找硬质板类，病人平卧其上抬往医院
E. 双手牵住病人头部，防止颈部扭屈摆动

92. 某特大型交通事故发生，如果你就是现场救护人员，你认为对四肢骨折病人的急救原则一般不包括

A. 抢救生命 B. 包扎伤口 C. 手法整复
D. 临时固定 E. 平稳转运

93. 病人男性，20岁，学生。右小腿近端肿胀、疼痛2月余，以胫骨骨肉瘤收住院准备行手术治疗。住院后情绪不稳定，常哭泣。术前护理不妥的是

A. 随时向病人通知病情 B. 加强陪伴防意外损伤
C. 纠正营养失调 D. 观察情绪反应
E. 观察化疗反应

94. 病人女性，83岁，跌倒致左股骨颈骨折。住院后行左下肢持续皮牵引处理，护理中应注意的并发症一般不包括

A. 皮肤压疮 B. 深静脉血栓形成 C. 骨质脱钙
D. 痛风 E. 坠积性肺炎

95. 病人女性，83岁，跌倒致左股骨颈骨折。住院后行左下肢持续皮牵引处理，你认为下列护理中重要的是

A. 给她解释长期卧床可能发生的并发症
B. 给她解释功能锻炼的方法和意义
C. 教她练习深呼吸运动

D. 督促她多喝水

E. 以上护理都重要

96. 病人男性，16 岁。右尺桡骨闭合性骨折在门诊行手法复位后小夹板固定。随后在病人回家时，正确的指导是

A. 指端麻木时由家人协助调松夹板缚带　B. 抬高患肢

C. 早期应进行患肢腕、肘关节活动练习　D. 1 周后来院复查

E. 口服抗生素预防感染

97. 病人男性，37 岁。外伤致腰椎骨折合并截瘫，行手术治疗后 1 月余，下列所做护理不妥的是

A. 教给他提高生活自理能力的方法　B. 教他每日进行深呼吸练习

C. 鼓励他对瘫痪肢体的功能锻炼　D. 让他多喝水

E. 外伤性截瘫 3 周后即可练习下床

98. 病人男性，37 岁。外伤致腰椎骨折合并截瘫，行手术治疗后 1 月余，下列皮肤护理不妥的是

A. 定期擦浴　B. 骨隆突部位垫置气圈

C. 每 4～6 小时变换体位　D. 受压处涂以 50%乙醇

E. 常做受压处皮肤按摩

99. 病人男性，45 岁。腰痛 2 个月，向右侧大腿后及小腿外侧放射，站立时或喷嚏时疼痛加剧。影响正常工作与活动，甚感痛苦和苦恼。门诊以腰椎间盘突出症收住院。该病人目前最主要的护理诊断/问题是

A. 焦虑　B. 苦恼　C. 躯体活动障碍

D. 疼痛(腰腿痛)　E. 腰椎间盘突出症

100. 病人女性，39 岁。腰扭伤半月，腰痛伴右下肢放射痛。以腰椎间盘突出症(膨出)给予非手术疗法，但不可取的方法是

A. 卧硬板床休息　B. 骨盆水平牵引　C. 颌枕带牵引

D. 硬脊膜外隙封闭　E. 理疗

101. 病人男性，35 岁。腰椎间盘突出症经治疗后症状缓解，康复指导中嘱病人首先注意

A. 增加营养，提高抵抗力　B. 减轻体重，降低脊柱负荷

C. 腰背肌锻炼　D. 下肢肌力锻炼

E. 避免弯腰活动

102. 病人男性，57 岁。因脊髓型颈椎病行前路颈椎间盘摘除及植骨融合术。术后次日出现胸闷、气短，观察中见呼吸困难逐渐加重，分析其原因一般可除外

A. 切口内出血　B. 喉头水肿　C. 脊髓损伤

D. 植骨块脱出　E. 喉返神经损伤

103. 病人女性，28 岁。因脊柱骨折致截瘫 1 个月。粪便秘结，每 3～4 日排便 1 次。有排尿失禁现象。双下肢肌力明显减退，浅感觉麻木。其截瘫指数应计为

A. 1　B. 2　C. 3　D. 4　E. 5

104. 病人女性，23 岁，学生。枯树砸伤致颈椎骨折。感四肢麻木，活动无力；呼吸气促；有尿失禁现象。住院后不停流泪，诉说命苦，担忧预后躯体功能残障。该病人护理诊断/问

题中不妥的是

A. 悲哀　B. 绝望　C. 低效性呼吸型态

D. 有窒息的危险　E. 排尿异常:尿失禁

(三) A_3 型题

病人男性,30岁。因车祸受伤,急诊至医院。见右股部中段明显肿胀、青紫,患处有假关节活动(异常活动)。X线检查示右股骨干中段粉碎性骨折。其他检查未见明显异常。

105. 急诊科护士为他做的最重要的工作是

A. 夹板临时固定　B. 传呼医师来处理　C. 给服用止痛药

D. 提供一张床铺　E. 送去一杯水,做好安慰

106. 早期应首先注意观察的并发症是

A. 内脏损伤　B. 休克　C. 感染

D. 骨筋膜室综合征　E. 愈合障碍

107. 住院后行牵引术,正确的护理是

A. 保持床体向右倾斜　B. 保持床体向左倾斜

C. 保持床体平置　D. 保持床尾(足端)抬高

E. 保持床头(头端)抬高

病人女性,48岁,计算机工作者。颈肩疼痛2年余,近半年来疼痛向左上肢放射,左前臂桡侧及手背桡侧麻木。左上肢牵拉试验和压头试验阳性。X线片及MRI示颈椎4～6退行性病变,其他检查未见异常。

108. 你认为病人所患疾病是

A. 神经根型颈椎病　B. 脊髓型颈椎病

C. 椎动脉型颈椎病　D. 交感神经型颈椎病

E. 复合型颈椎病

109. 目前治疗方法宜首先选择

A. 经前路手术治疗　B. 经后路手术治疗　C. 高压氧治疗

D. 颌枕带颈椎牵引　E. 围领或颈托制动

110. 目前主要护理诊断/问题是

A. 焦虑　B. 知识缺乏　C. 疼痛

D. 躯体活动障碍　E. 潜在并发症:上肢肌萎缩

111. 不妥的护理措施是

A. 理疗　B. 按摩

C. 注意休息,避免症状加重　D. 纠正不良工作体位

E. 加强颈与左上肢功能锻炼

(四) A_4 型题

病儿男性,7岁。1小时前从1米高台上跌下,左手掌撑地。检查见左肘部肿胀及疼痛,急诊科护士给做临时固定时偶触及骨擦感。

112. 你认为目前可能发生了

A. 肘关节后脱位　B. 肘关节前脱位

C. 肘关节侧方脱位　D. 肱骨髁上伸直型骨折

E. 肱骨髁上屈曲型骨折

113. 护理过程中，应特别注意是否伤及
A. 肱二头肌　B. 肱三头肌　C. 尺神经
D. 头静脉　E. 肱动脉

114. 病儿急诊行X线摄片，此检查的意义不包括
A. 了解骨折部位　B. 了解骨折类型
C. 了解有无骨筋膜室综合征　D. 了解预后愈合情况
E. 指导治疗护理方案

115. 患肢屈肘位石膏托固定31小时。病儿诉左手疼痛，见左手指苍白发凉。现应采取的主要措施是
A. 给予安慰和关怀　B. 给予止痛剂
C. 抬高患肢，活动手指　D. 减小左肘屈曲度，另行固定
E. 立即手术

116. 上述情况处理不当，易发生的问题是
A. 皮肤压疮　B. 骨化性肌炎　C. 脂肪栓塞综合征
D. 缺血性骨坏死　E. 缺血性肌挛缩

病人女性，23岁。跌伤致右肩关节疼痛，活动受限。检查时被动置患侧手掌于健侧肩部，则患侧肘部不能贴近胸壁；将患侧肘部贴近胸壁，则其手掌不能搭至健肩。

117. 以上检查所见的表现称为
A. 托马斯(Thomas)征阳性　B. 杜加斯(Dugas)征阳性
C. 墨菲(Murphy)征阳性　D. Rovsing征阳性
E. Eaton试验阳性

118. 目前病人最可能发生了
A. 锁骨骨折　B. 肱骨外科颈骨折　C. 肩锁关节脱位
D. 肩关节前脱位　E. 肩关节后脱位

119. 如果经X线检查，确诊为肩关节脱位。首选治疗方法是
A. 手术复位　B. 持续牵引复位　C. 手法复位
D. 使用上肢外展架　E. 使用经皮穿针骨外固定器

120. 预防习惯性脱位最重要的护理措施是
A. 嘱病人及时摄X线片复查　B. 观察有无臂丛神经损伤
C. 观察有无腋窝血管损伤　D. 指导病人正确功能锻炼
E. 患肢屈肘悬托固定3周

（五）填空题

121. 复位与固定都有一定难度的骨折称______性骨折。

122. 开放性骨折的重要性或危险性在于____________。陈旧性骨折的临床意义在于____________。

123. 新鲜性骨折是指______周内的骨折。

124. 骨折整复后血肿机化期一般是______天，对需要延迟手法整复者，推迟时间一般不应超过________天。

125. Colles骨折的典型畸形是______、________。

126. 关节脱位复位后一般需固定________周。

127. 急性血源性骨髓炎最早病灶部位常在______。

128. 托马斯(Thomas)征是________疾病的表现。

129. 骨肉瘤治疗原则是以________为主的综合治疗。

130. 骨科卧床病人预防尿路结石的主要措施是__________。

131. 防止骨科病人关节僵硬的护理措施主要是________。

132. 颈第____脊髓节段以上损伤所致高位截瘫可能呼吸停止。

133. 自脐以下完全性截瘫的截瘫指数应计为______。

134. 截瘫病人尿潴留处理主要采取____,尿失禁可采取____或____。

135. 小夹板固定肢体时,其缚带带结宜远近各移动____cm,如固定过紧可致______综合征。

136. 为防止骨牵引时造成的过度牵引,应反复观察______。

137. 骨牵引针孔处每日应________,以防止感染。

138. 腰椎间盘突出症好发的椎间隙是________,________。

139. 颈椎病的好发部位(颈椎节段)是________、________、________。

140. 颈椎病的常见类型是________、________、________、________。

141. 颈椎的六位X线片是指__________位、__________位、__________位、__________位、__________位、__________位。

142. 颈椎病最常见的临床类型是__________。

(六) 名词解释

143. 病理性骨折

144. 开放性骨折

145. 陈旧性骨折

146. 骨筋膜室综合征

147. 脂肪栓塞综合征

148. 骨化性肌炎

149. 缺血性肌挛缩

150. Colles 骨折

151. 托马斯(Thomas)征

152. 杜加斯(Dugas)征

153. 习惯性脱位

154. 弹性固定

155. 假关节活动

156. 截瘫与高位截瘫

157. 截瘫指数

158. 直腿抬高试验及加强试验

159. 颈椎病

160. 腰椎间盘突出症

161. 髌阵挛

162. 马尾神经受压综合征

(七) 简答题

163. 请比较骨折与脱位的专有体征的异同。

164. 骨折的早期并发症有哪些?

165. 请简述骨折急救要点。

166. 急性血源性骨髓炎的早期表现是什么?

167. 简述骨折病人功能锻炼的一般原则。

168. 简述截瘫病人常见的主要护理诊断/问题。

169. 简述小夹板固定病人的护理要点。

170. 骨科病人功能锻炼的作用(意义)是什么?

171. 神经根型颈椎病的表现要点是什么?

172. 颈椎病非手术护理的要点是什么?

(八) 病案讨论题

173. 病人男性，39 岁，农民。建筑事故中左股骨干中、上 1/3 交界处骨折。住院后 7 日一直行持续骨牵引处理，且于骨折处同时使用了小夹板外固定。由于家庭经济不富裕，心理负担重。你能列出该病人常见护理诊断/问题吗？并据此拟定一份护理计划(主要包括护理诊断/问题、护理目标、护理措施)。

174. 病人女性，17 岁。骑自行车跌伤致右胫腓骨干骨折。伤后行手法复位及长腿石膏夹固定。请论述对该病人应采取的护理措施。

175. 病人男性，46 岁，公务员。以"腰痛及左下肢放射痛 1 月余"之主诉住院。1 个月多前在抱持重物时突感腰痛，数天后出现左侧臀部、股后及小腿外侧放射痛。行走时或排便时症状加重，休息后略为减轻。患病以来影响正常工作与活动，甚感痛苦和忧虑。既往体健。查体见病人跛行，腰部活动受限，腰椎向左侧弯，腰$_4$～骶$_1$ 棘突间明显压痛，左侧直腿抬高试验及加强试验阳性。X 线片示腰椎向左侧弯，生理前凸变小，有骨质增生等退行性改变。①你认为该病人的疾病诊断是什么？必要时还可进行什么检查？目前的治疗原则是什么？②请你提出该病人目前的护理诊断/问题以及相应的护理措施。

176. 病人女性，50 岁。因神经根型颈椎病在门诊行颌枕带颈椎牵引治疗，并配合有口服中成药等非手术处理。如果你是该病人的主管护士，应做哪些护理工作及健康指导？

测试题答案

1. B	2. A	3. C	4. D	5. A	6. D	7. E	8. C	9. B
10. A	11. A	12. C	13. C	14. D	15. E	16. E	17. B	18. D
19. A	20. D	21. C	22. A	23. B	24. D	25. A	26. B	27. E
28. E	29. D	30. C	31. C	32. D	33. A	34. D	35. E	36. B
37. E	38. B	39. E	40. A	41. A	42. D	43. A	44. B	45. B
46. C	47. D	48. A	49. A	50. C	51. B	52. E	53. C	54. D
55. C	56. B	57. D	58. E	59. A	60. C	61. C	62. E	63. D
64. D	65. E	66. A	67. E	68. E	69. D	70. C	71. A	72. D
73. C	74. A	75. E	76. A	77. B	78. A	79. B	80. D	81. D
82. B	83. C	84. B	85. E	86. A	87. E	88. A	89. D	90. C
91. D	92. C	93. A	94. D	95. E	96. B	97. E	98. C	99. D
100. C	101. C	102. E	103. D	104. B	105. A	106. B	107. D	108. A
109. D	110. C	111. E	112. D	113. E	114. C	115. D	116. E	117. B
118. D	119. C	120. E						

121～176. 略

(党世民　薛俊茹)

第二十六章　皮肤病病人的护理

复习测试题

第一节　皮肤病的概述

（一）A_1 型题

1. 下列哪项是继发性皮损
   A. 水疱　B. 风团　C. 结节　D. 瘢痕　E. 囊肿
2. 皮肤病皮损湿敷时，一次湿敷面积不宜超过体表面积的
   A. 80%　B. 60%　C. 50%　D. 33%　E. 20%
3. 皮肤病人剧烈瘙痒，日夜不能安静，影响休息，其护理诊断为
   A. 焦虑　B. 睡眠型态紊乱　C. 保健知识缺乏
   D. 有感染可能　E. 自我形象紊乱
4. 对有剧烈瘙痒的病人护理，下列哪项是错误的
   A. 内服抗组织胺药　B. 内服镇静药　C. 外用止痒剂
   D. 热水烫洗瘙痒部　E. 必要时睡前服安眠药
5. 不高出皮面的皮疹是
   A. 斑疹　B. 丘疹　C. 丘斑疹　D. 疱疹　E. 水疱
6. H_2 受体拮抗剂是
   A. 扑尔敏　B. 安泰乐　C. 酮替芬
   D. 甲氰咪胍　E. 息斯敏
7. 皮损有坏死组织，脓痂或脓性渗出物者，清洁患部的外用药物宜采用
   A. 3%硼酸　B. 炉甘石洗剂　C. 氧化锌
   D. 酒精　E. 2%碘酊
8. H_1 受体拮抗剂的副作用，最主要是
   A. 中枢抑制　B. 恶心　C. 呕吐
   D. 眩晕　E. 腹泻
9. 哪个部位皮肤最薄
   A. 臀部　B. 眼睑　C. 乳房　D. 腋窝　E. 腹部
10. 下列哪项是皮肤病人较少见的症状
   A. 瘙痒　B. 疼痛　C. 烧灼感

D. 麻木感 E. 畏寒、发热

11. 下列哪项是皮肤病中最常见的症状
A. 瘙痒 B. 疼痛 C. 烧灼感
D. 麻木感 E. 发热

12. 急性皮炎渗出多,局部用药宜选用
A. 水剂 B. 洗剂 C. 粉剂 D. 糊剂 E. 软膏

13. 亚急性皮炎,有少量渗出,局部用药宜选用
A. 水剂 B. 粉剂 C. 糊剂 D. 洗剂 E. 软膏

14. 皮肤的再生主要依靠
A. 角质层 B. 基底层 C. 棘细胞层
D. 颗粒层 E. 透明层

15. 慢性皮炎,苔藓样变,局部用药宜选用
A. 水剂 B. 粉剂 C. 洗剂 D. 糊剂 E. 软膏

16. 急性皮炎无渗出,局部用药宜选用
A. 水剂 B. 洗剂 C. 糊剂 D. 油剂 E. 软膏

17. 人体最大的器官是
A. 心 B. 肝 C. 肾 D. 肺 E. 皮肤

18. 皮肤的附属器是
A. 毛发 B. 皮脂腺 C. 汗腺
D. 指(趾)甲 E. 以上均正确

19. 粉剂与洗剂可用于
A. 结痂 B. 糜烂 C. 皲裂
D. 红斑、丘疹 E. 溃疡

20. 观察皮损时,应注意
A. 部位与分布 B. 性质 C. 形状、大小和数目
D. 颜色 E. 以上均正确

21. 关于皮肤的生理功能,下列叙述哪项准确
A. 保护作用 B. 感觉、吸收作用 C. 分泌和排泄作用
D. 调节体温 E. 以上均正确

22. 在皮肤的保护功能中起着重要作用的是
A. 基底层 B. 棘细胞层 C. 颗粒层
D. 透明层 E. 角质层

23. 糜烂与溃疡的区别是皮损的
A. 形态不同 B. 部位不同 C. 大小不同
D. 颜色不同 E. 深浅不同

24. 关于皮肤病的预防措施,下列哪项是正确的
A. 经常保持皮肤的清洁 B. 避免过度热水烫洗
C. 合理营养 D. 保持情绪稳定,有充足睡眠
E. 以上均正确

25. 在指印鉴定和遗传学上有一定意义的是

A. 指甲　B. 毛发　C. 指纹和掌纹
D. 肤色　E. 皮脂腺

26. 下列哪项属于皮肤病的原发性损害
A. 糜烂　B. 水疱　C. 痂　D. 溃疡　E. 萎缩

27. 下列哪项属于皮肤病的继发性损害
A. 斑　B. 丘疹　C. 结节　D. 风团　E. 鳞屑

28. 哪项不是风团的特点
A. 发生快　B. 消失快　C. 不留痕迹
D. 原因清楚　E. 剧痒

29. 自我形象紊乱主要与哪项有关
A. 皮肤瘙痒　B. 疾病顽固　C. 皮损在暴露部位
D. 皮损易继发感染　E. 对皮肤病病因缺乏了解

30. 下列哪项不是糖皮质激素的副作用
A. 感染　B. 诱发糖尿病　C. 嗜睡
D. 骨质疏松　E. 消化性溃疡

(二) A_2 型题

31. 病人男性,19 岁。在生态植物园游玩时,不慎皮肤被树枝刮伤,表面有少许渗血。伤口在皮肤的哪层
A. 表皮　B. 真皮　C. 皮下组织
D. 真皮乳头层　E. 真皮网状层

32. 病人男性,40 岁。急性湿疹。在四肢屈侧和躯干部有丘疹、糜烂和大量渗出。应选择哪种外用药剂型
A. 粉剂、洗剂　B. 水剂　C. 糊剂
D. 乳剂　E. 软膏

33. 病人女性,42 岁。因染发后在面部出现水肿渗液并有表皮缺损,此种皮损应称为
A. 糜烂　B. 溃疡　C. 鳞屑　D. 痂　E. 皲裂

34. 病人男性,50 岁。口服阿莫西林后全身潮红,数日后躯干部出现水疱(直径大于1cm)病人的皮损是
A. 丘疹　B. 水疱　C. 风团　D. 大疱　E. 斑疹

35. 病人女性,38 岁。面部出现颜色变黄褐色,不高起皮肤表面。此种皮损是局部皮肤不隆起的损害是
A. 斑块　B. 水疱　C. 风团　D. 痂　E. 斑疹

36. 病人女性,30 岁。无明显诱因,皮肤突然出现局限性、暂时性、水肿性隆起的皮损是
A. 斑块　B. 水疱　C. 风团　D. 痂　E. 斑疹

37. 病人女性,46 岁。面部用化妆品后,皮肤出现红斑、丘疹无渗出。此时应选择哪种剂型的外用药
A. 粉剂　B. 水剂　C. 糊剂　D. 乳剂　E. 软膏

38. 病人女性,42 岁。因皮肤起风团伴有瘙痒 2 天。应给予下列哪种药物治疗
A. 抗组胺药　B. 抗真菌药　C. 抗病毒药
D. 免疫抑制剂　E. 抗寄生虫药

（三）A_3 型题

病人女性，23 岁。3 天前在美容中心做面部美白祛斑护理，次日面部有烧灼感，出现潮红斑、肿胀，伴有明显的瘙痒和刺痛感。继之面部肿胀加重，双眼睑亦出现浮肿。

39. 这位病人的情况是
A. 化妆品接触性皮炎　　B. 丹毒　　C. 晒斑
D. 系统性红斑狼疮　　E. 皮肌炎

40. 对病人的处理措施首先是
A. 湿敷方法清除残留致敏物质　　B. 抗组胺药　　C. 糖皮质激素
D. 脱敏疗法　　E. 雷公藤多苷

病人男性，44 岁。四肢及躯干起丘疹伴有剧烈的瘙痒，夜间尤甚。经抗组胺药治疗后症状有所好转。

41. 这位病人的情况是
A. 疥疮　　B. 湿疹　　C. 荨麻疹
D. 痒疹　　E. 异位性皮炎

42. 对瘙痒病人的睡眠护理，必要时可使用
A. 着全棉的内衣　　B. 避免食辛辣刺激性食物
C. 避免使用碱性强的肥皂及浴液　　D. 为减轻瘙痒应长时间用热水浸泡
E. 镇静催眠药

（四）A_4 型题

病人男性，38 岁。头部、颈部，胸背部反复出现红色丘疹，有时出小脓疱，结黄色痂，伴痛痒。

43. 这位病人的情况是
A. 疥疮　　B. 痤疮　　C. 疖
D. 须疮　　E. 毛囊炎

44. 这位病人首先应该注意哪些问题
A. 所用的衣物进行消毒　　B. 不要沾染不洁物品
C. 药皂洗头或洗澡　　D. 勿搔抓
E. 局部清洁卫生

45. 对病人给予的治疗是
A. 抗组胺药　　B. 抗生素口服或肌注
C. 抗病毒药　　D. 抗真菌药
E. 镇静催眠药

46. 对病人应该采取的护理措施是
A. 湿敷　　B. 物理治疗
C. 注意增强机体的抵抗力　　D. 注意软膏的使用方法
E. 避免和减少局部摩擦

（五）填空题

47. 皮肤由____、_____、_____和_______________构成；皮肤附属器包括____、____、____、____；表皮细胞由深至浅分为五层____、____、____、____、____；真皮分深浅两层____、____；皮肤的功能包括______、____________、________、__________、______、____。

(六)名词解释

48. 自觉症状
49. 皮疹
50. 风团
51. 溃疡
52. 皲裂

(七)简答题

53. 皮肤病的护理诊断及合作性问题主要有哪些?

54. 哪些皮肤病应特别重视心理护理?

55. 对皮肤病病人,如何预防皮损继发性感染?

(八)病例讨论题

56. 病人男性,23岁。面部突发性皮疹伴肿痛1周。专科情况:面部肿胀,额、双侧面颊、颏部见多发性毛囊炎。实验室检查:WBC 13×10^9/L,中性粒细胞 9.6×10^9/L。请问:①该病人最可能的诊断,需要鉴别的疾病有哪些?②需要进行哪些进一步的检查?③试提出有效的治护方案。

测试题答案

1. D	2. D	3. B	4. D	5. A	6. D	7. A	8. A	9. B
10. E	11. A	12. A	13. C	14. B	15. E	16. C	17. E	18. E
19. D	20. E	21. E	22. E	23. E	24. E	25. C	26. B	27. E
28. D	29. C	30. C	31. A	32. B	33. A	34. D	35. E	36. C
37. B	38. A	39. C	40. A	41. A	42. E	43. E	44. E	45. B
46. E								

47~56. 略

第二节 变态反应性皮肤病病人的护理

复习测试题

(一)A_1 型题

1. 有关接触性皮炎下列哪项不正确
   A. 接触部位发病　B. 水肿性红斑　C. 对称性分布
   D. 接触过敏　E. 瘙痒

2. 接触性皮炎的病因是
   A. 细菌感染　B. 接触过敏　C. 真菌感染
   D. 体内过敏　E. 病毒感染

3. 变态反应性接触性皮炎属于
   A. Ⅰ型变态反应　B. Ⅱ型变态反应　C. Ⅲ型变态反应
   D. Ⅳ型变态反应　E. 多型变态反应

4. 诊断接触性皮炎最可靠的方法是
   A. 血中查致敏原　B. 斑贴试验　C. 病理活检
   D. 淋巴细胞转化试验　E. 根据皮疹表现

5. 关于急性湿疹下列哪项正确
A. 致病因素易查清　B. 皮疹局限　C. 皮疹单一
D. 渗出明显时用溶液湿敷　E. 较快痊愈
6. 关于慢性湿疹哪项不正确
A. 皮疹肥厚苔藓化　B. 易有急性发作　C. 有瘢痕形成
D. 激素软膏治疗有效　E. 有渗出史
7. 多形性损害见于下列哪种疾病
A. 接触性皮炎　B. 尿布皮炎　C. 浸渍糜烂型皮炎
D. 褶烂　E. 湿疹
8. 急性湿疹有糜烂渗液时选用
A. 1∶5000 高锰酸钾溶液　B. 3%硼酸溶液　C. 紫草油
D. 氧化锌油　E. 肤轻松乳膏
9. 急性荨麻疹起病骤，表现为皮肤突然瘙痒，并出现
A. 大片红斑　B. 圆形红斑　C. 条状风团
D. 弥漫性水肿　E. 鲜红色风团
10. 急性荨麻疹伴过敏性休克时应立即注射
A. 阿托品　B. 麻黄素　C. 地塞米松
D. 肾上腺素　E. 苯海拉明
11. 胆碱能性荨麻疹的诱因是
A. 异性蛋白　B. 酗酒　C. 运动
D. 冷刺激　E. 摩擦
12. 参与荨麻疹发病中最主要的抗体是
A. IgA　B. IgG　C. IgE　D. IgD　E. SIgA
13. 荨麻疹病人伴有高热、脉速和全身中毒症状，应注意
A. 急腹症　B. 过敏性休克　C. 脓毒症
D. 严重荨麻疹　E. 荨麻疹性血管炎
14. 急性荨麻疹的发病机制中最主要的是
A. Ⅰ型变态反应　B. Ⅱ型变态反应　C. Ⅲ型变态反应
D. 非变态反应　E. 物理因素
15. 慢性荨麻疹的治疗不宜用
A. 非镇静类抗组胺药　B. 镇静类抗组胺药　C. 糖皮质激素
D. 多种抗组胺药　E. 中医中药
16. 下列哪项不是变态反应性药疹的特点
A. 有用药史　B. 有潜伏期　C. 皮疹广泛对称
D. 反应程度与药量有关　E. 抗过敏治疗有效
17. 下列哪项不是固定性药疹的特点
A. 圆形水肿性红斑　B. 好发于皮肤黏膜交界处
C. 复发时在原发部位　D. 有灼痒
E. 消退后不留痕迹
18. 引起药疹最常见的抗生素是

A. 青霉素　B. 磺胺类　C. 链霉素
D. 四环素　E. 氯霉素

19. 关于药疹下列哪项不正确
A. 同一种药物在不同病人可引起不同的皮疹
B. 同一种药物在不同病人可引起相同的皮疹
C. 同一皮疹可由不同的药物引起
D. 同一种药物在不同病人的不同时期可引起不同的皮疹
E. 不同的药物在同一病人引起皮疹均相同

20. 下列哪种皮肤病与过敏无关
A. 接触性皮炎　B. 痤疮　C. 湿疹
D. 异位性皮炎　E. 药疹

(二) A_2 型题

21. 病人男性,25 岁,夏季在手表链压迫处产生红斑,伴有痒,1 月余。应考虑诊断为
A. 湿疹　B. 多形性日光疹　C. 异位性皮炎
D. 接触性皮炎　E. 体癣

22. 病人女性,30 岁,1 周前在理发店染发后皮肤出现红斑、水疱、渗出、结痂,伴瘙痒。应考虑诊断为
A. 头癣　B. 脂溢性皮炎　C. 银屑病
D. 接触性皮炎　E. 脓疱疮

23. 病人女性,17 岁,2 个月前新用美容霜。近 1 个月面部出现红斑、小丘疹伴有痒。停用后好转,再用复发。应考虑诊断为
A. 脂溢性皮炎　B. 红斑狼疮　C. 痤疮
D. 接触性皮炎　E. 湿疹

24. 病人女性,30 岁。两天来皮肤发痒,搔抓时出现条状红肿,1 小时后自行消退。应考虑诊断为
A. 皮肤瘙痒症　B. 皮肤划痕症　C. 压力性荨麻疹
D. 慢性荨麻疹　E. 接触性皮炎

25. 病人男性,20 岁。最近运动时胸部经常出现瘙痒性小风团,运动结束后消退。应考虑诊断为
A. 急性荨麻疹　B. 慢性荨麻疹　C. 冷性荨麻疹
D. 胆碱能性荨麻疹　E. 皮肤划痕症

26. 病人男性,40 岁。用环磷酰胺治疗肿瘤已 40 多天,近一周以来全身潮红水肿,口腔有糜烂,眼充血,低热。应考虑诊断为
A. 麻疹样型药疹　B. 大疱性表皮松解型药疹
C. 剥脱性皮炎型药疹　D. 多形性红斑
E. 以上均不正确

27. 病人男性,30 岁。有磺胺过敏史,足部外伤,局部外敷磺胺三天后,出现红肿。应考虑诊断为
A. 龟头炎　B. 药疹　C. 接触性皮炎
D. 湿疹　E. 过敏性皮炎

（三）A_3 型题

病人男性，25 岁。因“面部丘疹渗液 1 个月，加重 1 周”而来院就诊。专科检查：面部耳部大片融合红斑、丘疹，渗液明显。躯干四肢散在红色丘疹，上有轻微脱屑，无渗出。

28. 临床上首先考虑的诊断是
A. 特应性皮炎　B. 单纯疱疹　C. 接触性皮炎
D. 慢性湿疹　E. 银屑

29. 为了明确诊断，还需要的相关资料有
A. 皮肤组织病理　B. 直接免疫荧光检查　C. 皮肤斑贴试验
D. 吸入致敏原检测　E. 幼年发病情况

（四）A_4 型题

病人女性，23 岁。因“患支气管炎服用青霉素后全身性红斑伴瘙痒 2 天”而来院就诊。专科检查：全身可见弥漫性红斑及紫红色斑，散在丘疹，密集对称性分布，压之褪色，颈部两侧可触及肿大的浅表淋巴结，无压痛、活动好。实验室检查：白细胞计数 8.6×10^9/L，嗜酸细胞 12%，GOT96IU，GPT103IU，CRP 3.5g/dl。

30. 临床上首先考虑的诊断是
A. 特应性皮炎　B. 药疹　C. 接触性皮炎
D. 慢性湿疹　E. 过敏性紫癜

31. 为了明确诊断，还可以做哪项检查
A. 组织病理检查　B. 斑贴试验　C. 伍德灯检查
D. 玻片压诊　E. 生命体征检查

32. 诊断的主要依据是
A. 用药史　B. 实验室检查　C. 皮肤组织病理检查
D. 斑贴试验　E. 皮损表现

33. 在药疹的治疗中应采取什么方法
A. 立即停药　B. 根据不同类型进行处理
C. 轻中型给予抗组胺药　D. 重症药疹要足量应用糖皮质激素
E. 以上都对

34. 哪项不是预防药疹的方法
A. 询问过敏史　B. 不滥用药物　C. 记录过敏药物
D. 注意药疹的早期症状　E. 做过敏药物的检测

（五）填空题

35. 接触性皮炎的发病原因主要有__________、__________两类；变态反应性接触性皮炎，其接触过敏性物质有__________性、__________性、__________性；荨麻疹多发生__________不愈的称为__________；湿疹在临床表现上分__________、__________、__________三个期；急性湿疹需要和__________相鉴别，慢性湿疹需要和__________相鉴别；药疹的发病机制有__________、__________；药疹的常见类型有__________、__________、__________、__________、__________、__________。

（六）名词解释

36. 交叉过敏
37. 多价过敏
38. 接触性皮炎
39. 荨麻疹

40. 皮肤划痕症　　41. 湿疹

（七）简答题

42. 接触性皮炎和急性湿疹的鉴别要点有哪些？

43. 简述急性荨麻疹诊断及护理措施。

44. 药疹有哪些主要类型？

45. 简述剥脱性皮炎的护理措施。

（八）病案讨论题

46. 病儿男性，6 岁。因“全身泛发性风团伴瘙痒 1 天”而就诊。专科检查：头面部、躯干、四肢泛发性风团，隆起于皮面，形态不规则，皮温升高。咽红，扁桃体Ⅱ度肿大，上附少量脓性分泌物。请问：①该病最可能的诊断，需要鉴别的疾病有哪些？②需要哪些进一步的检查？③试提出有效的护理措施。

测试题答案

1. C	2. B	3. D	4. B	5. D	6. C	7. E	8. B	9. E
10. D	11. C	12. C	13. B	14. A	15. C	16. D	17. E	18. B
19. E	20. B	21. D	22. D	23. D	24. C	25. D	26. B	27. C
28. D	29. A	30. B	31. A	32. A	33. E	34. E		

35～46. 略

第三节　感染性皮肤病人的护理

复习测试题

（一）A_1 型题

1. 脓疱疮由下列哪种致病菌引起
   A. 大肠埃希菌　B. 抗酸分枝杆菌　C. 金黄色葡萄球菌
   D. 粪链球菌　E. 铜绿假单胞菌

2. 新生儿脓疱疮由下列哪种病原菌引起
   A. 金黄色葡萄球菌　B. 白色葡萄球菌
   C. 金黄色葡萄球菌及溶血性链球菌　D. 溶血性链球菌
   E. 抗酸杆菌

3. 下列哪种药物不能用于治疗脓疱疮
   A. 青霉素　B. 红霉素　C. 四环素
   D. 阿昔洛韦　E. 磺胺类

4. 寻常脓疱疮好发于
   A. 老年　B. 体弱者　C. 儿童　D. 青年　E. 中年

5. 关于新生儿脓疱疮说法不正确的是
   A. 多见于体质较差的新生儿　B. 口周先发生皮损，后波及全身
   C. 尼氏征阳性　D. 全身中毒症状严重
   E. 忌用糖皮质激素治疗

6. 皮肤真菌主要侵犯
A. 真皮　B. 角质层　C. 棘层
D. 皮下组织　E. 基底层
7. 花斑癣的皮损好发部位是
A. 手足　B. 股内侧　C. 躯干
D. 四肢　E. 头面部
8. 诊断皮肤癣菌病常用下列哪项措施
A. 真菌镜检　B. 真菌培养　C. 病理组织检查
D. 免疫荧光检查　E. 紫外线灯检查
9. 花斑癣的典型皮损是
A. 环状丘疱疹红斑　B. 色素减退斑
C. 浅红或淡白糠样鳞屑斑　D. 苔癣化色素斑
E. 密集水疱
10. 下列哪项不是股癣的皮损
A. 环状鳞屑斑　B. 片状色素沉着斑　C. 丘疹及丘疱疹
D. 毛囊性脓疱　E. 肥厚或苔癣样变
11. 对糜烂型足癣的治疗哪项是错误的
A. 10%水杨酸软膏　B. 复方雷锁液搽　C. 高锰酸钾液浸泡
D. 联苯苄唑霜　E. 30%硼酸溶液湿敷
12. 带状疱疹的典型皮疹是
A. 丘疹水疱　B. 红斑水疱　C. 厚壁水疱
D. 薄壁水疱　E. 集簇性水疱
13. 下列哪类带状疱疹病人易有后遗神经痛
A. 小儿　B. 妇女　C. 老年人　D. 未治疗者　E. 青年人
14. 下列哪种治疗方法不适宜用于带状疱疹
A. 抗病毒　B. 抗炎　C. 抗过敏
D. 止痛　E. 防止继发感染
15. 下列哪种情况不属于带状疱疹的情况
A. 由人疱疹病毒 3 型引起　B. 侵犯皮肤黏膜交界处　C. 集簇性水疱
D. 伴神经痛　E. 不复发
16. 局部水疱已破，红肿明显的带状疱疹宜用哪种方法
A. 炉甘石洗剂外搽　B. 硼酸溶液湿敷　C. 阿昔洛韦软膏外搽
D. 万乃洛韦软膏外搽　E. 甲紫(龙胆紫)外搽
17. 引起动物性皮肤病最常见的原因是
A. 原虫　B. 节肢动物　C. 哺乳动物
D. 水母　E. 海葵
18. 疥疮皮疹容易发生在
A. 皮肤黏膜交界处　B. 皮肤皱褶薄嫩处　C. 四肢伸侧
D. 外生殖器　E. 胸背部
19. 疥疮瘙痒最重的时间是

A. 早晨 B. 中午 C. 夜间 D. 下午 E. 上午

（二）A_2 型题

20. 男性病人，5 岁。面部、四肢起红色丘疹，继而变成更大的脓疱，周围红晕明显，疱壁薄，易破，露出糜烂面，渗液干燥后结成黄色厚痂，自觉瘙痒。应考虑诊断为

A. 寻常型脓疱疮 B. 大疱型脓疱疮 C. 深脓疱疮
D. 毛囊炎 E. 丘疹性荨麻疹

21. 男性病人，肉联厂工人。足弓及足心处有散在厚壁水疱、瘙痒。应考虑为

A. 汗疱疹 B. 湿疹 C. 足癣
D. 接触性皮炎 E. 癣菌疹

22. 男性病人，38 岁。劳累后觉右胸背部隐痛，数天后疼痛处出现数片红斑水疱，一侧分布，疼痛加剧。应考虑诊断

A. 接触性皮炎 B. 肋间神经痛 C. 单纯疱疹
D. 带状疱疹 E. 胸膜炎

23. 男性病人，近一个月皮肤瘙痒，夜间不能入睡，指缝、肘窝、腹部、大腿内侧散在小丘疹及脓疱，搔抓后结痂。应考虑诊断为

A. 虱病 B. 瘙痒症 C. 虫咬皮炎
D. 疥疮 E. 接触性皮炎

（三）A_3 型题

病人男性，26 岁。因“股、上肢出现红斑伴瘙痒 3 周，用氯氟舒松无效，症状加重”而来院就诊。

24. 病人可能的诊断是

A. 股癣 B. 湿疹 C. 银屑病
D. 慢性单纯性苔癣 E. 癣菌疹

25. 要进一步明确诊断应该做哪项检查

A. 伍德灯检查 B. 皮损直接镜检 C. 皮肤过敏试验
D. 皮肤组织病理检查 E. 醋酸白试验

（四）A_4 型题

病人男性，67 岁。因“左侧背部针刺样疼痛，皮肤出现成堆小水疱 1 周”而来院就诊。专科检查：左侧上背部及左侧胸部可见与肋骨走行一致的带状红斑，其上有簇集性粟粒至黄豆大小丘疹、水疱。各水疱间皮肤正常。右侧躯干皮肤未见异常，左腋下淋巴结肿大。

26. 病人可能的诊断是

A. 肋间神经痛 B. 单纯疱疹 C. 带状疱疹
D. 脓疱疮 E. 水痘

27. 本病在前驱期或无疹期要与哪些病相鉴别

A. 肋间神经痛 B. 阑尾炎 C. 尿路结石
D. 胸膜炎 E. 以上都对

28. 对这个病人的治疗应该是

A. 阿昔洛韦 B. 阿米替林 C. 糖皮质激素
D. 交感神经阻断 E. 以上都不对

29. 带状疱疹的发生和哪些因素有关

A. 创伤　　B. 疲劳　　C. 恶性肿瘤
D. HIV 感染　　E. 以上都对

（五）填空题

30. 脓疱疮主要的致病菌是______；脓疱疮较常见的类型有______、______；脓疱疮主要发生______季节，常发生在______年龄段；头癣治疗有______、______、______、______及______五项措施；白癣的典型皮损是______；手足癣可分为______型、______型及______型；带状疱疹由______引起；初次感染水痘-带状疱疹病毒后发生______或______；疥疮是由______引起的______皮肤病；疥疮病人在______位出现暗红色______。

（六）名词解释

31. 脓疱疮
32. 浅部真菌病
33. 菌鞘
34. 带状疱疹
35. 疥疮结节

（七）简答题

36. 简述脓疱疮的病因及主要分型。
37. 简述脓疱疮病人的护理措施。
38. 带状疱疹的典型临床表现有哪些？
39. 简述带状疱疹的护理措施。
40. 简述真菌显微镜的检查方法。

（八）病案讨论题

41. 病人男性，65 岁。因“左侧头面部红斑、水疱伴有疼痛 3 天”而入院。专科检查：左侧面部及头皮弥漫性水肿性潮红，此基础上簇状分布水疱，疱液清亮。左侧颈部和耳后淋巴结肿大，活动度尚好。请问：①该病人最可能的诊断，需要鉴别的疾病有哪些？②需要进行哪些进一步的检查？③试拟定出治疗护理方案？

测试题答案

1. C　2. A　3. D　4. C　5. C　6. B　7. C　8. A　9. C
10. D　11. A　12. E　13. C　14. C　15. B　16. E　17. B　18. B
19. C　20. A　21. C　22. D　23. D　24. A　25. B　26. C　27. E
28. A　29. E
30～41. 略

第四节　其他皮肤病病人的护理

复习测试题

（一）A_1 型题

1. 慢性单纯性苔癣局限型好发部位是
A. 眼睑　　B. 项部及颈侧　　C. 肘部
D. 骶部　　E. 外阴

2. 慢性单纯性苔癣局限型最初症状是

A. 红斑 B. 灼热 C. 疼痛 D. 皮疹 E. 瘙痒

3. 局限型慢性单纯性苔癣没有哪种表现

A. 扁平红疹 B. 丘疱疹 C. 瘙痒

D. 苔癣样变 E. 反复发作

4. 下列疾病中，哪种疾病出现苔癣样变

A. 急性湿疹 B. 接触性皮炎 C. 慢性单纯性苔癣

D. 皮肤瘙痒症 E. 股癣

5. 不属于银屑病的表现是

A. 点状出血 B. 边缘清楚 C. 鳞屑堆积

D. 甲板点状凹痕 E. 风团

6. 银屑病病人在使用甲氨蝶呤之前需检查

A. 血常规 B. 尿常规 C. 心电图

D. 胸部透视 E. 便常规

7. 下列哪项不属于银屑病

A. 薄膜现象 B. 银白色鳞屑 C. 同形反应

D. 角化不全 E. 皮肤划痕阳性

8. 银屑病的进行期适合使用哪种药物

A. 地蒽酚软膏 B. 芥子气软膏 C. 长波紫外线

D. 糖皮质激素霜 E. 10％水杨酸软膏

(二) A_2 型题

9. 病人男性，颈部瘙痒，后起正常肤色多角扁平丘疹，密集成片，逐渐呈苔癣化。考虑诊断为

A. 扁平疣 B. 局限性慢性单纯性苔癣 C. 体癣

D. 局限性瘙痒症 E. 慢性湿疹

10. 病人女性，孕 3 个月。近来全身泛发点滴状鳞屑性红斑，有薄膜现象，常为咽痛。应考虑诊断为

A. 玫瑰糠疹 B. 银屑病 C. 湿疹

D. 花斑癣 E. 脂溢性皮炎

(三) A_3 型题

病人男性，40 岁。因“项部斑块，痒 5 年”来院就诊。5 年前，无明显诱因颈部出现瘙痒，搔抓后出现扁平丘疹。外用糖皮质激素药膏可缓解，但反复发作。专科检查：颈部可见一边界清楚，皮纹加深的淡褐色苔癣斑块，皮损周围散在数个暗红色扁平丘疹。

11. 病人可能的诊断是

A. 湿疹 B. 慢性单纯性苔癣 C. 玫瑰糠疹

D. 脂溢性皮炎 E. 花斑癣

12. 需要与哪些疾病相鉴别

A. 扁平苔癣 B. 原发性皮肤淀粉样变 C. 慢性湿疹

D. 特应性皮炎 E. 以上都是

(四) A_4 型题

病人男性，26 岁。因“周身红斑、脱屑伴瘙痒 2 周”就诊。专科检查：躯干、四肢散在分

布红斑，上覆厚积性鳞屑，薄膜现象及点状出血阳性，发际处散在皮损，鳞屑较少，头发呈束状发改变，面部皮肤未累及。

13. 病人可能的诊断是

A. 玫瑰糠疹　　B. 银屑病　　C. 湿疹

D. 花斑癣　　E. 脂溢性皮炎

14. 如果进一步明确诊断可以做哪项检查

A. 过敏原检测　　B. 免疫荧光检查　　C. 皮肤组织病理检查

D. 类风湿因子检测　　E. 以上都不对

15. 诊断要点是

A. 鳞屑性红斑　　B. 薄膜现象　　C. 点状出血

D. 甲顶针样小凹　　E. 以上都对

16. 银屑病治疗的目的是

A. 控制病情　　B. 减少皮损数量　　C. 维持长期缓解

D. 提高病人生活质量　　E. 以上都对

(五) 填空题

17. 慢性单纯性苔癣在临床上分______、______两种；银屑病在临床上分为________、________、________、______等四型；银屑病的病人可根据不同病情分为______期、______期、______期；糖皮质激素治疗寻常型银屑病时容易______，故仅用于治疗______；稻田皮炎根据病因不同主要分为______型、______型。

(六) 名词解释

18. 慢性单纯性苔癣

19. 蜡滴现象

20. 薄膜现象

21. 同形反应

22. 束状发

23. 稻田皮炎

(七) 简答题

24. 简述慢性单纯性苔癣的临床表现。

25. 简述银屑病的临床表现。

26. 简述稻田皮炎的护理措施。

(八) 病案讨论题

27. 病人男性，47 岁。因“皮肤瘙痒搔抓后起疙瘩，剧痒 1 个月”而来院就诊。专科检查：四肢、躯干部及颈项部均可见正常皮色或暗红色扁平丘疹。肘部可见苔癣样变，腰骶部也可见到同样皮损。请问：①该病最可能的诊断，需要鉴别的疾病有哪些？②需要进行哪些进一步的检查？③试提出护理诊断/问题和护理措施。

测试题答案

1. B　2. E　3. B　4. C　5. E　6. A　7. E　8. D　9. B

10. B　11. B　12. E　13. B　14. C　15. E　16. E

17～27. 略

（温树田）

第二十七章　性传播疾病病人的护理

复习测试题

（一）A_1 型题

1. 经典性病中，危害最大，死亡率最高的是
   A. 梅毒　B. 淋病　C. 软下疳
   D. 性病性淋巴肉芽肿　E. 腹股沟肉芽肿
2. 治疗梅毒应首选
   A. 青霉素　B. 庆大霉素　C. 红霉素
   D. 先锋霉素　E. 磺胺药
3. 判断淋病治愈的标准最重要的是
   A. 症状消失1周　B. 自觉症状消失　C. 尿液清
   D. 随访两周培养淋球菌连续两次阴性　E. 无尿频、尿急、尿痛
4. 护士给淋病病人执行治疗时，传染可能性最大的是
   A. 静脉注射　B. 肌内注射　C. 测血压
   D. 测体温　E. 局部涂片
5. 引起尖锐湿疣的病原体是
   A. HIV　B. HBV　C. HPV　D. HSV　E. EBS
6. 诊断梅毒时，下列哪项最有意义
   A. 发热　B. 硬下疳　C. 淋巴结肿大
   D. 梅毒螺旋体检查(+)　E. 以上都不正确
7. 晚期梅毒一般发生在感染后
   A. 3个月　B. 6个月　C. 1年　D. 1年半　E. 2年以上
8. 淋病的最重要临床表现是
   A. 尿频　B. 尿急　C. 尿痛
   D. 尿道口大量脓性分泌物　E. 血尿
9. 淋病是由哪种病原体感染引起的
   A. 病毒　B. 真菌　C. 滴虫　D. 淋球菌　E. 以上均不是
10. 淋病的潜伏期平均为
   A. 1～2天　B. 3～5天　C. 5～7天　D. 10天　E. 15天
11. 尖锐湿疣好发于
   A. 冠状沟　B. 龟头　C. 肛周　D. 大小阴唇　E. 以上均是

12. 下列哪种病不属于性传播疾病
    A. 梅毒　B. 淋病　C. 阴虱病　D. 疥疮　E. 寻常型银屑病
13. 梅毒是由下列哪种病原体传染的
    A. 淋球菌　B. 苍白螺旋体　C. 人类乳头瘤病毒
    D. 衣原体　E. 真菌
14. 淋病的主要传染途径是
    A. 污染的衣裤　B. 污染的毛巾　C. 性接触
    D. 血液　E. 胎盘传染
15. 下列哪种是可通过胎盘传染的性病
    A. 淋病　B. 尖锐湿疣　C. 非淋菌性尿道炎
    D. 梅毒　E. 疥疮
16. 关于梅毒螺旋体，正确的叙述是
    A. 为厌氧微生物　B. 在体内能长期寄生和繁殖
    C. 离开人体后抵抗力弱　D. 一般消毒剂很容易将其杀灭
    E. 以上都对
17. 关于淋病的流行学说，最危险的因素是
    A. 患者　B. 已污染的床上用品　C. 浴盆
    D. 无症状的带菌者　E. 污染的马桶
18. 预防性传播疾病的措施，既简单又可靠的是
    A. 加强公民对性传播疾病的认识　B. 取缔娼妓
    C. 彻底治疗患者　D. 追踪带菌者
    E. 注意性生活卫生，洁身自好
19. 梅毒各期中，对社会危害最大的是
    A. 一期　B. 二期　C. 三期　D. 先天梅毒　E. 以上都不对
20. 梅毒的传播方式不包括
    A. 性行为　B. 直接接触　C. 间接接触
    D. 胎盘传播　E. 呼吸道传播
21. 梅毒易传播的因素应除外
    A. 潜伏期长　B. 有典型的梅毒疹　C. 不妨碍性行为
    D. 硬下疳不痛不痒　E. 病情有隐匿性
22. 非淋菌性尿道炎如治疗不当可合并的疾病，应除外
    A. 子宫内膜炎　B. 输卵管炎　C. 附件炎
    D. 不育症　E. 子宫肌瘤
23. 护理性病病人时的注意事项不包括
    A. 尊重病人　B. 引导病人面对现实，树立战胜病魔的信心
    C. 严守隐私　D. 严密隔离
    E. 侧面了解病人的爱好与社会关系
24. 男性淋病常合并下列疾病，应除外
    A. 前列腺炎　B. 精囊腺炎　C. 附睾炎
    D. 输精管炎　E. 尿道狭窄

（二）A_2 型题

25. 病人男性，19岁，5天前曾有不洁性交史，现发现尿道口红肿、灼痛，脓性分泌物增多。此时，应首先考虑的疾病是

A. 一期梅毒　B. 二期梅毒　C. 三期梅毒
D. 先天梅毒　E. 淋病

26. 病人男性，60岁，5个月前曾有不洁性交史，近来发现龟头处有淡红色丘疹，呈菜花状，触之易出血。应考虑

A. 淋病　B. 尖锐湿疣　C. 硬下疳
D. 生殖器肿瘤　E. 生殖器疱疹

27. 病人女性，25岁，酒店服务员。有性乱史，近发觉尿道口流脓，量少，但白带明显增多，有脓性分泌物，时有下腹痛。据病史，应首先考虑

A. 一期梅毒　B. 二期梅毒　C. 三期梅毒
D. 淋病　E. 盆腔炎

28. 男性司机，近2年来有多次不洁性交史，近来常觉低热、乏力，腰酸，会阴坠胀不适，性功能低下。估计可能性大的为

A. 附睾结核　B. 肺结核　C. 急性前列腺炎
D. 慢性淋病并前列腺炎　E. 尿道炎

29. 病人男性，36岁，诊断为尖锐湿疣，有关的治疗和护理措施，下列哪项不对

A. 注射干扰素　B. 注射聚肌胞　C. 外用5-Fu软膏
D. 治疗期间减少性生活　E. 忌刺激性饮食

（三）A_3 型题

病人男性，36岁，出现尿道口红肿，灼痛，有少许分泌物流出，自诉早晨起床后分泌物增多。体检：尿道口红肿，挤捏阴茎时有脓性分泌物流出。追问病史5天前曾有性乱史。

30. 该病人应首先考虑

A. 淋病　B. 尖锐湿疣　C. 一期梅毒
D. 二期梅毒　E. 三期梅毒

31. 为明确诊断，简便有效的检查首选

A. 分泌物涂片加培养　B. 药敏试验　C. PPNG检测
D. PCR　E. 基因探针和分子杂交技术

32. 该病人若不及时治疗，易转变为

A. 梅毒　B. 急性膀胱炎　C. 慢性淋病
D. 尖锐湿疣　E. 硬下疳

33. 对该病人正确的护理措施是

A. 要求患者及性伴侣一起接受检查　B. 注意消毒隔离，防止污染物品间接传染
C. 用药应早期、足量、规则　D. 普及性知识
E. 以上均正确

（四）A_4 型题

病人男性，23岁。阴部起丘疹，全身红斑1周。两个月前，阴茎冠状沟处出现扁平的蚕豆大小的丘疹，未经治疗逐渐愈合。近1周来，阴茎、阴囊等会阴部出现扁平丘疹，躯干、四肢、面部及掌跖等处出现了红色斑疹。于3个月前有1次非婚性接触史。

34. 目前病人可能的诊断是
A. 淋病　B. 尖锐湿疣　C. 生殖器疱疹
D. 非淋菌性尿道炎　E. 梅毒

35. 进一步诊断需做哪项检查
A. TRUST　B. RPR　C. TPPA　D. 以上都对　E. 以上都不对

36. 根据病人以上检查全部阳性，应诊断为
A. 潜伏梅毒　B. 晚期梅毒　C. 一期梅毒
D. 二期梅毒　E. 三期梅毒

37. 应该和下列哪种疾病鉴别
A. 生殖器疱疹　B. 银屑病　C. 玫瑰糠疹
D. 体癣　E. 尖锐湿疣

38. 引起梅毒的病原体是
A. HPV　B. 淋病双球菌　C. 苍白螺旋体
D. 衣原体　E. 支原体

39. 二期梅毒的治疗原则是
A. 早期　B. 规则　C. 足量
D. 治疗后定期复查　E. 以上都对

40. 梅毒的主要传染途径是通过
A. 消化道　B. 呼吸道　C. 血液　D. 性交　E. 分泌物

41. 梅毒治愈后复查的时间是
A. 第1年每3个月复查1次　B. 每半月　C. 每1个月
D. 每2个月　E. 以上都不对

病人男性，26岁。尿道口脓性分泌物3天。3天前病人出现尿道脓性分泌物，伴有尿痛，自觉发热。4天前病人有不洁性接触史。

42. 病人可能的诊断是
A. 非淋菌性尿道炎　B. 梅毒　C. 淋病
D. 尖锐湿疣　E. 艾滋病

43. 进一步诊断需要做哪项检查
A. TRUST　B. RPR　C. TPPA
D. 淋球菌检查　E. 以上都对

44. 如果病人确定为淋病应和哪种疾病鉴别
A. 艾滋病　B. 梅毒　C. 非淋菌性尿道炎
D. 软下疳　E. 尖锐湿疣

45. 淋病的治疗药物有
A. 头孢曲松　B. 多西环素　C. 四环素
D. 红霉素及氧氟沙星　E. 以上都对

46. 淋病的传染源是
A. 病人、带菌者　B. 蚊子　C. 与患者密切接触的猫
D. 家鼠　E. 以上都不是

47. 淋病的防治应注意

A. 确诊前不要乱用药　　B. 用药应根据药敏试验

C. 彻底治疗并发症　　D. 临床治愈后要追踪培养淋球菌2次以上

E. 以上都对

(五) 填空题

48. 发病率最高的性病是______；梅毒分三期______、______、______，其中______期为早期梅毒，______期为晚期梅毒；治疗梅毒首选______；早期梅毒治疗后随访时间______年内______1次______年后________1次；尖锐湿疣的病原体是由______引起的；淋菌的病原体是由________引起的。

(六) 名词解释

49. 性传播疾病　　51. 尖锐湿疣

50. 淋病　　52. 梅毒

(七) 简答题

53. 淋病的临床特征有哪些？

54. 尖锐湿疣主要发生在哪些部位？

55. 梅毒疹的临床特征是什么？

56. 二期梅毒的临床表现是什么？

57. 晚期梅毒的特点是什么？

(八) 病案讨论题

58. 病人男性，30岁。因全身"泛发性红斑累及手足1个月"而入院。3个月前曾有不洁性交史。专科检查：躯干、四肢泛发性圆形暗红斑，掌跖可见稍大的红色斑疹，表面有脱屑呈衣领样。肛周黏膜可见数个扁平隆起红斑，表面湿润。请问：①该病最可能的诊断，需要鉴别的疾病有哪些？②需要哪些进一步的检查？③试提出有效的治疗方案和护理措施。

59. 病人男性，20岁，反复发热，伴关节疼痛7个月。近一周因受凉感冒，发热伴全身乏力，下颌关节及双膝关节、踝关节肿痛，体温波动在38～39℃。并出现尿频、轻度尿道口烧灼感，髂关节疼痛加剧，不能用力咀嚼和下蹲。以发热待查收住院。查体：体温38.6℃，脉搏108次/分；面色苍白；双侧眼结合膜充血，眼角少许白色分泌物；咽部充血；双下肢皮肤散在花生米大小红色斑丘疹，腹部及膝关节外皮肤可见条索状皮纹(皮下弹性纤维断裂所致)；双膝、踝关节肿胀，轻度压痛，下蹲困难；四肢肌肉萎缩。尿道口明显发红，伴少许白色分泌物。请分析该病人可能患何种性病？请说明目前的治疗原则、主要的护理诊断/问题及相应的护理措施。

测试题答案

1. A	2. A	3. D	4. E	5. C	6. D	7. E	8. D	9. D
10. B	11. E	12. E	13. B	14. C	15. D	16. E	17. D	18. E
19. B	20. E	21. B	22. E	23. D	24. E	25. E	26. B	27. D
28. D	29. D	30. A	31. A	32. C	33. E	34. E	35. D	36. D
37. C	38. C	39. E	40. D	41. A	42. C	43. D	44. C	45. E
46. A	47. E							

48～59. 略

(温树田　马可玲)